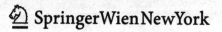 SpringerWienNewYork

Josef Zihl, Katharina Mendius,
Susanne Schuett, Siegfried Priglinger

Sehstörungen bei Kindern

**Visuoperzeptive und visuokognitive Störungen
bei Kindern mit CVI**

SpringerWienNewYork

Prof. Dr. Josef Zihl
Department Psychologie, Lehrstuhl für Neuropsychologie, Ludwig-Maximilians-Universität
München, München, Deutschland

Dipl. Psych. Katharina Mendius
Department Psychologie, Lehrstuhl für Neuropsychologie, Ludwig-Maximilians-Universität
München, München, Deutschland

Dr. Susanne Schuett, Ph.D.
Psychology Department, Durham University, Science Laboratories, Durham City, UK

Prof. Primar Dr. Siegfried Priglinger
Sehschule, Konventhospital Barmherzige Brüder, Linz, Österreich

© 2002, 2012 Springer-Verlag/Wien

SpringerWienNewYork ist ein Unternehmen von
Springer Science + Business Media
springer.at

Satz: le-tex publishing services GmbH, Leipzig, Deutschland

Gedruckt auf säurefreiem, chlorfrei gebleichtem Papier – TCF
SPIN: 12169863

Mit 21 Abbildungen

Bibliografische Information der Deutschen Nationalbibliothek
Die Deutsche Nationalbibliothek verzeichnet diese Publikation in der Deutschen Nationalbibliografie; detaillierte bibliografische Daten sind im Internet über http://dnb.d-nb.de abrufbar.

ISBN 3-211-83608-X [1. Auflage] SpringerWienNewYork
ISBN 978-3-7091-0782-9 [2. Auflage] SpringerWienNewYork

Josef Zihl, Katharina Mendius,
Susanne Schuett, Siegfried Priglinger

Sehstörungen bei Kindern

**Visuoperzeptive und visuokognitive Störungen
bei Kindern mit CVI**

SpringerWienNewYork

Prof. Dr. Josef Zihl
Department Psychologie, Lehrstuhl für Neuropsychologie, Ludwig-Maximilians-Universität München, München, Deutschland

Dipl. Psych. Katharina Mendius
Department Psychologie, Lehrstuhl für Neuropsychologie, Ludwig-Maximilians-Universität München, München, Deutschland

Dr. Susanne Schuett, Ph.D.
Psychology Department, Durham University, Science Laboratories, Durham City, UK

Prof. Primar Dr. Siegfried Priglinger
Sehschule, Konventhospital Barmherzige Brüder, Linz, Österreich

© 2002, 2012 Springer-Verlag/Wien

SpringerWienNewYork ist ein Unternehmen von
Springer Science + Business Media
springer.at

Satz: le-tex publishing services GmbH, Leipzig, Deutschland

Gedruckt auf säurefreiem, chlorfrei gebleichtem Papier – TCF
SPIN: 12169863

Mit 21 Abbildungen

Bibliografische Information der Deutschen Nationalbibliothek
Die Deutsche Nationalbibliothek verzeichnet diese Publikation in der Deutschen Nationalbibliografie; detaillierte bibliografische Daten sind im Internet über http://dnb.d-nb.de abrufbar.

ISBN 3-211-83608-X [1. Auflage] SpringerWienNewYork
ISBN 978-3-7091-0782-9 [2. Auflage] SpringerWienNewYork

Vorwort zur 2. Auflage

Die vorliegende zweite Auflage dieses Buches war notwendig geworden, weil in den letzten 10 Jahren erfreulicherweise wichtige Beiträge zum Thema zerebrale Sehstörungen bei Kindern erschienen sind, die vor allem auch in die Diagnostik Eingang gefunden haben. Die entsprechenden Kapitel wurden aktualisiert. Dabei war es uns ein großes Anliegen, nicht nur den zentralen Themenbereich „visuelle Wahrnehmung" zu aktualisieren, sondern auch den Rahmen, in dem sich visuelle Wahrnehmung abspielt, zu berücksichtigen, insbesondere die okulomotorischen und kognitiven Funktionen einschließlich ihrer Entwicklung. Dies schien uns auch deshalb von besonderer Bedeutung, weil ein Großteil der Kinder mit zerebralen Störungen der visuellen Wahrnehmung zusätzlich Auffälligkeiten in diesen Funktionsbereichen aufweist. Zum besseren Verständnis und zur besseren Einordnung von Entwicklungsstörungen der visuellen Wahrnehmung wurden die Kapitel über die „normale" Entwicklung sowohl der verschiedenen Teilleistungen der visuellen Wahrnehmung als auch der Kognition und der Blickmotorik ebenfalls aktualisiert.

Dieses Buch richtet sich an einen interdisziplinären Leserkreis. Wir haben deshalb bei der Auswahl der Fachliteratur und beim Abfassen der Texte darauf geachtet, die interdisziplinäre Herangehensweise in der Diagnostik und Therapie von Kindern mit zerebralen Sehstörungen zu berücksichtigen und zu vertiefen. Es war uns ein wichtiges Anliegen, die Texte in einer für alle in der Versorgung von Kindern mit zerebralen Sehstörungen eingebundenen Berufsgruppen verständlichen Sprache abzufassen und uns auf die wissenschaftlichen Ergebnisse zum Thema zu beschränken, die für das diagnostische und therapeutische Handeln relevant sind.

Wir möchten dieses Buch allen Kindern widmen, die uns erkennen lassen, dass auch eine unvollständige visuelle Welt eine spannende und aufregende Welt ist, die es wert ist, entdeckt und erobert zu werden. Dieses Buch ist aber auch allen gewidmet, die durch ihre Arbeit und ihren Einsatz die Voraussetzungen dafür schaffen und diesen Kindern dadurch den Zutritt zur visuellen Welt ermöglichen bzw. erleichtern.

Wir danken den Mitarbeiterinnen der Abteilung Sehschule und SehfrühFörderzentrum (Leitung: Frau Dr. Barbara Neudorfer) im Krankenhaus der Barmherzigen Brüder in Linz (Österreich) für die Überlassung von Untersuchungsergebnissen sowie Frau Katrin Stakemeier und Frau Petra Naschenweng vom Springer-Verlag Wien für die engagierte und angenehme Zusammenarbeit.

München und Linz im Juni 2011
Josef Zihl
Katharina Mendius
Susanne Schuett
Siegfried Priglinger

Inhaltsverzeichnis

1   Einleitung 1

**2   Entwicklung und neurobiologische Grundlagen der visuellen
      Wahrnehmung** 9
   2.1   Allgemeine Aspekte 9
   2.2   Neurobiologische Grundlagen 13
   2.3   Die Entwicklung der visuellen Wahrnehmung
       und der zugehörigen zentralnervösen Anteile 16
      2.3.1   Gesichtsfeld 19
      2.3.2   Visuelle Adaptation 20
      2.3.3   Sehschärfe und Kontrastsehen 20
      2.3.4   Farbsehen 23
      2.3.5   Raumsehen 24
      2.3.6   Objekt- und Gesichterwahrnehmung 24
      2.3.7   Visuelle Aufmerksamkeit 30
      2.3.8   Visuelles Gedächtnis 31
      2.3.9   Visuomotorik 32
      2.3.10   Okulomotorik und Blickmotorik 33
      2.3.11   Greifmotorik 38
      2.3.12   Lesen 40
      2.3.13   Abschließende Bemerkungen 42

3   Entwicklung psychischer Funktionen 45
   3.1   Aufmerksamkeit 45
   3.2   Lernen und Gedächtnis 47
   3.3   Exekutive Funktionen 49
   3.4   Sprache 52
   3.5   Emotionen 53
   3.6   Antrieb, Motivation und Sozialverhalten 55

4   Sehstörungen 59
   4.1   Vorbemerkungen 59
   4.2   Allgemeine Auswirkungen von Entwicklungsstörungen
       des ZNS und ihr Einfluss auf die visuelle Wahrnehmung 60
   4.3   Das Konzept CVI (**C**erebral **V**isual **I**mpairment) 60

4.4 Visuelle Teilleistungsstörungen 65
    4.4.1 Gesichtsfeld 70
    4.4.2 Sehschärfe und Kontrastsehen 74
    4.4.3 Visuelle Adaptation 76
    4.4.4 Farbsehen 77
    4.4.5 Stereopsis 78
    4.4.6 Visuelle Raumwahrnehmung 79
    4.4.7 Formsehen, Objekt- und Gesichterwahrnehmung .. 83
    4.4.8 Lesen 87
    4.4.9 Aufmerksamkeitsfeld 89
4.5 Blickmotorik 92
    4.5.1 Fixation 93
    4.5.2 Sakkaden und Folgebewegungen 94
    4.5.3 Kopfbewegungen 96
    4.5.4 Blickbewegungsmuster 96
4.6 CVI in Abhängigkeit von der Ätiologie 97
    4.6.1 Hirnentwicklungsstörungen 97
    4.6.2 Frühgeburt 98
    4.6.3 Periventrikuläre Leukomalazie (PVL) 99
    4.6.4 Hypoxie 100
    4.6.5 Andere Ätiologien 101
    4.6.6 Sehstörungen bei Kindern mit Zerebralparese (CP) 101

5 **Auswirkungen von Sehstörungen auf andere psychische Funktionen** 103
5.1 Kognition 105
5.2 Sprache und Lesen 106
5.3 Emotionen und Affektivität 106
5.4 Antrieb, Motivation und Sozialverhalten 107
5.5 Motorik 108

6 **Diagnostik** 111
6.1 Vorbemerkungen 111
6.2 Die Methode des Preferential looking (PL) 113
6.3 Visuell evozierte Potentiale (VEP) 116
6.4 Diagnostisches Vorgehen bei CVI 117
    6.4.1 Anamnese 118
    6.4.2 Visuelle Funktionen und Leistungen 119
6.5 Okulomotorische Funktionen 132
6.6 Dokumentation der Untersuchungsergebnisse 134
    6.6.1 Anamnese und systematische
                 Verhaltensbeobachtung 136

6.6.2 Ophthalmologische Untersuchung 137
6.6.3 Orthoptische Untersuchung 138
6.6.4 Neuropädiatrische Untersuchung 142
6.6.5 Untersuchung im Rahmen der Frühförderung 143

7 Behandlung 145
7.1 Allgemeine Vorbemerkungen 145
7.2 Spontanrückbildung und Spontananpassung bei CVI 146
7.3 Methodische Voraussetzungen der Förderung
und Rehabilitation 149
7.3.1 Funktionsdiagnostik 149
7.3.2 Anforderungen an Behandlungsverfahren 150
7.3.3 Vorgehensweisen in der Behandlung
von Kindern mit CVI 152
7.3.4 Kinder mit CVI ohne zusätzliche kognitive
Funktionseinbußen 155
7.3.5 Kinder mit CVI und kognitiven Funktionseinbußen 156
7.4 Behandlung von visuellen Funktionsstörungen
bei Kindern mit CVI 159
7.4.1 Vorbemerkungen 159
7.4.2 Gesichtsfeld und Aufmerksamkeitsfeld; visuelle
Exploration und visuelle Suche 159
7.4.3 Kontrastsehen 161
7.4.4 Visuelle Raumwahrnehmung und -orientierung .. 162
7.4.5 Farb- und Formwahrnehmung 164
7.4.6 Objekt- und Gesichterwahrnehmung 166
7.4.7 Besondere Fördermaßnahmen für Kinder mit
schwerer zerebral verursachter Sehbehinderung . 171
7.5 Abschließende Hinweise 171

8 Fallbeispiele 173
8.1 Fallbeispiel Lisa 174
8.2 Fallbeispiel Barbara 178
8.3 Fallbeispiel Anna 182
8.4 Fallbeispiel Florian 190

Literatur 197

Sachverzeichnis 215

1

Einleitung

Wahrnehmungen stellen unseren unmittelbarsten Kontakt zur Außenwelt und zu unserem Körper dar und bilden eine wesentliche Voraussetzung für das Gewinnen kurz- und langfristiger Erfahrungen und für die Steuerung und Kontrolle unseres Verhaltens. Wahrnehmen umfasst alle Aktivitäten der Informationsaufnahme und -verarbeitung, einschließlich der daran beteiligten kognitiven (z.B. Aufmerksamkeit, Gedächtnis, Planen und Überwachen), motorischen (Blick- und Handmotorik) und emotionalen Komponenten (z.B. affektive Bewertung). Die neurobiologische Grundlage für die verschiedenen Wahrnehmungsleistungen sind neben den Sinnesorganen (periphere Anteile) Strukturen im Großhirn (zentrale Anteile), die darauf spezialisiert sind, die aufgenommenen Informationen zu verarbeiten und sie der Verhaltenssteuerung und dem Erleben zugänglich zu machen. Die Integration der verschiedenen Informationen in zentralnervösen Strukturen stellt eine entscheidende Voraussetzung für ein kohärentes, d.h. zeitlich und räumlich zusammenhängendes und damit ganzheitliches Wahrnehmen, Handeln und Erleben dar.

Die verschiedenen Wahrnehmungssysteme (Sehen, Hören, Tasten, Riechen und Schmecken, Gleichgewicht) verfügen über ähnliche neurobiologische Bauprinzipien. Reize werden über Sinnesorgane aufgenommen, in einen zuverlässigen neuronalen Kode übersetzt und an die zentralen Strukturen des Gehirns weitergeleitet. In den vorwiegend im Großhirn angesiedelten Strukturen findet die eigentliche Informationsverarbeitung statt; diese Strukturen stellen somit die entscheidende Voraussetzung für so genannte elementare (Entdecken, Lokalisieren, Unterscheiden) und komplexe Wahrnehmungsleistungen (Identifizieren bzw. Erkennen und Wiedererkennen) dar. Neuronale Funktionseinheiten in den entsprechenden kortikalen Arealen sind auf die Analyse und Kodierung bestimmter Informationsanteile spezialisiert. So besitzt z.B. der visuelle Kortex verschiedene Areale für die Analyse von Farben, Formen, Bewegung, Positionen im Raum und Entfernungen sowie von Objekten und Gesichtern und auch schriftsprachlichem Material. Der auditorische Kortex enthält Areale für die Verarbeitung von Tönen, Geräuschen, Musik und Sprache. Im somatosensorischen Kortex schließlich werden die verschiedenen taktilen Reize und die unterschiedlichen Gelenkstellungen und -bewegungen (z. B. der Finger) verarbeitet (Goldstein 2007). Diese so genannte funktionelle Spezialisierung des Großhirns erlaubt die parallele Verarbeitung von verschiedenen Reizmerkmalen in einer oder auch in mehreren Sinnesmodalitäten, die in nachfolgenden Schritten zu einem Ganzen integriert werden und damit auch eine ganzheitliche multimodale Wahrnehmung gewährleisten.

Wie oben bereits erwähnt, findet Wahrnehmen nicht unabhängig statt, sondern im „Konzert" mit anderen psychischen Funktionssystemen. In Abb. 1.1 sind die wesentlichen Komponenten dieses Netzwerks als Schaubild zusammengefasst.

Aus dieser Abbildung wird auch verständlich, dass Wahrnehmungsstörungen nicht nur durch eine direkte „Einwirkung" auf das jeweilige Wahrnehmungssystem verursacht werden können, sondern – indirekt bzw. sekundär – auch durch Störungen in anderen psychischen Funktionssystemen, die für die verschiedenen Prozesse der Informationsaufnahme und -verarbeitung und somit für die Wahrnehmungsfähigkeit eine wichtige Rolle spielen. Dies gilt insbesondere für die Entwicklung der Wahrnehmungsfunktionen bzw. -leistungen in der frühen Kindheit. Eine normale Wahrnehmungsentwicklung ist auf die für das Erreichen der jeweiligen Entwicklungsstufe erforderlichen kognitiven, motorischen, motivationalen und emotionalen Komponenten angewiesen. Ohne (ausreichende) Neugierde wird ein Kind seine Umgebung kaum erforschen, ohne (ausreichende) Aufmerksamkeit wird es seine Wahrnehmung nicht ausreichend lange auf bestimmte Reize lenken können, ohne (ausreichendes) Wahrnehmungslernen und

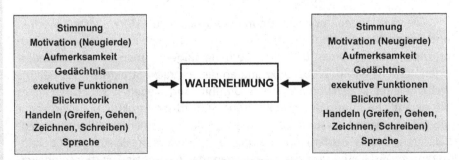

Abb. 1.1. Komponenten des funktionellen Netzwerks, in dem Wahrnehmung eingebettet ist. Motivation, Stimmung, kognitive Funktionen, Sprache und Motorik (Handeln) beeinflussen ihrerseits Wahrnehmungsaktivitäten, sind aber selbst auch durch Wahrnehmung beeinflussbar

Wahrnehmungsgedächtnis wird keine erfolgreiche, d.h. für die Verhaltenssteuerung und -kontrolle zuverlässige und damit verwertbare Erfahrungsbildung stattfinden können. Gleichzeitig aber bedürfen diese psychischen Funktionssysteme ihrerseits ganz wesentlich der Wahrnehmung, um sich selbst entsprechend (weiter) entwickeln zu können (vgl. Kapitel 3 und 5).

Das Gehirn stellt ein komplexes und hochentwickeltes Netzwerk dar, das sich aus vielen Teilsystemen zusammensetzt. Lernprozesse im Rahmen der Interaktion mit der physikalischen und sozialen Umwelt bilden eine wesentliche Grundlage für eine erfolgreiche Entwicklung und Optimierung der Teilsysteme und ihre Kooperativität. Nach einer Entwicklungsstörung des Gehirns z. B. aufgrund ungünstiger genetischer Faktoren („angeboren") oder nach einer Schädigung des eigentlich bis zu diesem Zeitpunkt „normal" entwickelten Gehirns („erworben") können Funktionen und damit Fähigkeiten in den verschiedenen Bereichen wie Wahrnehmung, Aufmerksamkeit, Lernen und Gedächtnis, Denken und Planen, Sprache und Motorik, aber auch Motivation und Affektivität (Emotionen) isoliert oder gemeinsam beeinträchtigt sein.

Die Entwicklung des Zentralnervensystems (ZNS) erfolgt von der Bildung der Nervenzellen (Neurogenese) bis zur Ausdifferenzierung der Hirnrinde in relativ geordneten Schritten. Jede Beeinträchtigung dieses Entwicklungsprozesses kann morphologische oder physiologische Folgen haben, die sich in Form von Entwicklungsstörungen oder -verzögerungen von Funktionen manifestieren. Man nimmt an, dass die Anpassungsfähigkeit des ZNS an ungünstige Einflussfaktoren in den frühen Entwicklungsphasen besonders ausgeprägt ist (sog. Entwicklungsplastizität; Zihl et al. 2009). Nachstehend werden daher einige Prinzipien dargestellt, die für die Betrachtung und Einordnung von Entwicklungsstörungen psychischer Funktionen eine wichtige Rolle spielen.

a) *Das sich entwickelnde Gehirn steht in enger reziproker Interaktion mit seiner Umwelt.*
Für eine adäquate Entwicklung ist das Gehirn auf das Vorhandensein spezifischer Umweltreize angewiesen. Je nach Funktionssystem existieren unterschiedlich große Zeitfenster, die so genannten *kritischen Perioden*, in denen sich bestimmte Gehirnstrukturen durch günstige Umweltreize maximal positiv entwickeln können. Das Gehirn ist in diesen Perioden also besonders „plastisch". Wenn in diesen Zeitfenstern wichtige Umweltreize fehlen, wirkt sich dies negativ auf die weitere Entwicklung aus; im schlimmsten Fall resultiert eine Entwicklungsstörung. Die Teilfunktionen der visuellen Wahrnehmung entwickeln sich im Wesentlichen in den ersten beiden Lebensjahren (vgl. Kapitel 2). Für die Entwicklung grundlegender sozialer Funktionen spielt der Zeitraum bis zum dritten Lebensjahr eine wesentliche Rolle, für die Sprache reicht das „kritische" Zeitfenster bis zum vier-

ten Lebensjahr, wobei weitere wichtige Schritte noch bis zum 14. Lebensjahr erfolgen. Die Entwicklung der exekutiven Funktionen ist hingegen erst nach der Pubertät abgeschlossen (Jurado und Rosselli 2007). Selbstverständlich wirken Umweltreize nicht nur in den kritischen Perioden, sondern günstige bzw. ungünstige Umweltbedingungen spielen während der gesamten Entwicklung eine gewisse Rolle. So ist z.B. bekannt, dass ein niedriger sozioökonomischer Status die weitere (kognitive und soziale) Entwicklung negativ beeinflussen kann (z.B. Siegler et al. 2008).

b) Das sich entwickelnde Gehirn weist in der frühkindlichen Phase die größte Plastizität auf.
Plastizität als Anpassungsfähigkeit an normale und pathologische (Umwelt-) Bedingungen scheint in der frühkindlichen Phase am größten zu sein, auch wenn diese Anpassungsfähigkeit in einem gewissen Umfang lebenslang erhalten bleibt. Zerebrale und damit auch funktionelle Plastizität wird unter anderem wesentlich begünstigt durch die Förderung möglichst vielfältiger eigenständiger Aktivitäten des Kindes (Straßburg et al. 1997). Angeborene oder im Kindesalter erworbene Hirnfunktionsstörungen können aber auch bleibende Funktionsdefizite nach sich ziehen. Zudem ist zu beachten, dass ein Kind im Fall einer bleibenden Hirnfunktionsstörung nicht nur diese kompensieren muss, sondern zusätzlich auch noch die „normalen" Entwicklungsschritte zu bewältigen hat. Für Umstrukturierungen eines Funktionssystems nach einer im frühen Kindesalter erworbenen Hirnschädigung gibt es nach Grafmann (2000) mehrere Möglichkeiten: (1) die betreffende Funktion wird in ein homologes kortikales Areal verlagert (z.B. Sprache wird nach frühkindlicher Hirnschädigung der linken Hemisphäre in entsprechenden Strukturen der rechten Hemisphäre angelegt), was aber zu „Crowding-Effekten" führen kann (z.B. gestörte Entwicklung bzw. beeinträchtigter Erwerb räumlicher Leistungen, die ursprünglich von der rechten Hemisphäre bereit gestellt worden wären); (2) bei fehlender (z.B. visueller) Informationszufuhr kann das betreffende kortikale Areal stattdessen Reize anderer Modalitäten (z.B. auditive Informationen) verarbeiten; (3) durch systematische Übung kann ein kortikales Areal erweitert werden; (4) ein geschädigtes kortikales Areal kann in der Erfüllung seiner Aufgaben von einem unbeeinträchtigten kortikalen Areal unterstützt werden (für eine Zusammenstellung siehe Zotter et al. 2006). Dabei belegen Forschungsergebnisse aus jüngster Zeit, dass in begrenztem Maß auch die Neubildung von Neuronen möglich ist (Berger 2010).

c) Die Entwicklung des Gehirns und damit der psychischen Funktionen ist dynamisch und verläuft in unterschiedlich schnellen intra- und interindividuellen Phasen.
Entwicklung verläuft nicht in einer linearen Abfolge, sondern das komplexe Zusammenwirken von genetischen Einflüssen, Reifung und Umweltreizen manifes-

tiert sich in graduellen Verläufen und punktuellen Veränderungen. Diese unterscheiden sich wiederum von Funktionssystem zu Funktionssystem und von Kind zu Kind, was vor allem für die Diagnostik pathologischer Entwicklungsverläufe eine große Herausforderung darstellt (Mrakotsky 2007). Zudem sind in jeder Entwicklungsphase bestimmte Schritte der Interaktion und Integration erforderlich, da die einzelnen Entwicklungsschritte teilweise aufeinander aufbauen. Jede Funktion (also Antrieb/Motivation, Aufmerksamkeit, Lernen und Gedächtnis, Denken, Planen und Problemlösen, Motorik und Sprache), die Ihren Anteil in der entsprechenden Periode nicht „leisten" kann, und jeder (interne oder externe) Faktor, der diesen Anteil verringert, kann zur Verzögerung oder Verhinderung der normalen Entwicklung beitragen. Die Folgen sind – je nach Ausmaß der zentralnervösen Beeinträchtigung – eine generelle Entwicklungsverzögerung oder spezifische Teilleistungsstörungen, die isoliert oder in Kombination auftreten können.

d) Es besteht ein altersspezifisches Zusammenspiel aus kognitiven, emotionalen und sozialen Funktionen, der Netzwerkcharakter der Verarbeitung ist relevant.

„Bei allen Entwicklungsfortschritten besteht eine untrennbare Verbindung von anlagebedingten, selbstständigen Eigenschaften wie Neugier, Motivation, motorische Aktivitäten und Reaktionen auf vielfältige äußere Stimulationen." (Straßburg et al. 1997; Seite 57). Der Netzwerkcharakter der Verarbeitung erhält somit besondere Bedeutung. Verhalten spiegelt das Zusammenspiel verschiedener kognitiver, motivationaler, emotionaler und sozialer Funktionen wider. Extern beobachtbares Verhalten als Produkt der Integration von Informationen aus verschiedenen Systemen zu betrachten, beschreibt das Konzept der *gemeinsamen Endstrecke* (z. B. Zihl und Münzel 2004). Auch visuell gesteuertes, beobachtbares Verhalten stellt das Endergebnis einer Reihe von Prozessen dar, die für sich genommen häufig verborgen bleiben. Die Störung eines Prozesses innerhalb des jeweils beteiligten funktionalen Netzwerks kann jedoch zu einer Änderung des Endprodukts führen. Die diagnostische Einordnung des „Endprodukts" stellt daher manchmal eine große Herausforderung dar, zumal aufgrund der wechselseitigen Vernetzung der psychischen Funktionen Beeinträchtigungen in mehreren Funktionsbereichen zu erwarten sind (Zihl et al. 2009; vgl. Kapitel 5 und 6).

Die Entwicklungsplastizität, die sich auch als allgemeine Lernfähigkeit verstehen lässt, scheint jedoch nicht unbegrenzt zu sein bzw. von verschiedenen Faktoren abzuhängen, die erst zum Teil bekannt sind. Eine wesentliche Ursache für die Begrenztheit der Entwicklungsplastizität liegt darin, dass eine entwicklungsbedingte oder „erworbene" Beeinträchtigung des ZNS in der Regel mehrere Funktionssysteme in ihrer Entwicklung betrifft, darunter auch solche, die für die erforderlichen Anpassungsprozesse (Lernen) erforderlich sind, z. B. Antrieb (Neugierde), Aufmerksamkeit und exekutive Funktionen. Deshalb ist es für die diagnostische Erfassung von Funktionsstörungen bereits im frühesten Kindesalter wichtig, neben den visuellen Funktionen und Leistungen immer auch die verschiedenen kognitiven Bereiche (insbesondere Aufmerksamkeit, Gedächtnis und exekutive Funktionen) sowie Antrieb (Motivation) und Affektivität (Emotionen) zu erfassen. Eine vollständige diagnostische Beurteilung ist auch erforderlich, um auf der Basis des gesamten, d.h. des *negativen* und *positiven* Entwicklungsbildes eines Kindes, geeignete individuelle („maßgeschneiderte") Behandlungs- und Fördermaßnahmen entwickeln zu können. Diese Maßnahmen sollen dazu dienen, den Grad der (spezifischen und unspezifischen) Funktionsbeeinträchtigung und damit die Sehbehinderung soweit zu reduzieren, dass ein behindertes Kind bessere Chancen für eine Entwicklung hat, in der es alle seine Ressourcen und alle verfügbaren Hilfsmittel optimal nutzen kann. Als Endergebnis wird somit auch bei Kindern mit zerebraler Sehbehinderung durch eine entsprechende (Früh-) Förderung eine größtmögliche altersentsprechende Selbständigkeit in der Bewältigung der individuellen Alltagsanforderungen angestrebt.

Ein unspezifisches „ganzheitliches" Förderangebot kann die spezifische Förderung bzw. Behandlung nicht ersetzen. Erst in der Integration beider Vorgehensweisen, der spezifischen Behandlung von definierten Teilleistungsstörungen und der gleichzeitigen Förderung bzw. Einbeziehung der übrigen psychischen Funktionen, werden wir den Bau- und Funktionsprinzipien unseres Gehirns gerecht, die auf einer genialen Kombination aus funktioneller Spezialisierung und Integration von Funktionen, aus Arbeitsteilung und permanentem Anstreben eines gemeinsamen Endprodukts, aus Differenzierung und Integration von Prozessen und Aktivitäten beruhen. Das Verständnis und die Berücksichtigung dieser Prinzipien sollten oberster Leitgedanke aller unserer Behandlungs- und Förderbemühungen sein. Therapeutisches Handeln sollte deshalb immer von systematischer und kritisch reflektierter persönlicher Erfahrungsbildung und zuverlässigem, d.h. überprüftem Wissen geleitet sein; nur dann entspricht es verantwortlichem und verantwortbarem Handeln. Im Falle der Diagnostik und (Früh-) Förderung von Kindern mit zentralen Funktionsstörungen im Bereich der visuellen Wahrnehmung sollte diagnostisches und therapeutisches Handeln auf neurowissenschaftlich orientierten Konzepten aufbauen, die die Funktionsweise des Sehsystems, seine Entwicklung und Interaktionen mit den übrigen psychischen Funktionssystemen entsprechend berücksichtigen. Zusätzlich wird nur eine gemeinsame, aufeinander abgestimmte Herangehensweise aller beteiligten Fach- und Berufsbereiche erfolgreich sein; jedes Förderkonzept wird somit multi- und interdisziplinär sein müssen, wenn es den komplexen Anforderungen diagnostischen und therapeutischen Handelns genügen soll.

Behandlungsmaßnahmen zielen allgemein auf die direkte Beeinflussung von Funktionsstörungen ab, um eine Reduzierung der resultierenden Behinderung zu erreichen; sie beziehen sich somit auf spezifisches und systematisches therapeutisches Handeln. Wenn eine spezifische und systematische Behandlung aufgrund des Schweregrads der Funktionseinbußen nicht möglich ist, oder die spezifischen therapeutischen Maßnahmen bereits abgeschlossen sind, aber das angestrebte Behandlungsziel nicht erreicht werden konnte, werden pragmatisch ausgerichtete (vorbereitende bzw. weiterführende) Fördermaßnahmen im Vordergrund des therapeutischen Bemühens stehen. Dies gilt sicherlich auch für den Bereich der Frühförderung, weil die für eine spezifische Förderung erforderlichen Voraussetzungen, wie z.B. Neugierde und Aufmerksamkeit, (noch) nicht ausreichend gegeben sind. Da viele Kinder mit zerebral verursachten visuellen Wahrnehmungsproblemen häufig auch kognitive und/oder motorische Funktionseinbußen aufweisen, erfordert die Frühförderung eine planmäßige Integration der verschiedenen Maßnahmen, damit sie ihre optimale Wirksamkeit entfalten kann.

In den ersten drei Kapiteln des Buches werden die neurobiologischen Grundlagen der visuellen Wahrnehmung, die Entwicklung der visuellen Funktionen und Leistungen sowie die Entwicklung insbesondere kognitiver Funktionen und ihre Bedeutung für die visuelle Wahrnehmungsentwicklung beschrieben. Es folgt die Darstellung der verschiedenen zerebral verursachten Störungen der visuellen Wahrnehmung und ihrer Folgen einschließlich der Auswirkungen auf andere psychische Funktionen (Kapitel 4 und 5). Diagnostische Verfahren werden in Kapitel 6, Behandlungsmöglichkeiten in Kapitel 7 beschrieben. Anhand einiger Fallbeispiele wird schließlich in Kapitel 8 das diagnostische und therapeutische Vorgehen exemplarisch dargestellt, wobei besonderer Wert auf das Zusammenspiel zwischen visueller Wahrnehmung und kognitiven, motorischen, sprachlichen, emotionalen und motivationalen Funktionen gelegt wurde (vgl. auch Priglinger und Kiselka 1993). Das letzte Kapitel beinhaltet schließlich das Literaturverzeichnis.

2

Entwicklung und neurobiologische Grundlagen der visuellen Wahrnehmung

2.1 Allgemeine Aspekte

Die Grundlage für die verschiedenen Wahrnehmungsleistungen (Sehen, Hören, Tasten, Riechen und Schmecken) bilden neben den Sinnesorganen vor allem Strukturen des Großhirns (Kortex), die darauf spezialisiert sind, elementare Sinneseindrücke (Empfindungen) zu Wahrnehmungseindrücken zu verarbeiten und sie dem Erleben und dem Gebrauch zugänglich zu machen. Die für die visuelle und auditorische Wahrnehmung, Körperwahrnehmung und Motorik sowie für die Sprache relevanten kortikalen Areale sind zur Orientierung in Abb. 2.1 schematisch dargestellt. Die Synthese und Integration der verschiedenen Informationen stellen eine entscheidende Voraussetzung für ein kohärentes, d. h. zusammenhängendes und damit ganzheitliches Wahrnehmen, Erleben und Handeln dar (Goldstein 2007; vgl. auch Kapitel 3).

Den weitaus größten Teil der Information über unsere Umwelt nehmen wir über das visuelle System auf, d. h. unsere Welt ist eine im Wesentlichen visuelle Welt. Die herausragende Bedeutung des Sehens bleibt jedoch nicht auf die visuelle Wahrnehmung allein beschränkt. Viele Erfahrungen und damit Lern- und Gedächtnisleistungen sowie Vorstellungen basieren ebenso auf visuellen Inhalten wie viele Sprachinhalte und Teile des emotionalen Erlebens bzw. der Gefühle. Grob- und Feinmotorik werden wesentlich durch Sehleistungen gesteuert. Schließlich sollte nicht vergessen werden, dass auch die Neugierde über die Welt im Fernraum (jenseits des Greif- und Tastraums) in besonderem Maße auf ihre visuellen Aspekte gerichtet ist. Kinder (und auch Erwachsene) mit einer Störung der visuellen Wahrnehmung stehen somit vor der besonderen Situation, in einer visuell für sie nur unzureichend und oft unvollständig erfassbaren Welt zurecht kommen zu müssen, ohne auf eine differenzierte visuelle Erfahrungsbildung zurückgreifen zu können (Goldstein 2007).

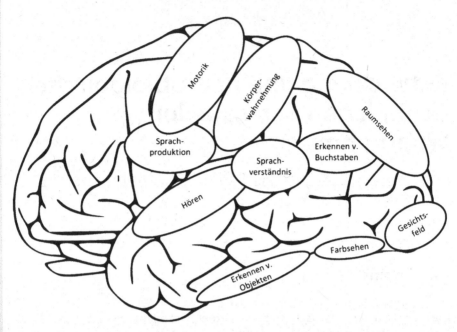

Abb. 2.1. Schematische Darstellung der für die visuelle Wahrnehmung, d. h. Gesichtsfeld, Raumsehen, Farbsehen, Erkennen von Objekten und Buchstaben (visuelle Areale im Hinterhauptlappen, Lobus occipitalis), für das Hören (auditorisches Areal im Schläfenlappen, Lobus temporalis), Körperwahrnehmung und Motorik (motorischer/somatosensorischer Kortex im Scheitel-/Stirnlappen, Lobus parietalis/frontalis) sowie für die Sprache, d. h. Produktion und Verständnis (motorische Sprachregion im linken Stirnlappen, Broca Areal; sensorische Sprachregion im linken Schläfenlappen, Wernicke Areal) relevanten kortikalen Areale

Jede Wahrnehmungsleistung lässt sich hinsichtlich ihrer Komplexität in einfache („elementare") und komplexe („höhere") Leistungen und hinsichtlich ihrer Materialspezifität in verschiedene Qualitäten einteilen. Die elementaren Leistungen des Sehens umfassen das Gesichtsfeld (ermöglicht Entdecken und Lokalisieren von Reizen), die visuelle Adaptation (Einstellung auf verschiedene Umgebungshelligkeiten), die Sehschärfe und das Kontrastsehen (Unterscheidung von Formen und Kontrasten), das Farbsehen, das Raumsehen (Positions- und Entfernungswahrnehmung; Stereopsis). Zu den komplexen Leistungen des Sehens werden unter anderem Leistungen des visuellen Erkennens bzw. Wiedererkennens (Objekte, Gesichter, Orte und Wege, usw.) gezählt. Diese Leistungen bauen auf der Verfügbarkeit und dem Zusammenspiel mehrerer visueller Teilleistungen auf und weisen einen höheren Anteil kognitiver Beteiligung auf, stellen aber eigenständige Leistungen auf einer höheren Organisationsebene dar.

Das visuelle System besteht aus einer Sequenz verschiedener Strukturen, die Lichtenergie in Nervenimpulse transformieren und diese auf höheren und zunehmend komplexeren Niveaus verarbeiten. Auf der untersten Stufe besteht das visuelle System aus dem optischen Apparat („*Messsystem*"), der die Fokussierung der Bilder auf der Netzhaut des linken und rechten Auges mit Hilfe von Akkommodation (Schärfeneinstellung für die Nähe) mit der Koppelung der Blicklinien beider Augen in der Nähe (Konvergenz, „*Stellsystem*") erlaubt. In der Ferne sind Desakkommodation (Schärfeneinstellung für die Ferne) mit der Parallelführung beider Augen gekoppelt. Die Fusion der beiden monokulären Bilder zu einem kohärenten Bild findet im Gehirn statt, das die beiden einäugigen Eindrücke zusätzlich zur feinen Tiefenunterscheidung nutzt.

Die Beweglichkeit der Augen ermöglicht die genauere Betrachtung von Objekten bzw. Objektteilen; Voraussetzung dafür ist eine ausreichend präzise und lange Fixation. Für die Steuerung der Blickmotorik sind mehrere Strukturen im ZNS verantwortlich, die die Bewegungen der jeweils sechs Muskeln jedes Auges initiieren und kontrollieren. Auf diese Weise sind okulomotorische Suchbewegungen (Sakkaden) im Raum und die Fixation von ruhenden und bewegten Objekten (mit Hilfe von Augenfolgebewegungen) möglich. Störungen der Okulomotorik und/oder ihrer Steuerzentren können somit die Qualität der visuellen Wahrnehmung nachhaltig beeinträchtigen, entweder weil der Raum nicht oder nicht ausreichend abgesucht werden kann, oder weil Objekte nicht ausreichend gut fixiert werden können. Das visuelle Messsystem und das Augenbewegungssystem müssen also sehr eng miteinander kooperieren.

Hinzu kommen noch kognitive, sprachliche, motivationale und emotionale Faktoren (vgl. Kapitel 3). Das zeitlich und inhaltlich koordinierte enge Zusammenspiel der verschiedenen beteiligten Funktionen der Wahrnehmung, der Kognition und der Blick- und Handmotorik garantieren eine hohe Geschwindigkeit und Sicherheit auch bei komplexen visuellen Wahrnehmungsleistungen, wie sie zur Beherrschung des Alltags notwendig sind. Tabelle 2.1 fasst die wesentlichen Voraussetzungen für die zuverlässige visuelle Abbildung der Umwelt im Gehirn zusammen.

Zusammenfassend kann man sagen, dass sich die verschiedenen Funktionen und (Teil-) Leistungen der visuellen Wahrnehmung nicht zuverlässig voneinander abgrenzen lassen, da sie entweder aufeinander aufbauen (die Sehschärfe beruht z. B. auf Akkommodation und Kontrastsensitivität; Entdeckung und Lokalisation beruhen auf dem Gesichtsfeld; visuelles Erkennen braucht die Wahrnehmung von Farbe, Form, und Größe) oder sich gegenseitig bedingen (z. B. Sakkaden und Lokalisation; Fixation und Sehschärfe). Jede Einteilung hat daher immer künstlichen Charakter, hilft aber, die einzelnen Leistungen zu bezeichnen und ihr Zusammenwirken besser zu verstehen. Tabelle 2.2 enthält eine Zusammenstellung der sensorischen und okulomotorischen Funktionen bzw. Teilleistungen der visuellen Wahrnehmung und ihrer jeweiligen funktionelle Bedeutung. Unter „Funk-

Tabelle 2.1. Voraussetzungen für die zuverlässige Repräsentation der Umwelt im Gehirn

- eine ausreichende Unterschiedsempfindlichkeit für visuelle Reizdimensionen (Helligkeiten und Grauwerte, Farbe, Größe, Form, Tiefe, Position, Richtung usw.)

- die Selektion von Merkmalen für das Unterscheiden und Erkennen von Objekten, die simultane bzw. serielle Synthese von Einzelmerkmalen zu einem Ganzen (Objekt, Gesicht, Szene, Wort)

- die Speicherung der charakteristischen Merkmale im Gedächtnis als Grundlage für das Wiedererkennen

- das Identifizieren eines Objekts (Gesichts, Ortes) auch unter wechselnden Bedingungen (sog. Konstanzleistungen)

- die Verbindung (Assoziation) mit zusätzlichen wichtigen Informationen (Gebrauch, Name, Kontext, Erfahrung)

- das (vorübergehende) Speichern der verarbeiteten visuellen Informationen, bis die Unterscheidung, Identifikation bzw. Wiedererkennung und Assoziationsbildung abgeschlossen sind (sog. visuelles Arbeitsgedächtnis)

Tabelle 2.2. Übersicht über sensorische und okulomotorische Funktionen und (Teil-) Leistungen der visuellen Wahrnehmung und ihre Bedeutung. OKN: Optokinetischer Nystagmus, VOR: Vestibulo-okulärer Reflex

Funktion/Teilleistung/Leistung	Bedeutung
Akkommodation	Kontrastsehen, Sehschärfe; Formsehen
Vergenz	Binokularsehen; Stereopsis
Sakkaden	Transport der Fovea zu Blickzielen Abtasten von Objekten, Gesichtern, Szenen usw.
Folgebewegungen	Fixieren eines bewegten Objekts
OKN, VOR	Stabilisierung der visuellen Wahrnehmung bei Eigenbewegung
Gesichtsfeld	Überblick; Entdecken und Lokalisieren von Reizen; parallele Verarbeitung (Simultansehen)
räumliche Kontrastsensitivität	räumliche Auflösung von Konturen und Formdetails; Sehschärfe; Stereosehschärfe
Sehschärfe	Formsehen, Entfernungssehen
Farbsehen	Objekterkennung
Raumsehen	Abstands-, Richtungs-, und Entfernungswahrnehmung
Formsehen	Objekt-, Gesichter- und Szenenwahrnehmung Lesen
Objektwahrnehmung	Erkennen/Wiedererkennen von Objekten
Gesichterwahrnehmung	Erkennen/Wiedererkennen von Gesichtern und Personen (einschließlich des eigenen Gesichts)

tion" werden hier jene Komponenten der visuellen Wahrnehmung verstanden, die selbst keine eigentlichen Wahrnehmungsleistungen darstellen, sondern gewissermaßen im Dienste der visuellen Wahrnehmung stehen. Dazu zählen vor allem die okulomotorischen Komponenten, aber auch die visuelle Adaptation und die Kontrastsensitivität. Unter visuellen Teilleistungen werden solche verstanden, die für sich genommen Wahrnehmungsleistungen darstellen, aber ihre Bedeutung im Kontext komplexer Leistungen der visuellen Wahrnehmung haben, z. B. die räumliche Kontrastauflösung für die Sehschärfe, die Sehschärfe ihrerseits für die Form- und Objekt- sowie Gesichterwahrnehmung.

2.2 Neurobiologische Grundlagen

Die zentralnervösen Grundlagen der visuellen Wahrnehmung befinden sich hauptsächlich in der Sehrinde (sog. visueller Kortex), einer Struktur im hinteren Teil des Großhirns, im sog. Hinterhauptlappen (Lobus occipitalis). Sie teilt sich in einen primären Anteil (area striata; area 17 nach Brodmann; V1 nach der neuen Nomenklatur) und einen sekundären Anteil (visueller Assoziationskortex), der aus über 30 Arealen besteht. Diese Areale verarbeiten die verschiedenen visuellen Informationen, wie z. B. Helligkeit, Konturen, Formen, Farben, Bewegung, räumliche Merkmale, Objekte und Gesichter (Goldstein 2007). Noch vor etwa 30 Jahren nahm man eine strenge Hierarchie der zentralnervösen Organisation der visuellen Wahrnehmung an. Neuroanatomische und neurophysiologische Untersuchungen sowie Verhaltensanalysen bei Primaten legten jedoch eine funktionelle Spezialisierung des visuellen Kortex nahe (vgl. Übersicht bei Zeki 1992, 1993). Nach diesem Modell erfolgt die Analyse der visuellen Informationsmerkmale in dafür spezialisierten kortikalen Arealen; die Gesamtorganisation baut auf parallelen und auf seriellen und hierarchischen Schritten auf. Die verschiedenen „Verarbeitungsmodule" sind reziprok miteinander verbunden; zwischen ihnen sind sowohl Interaktionen von unten nach oben („bottom-up") möglich als auch in umgekehrter Richtung („top-down") möglich. Innerhalb des Gesamtsystems lassen sich zwei Hauptrouten der Informationsverarbeitung unterscheiden: der ventrale (sog. WAS-) Pfad für die Analyse von Objektmerkmalen und die Kodierung von Objekten, Gesichtern, Szenen usw., und der dorsale (sog. WO-) Pfad für die Analyse visuell-räumlicher Informationen (Übersichten bei Desimone und Ungerleider 1989; Goodale 1998; Goodale und Westwood 2004; Milner und Goodale 2008; Goodale und Milner 2010; vgl. Abb. 2.2). Die engen reziproken Verbindungen zwischen den verschiedenen Verarbeitungsebenen ermöglichen den gleichzeitigen Austausch von Informationen und gewährleisten divergente und konvergente Verarbeitungs- und Kodierungsschritte. Damit kann eine große Informationsmenge schnell und mit hoher Sicherheit verarbeitet werden. Die Extraktion und Integration relevanter Merkmale zu einem Ganzen unter Berücksichtigung der

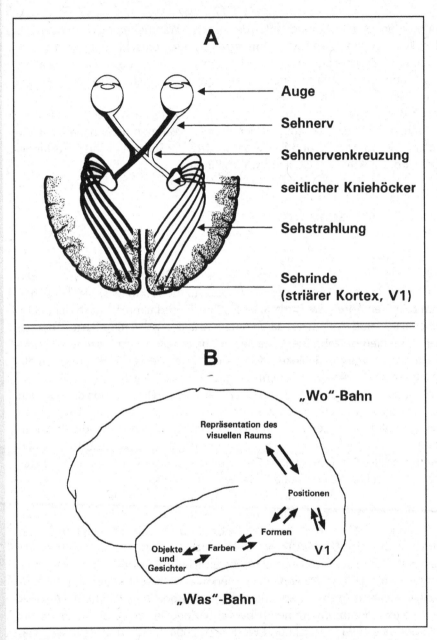

Abb. 2.2. A Schematische Darstellung des visuellen Systems und seiner prä- und postchiasmatischen Strukturen. **B** Hauptverarbeitungsrouten im visuellen Cortex. Die dorsale (okzipitoparietale) Route wird als „WO-Pfad" bezeichnet; er beinhaltet die Mechanismen für die visuelle Raumwahrnehmung und -repräsentation. Die ventrale (okzipito-temporale) Route wird als „WAS-Pfad" bezeichnet; die Komponenten dieses visuellen Subsystems sind für die Merkmalsanalyse und für die Objekt- und Gesichter-wahrnehmung und -erkennung wichtig

Umgebung bzw. des Kontexts erlaubt die Herstellung und Aufrechterhaltung einer kohärenten visuellen Wahrnehmung. Hinzu kommt als wichtige Leistung die Fähigkeit, Objekte trotz wechselnder Reiz- und Wahrnehmungsbedingungen als identisch zu erkennen (Objektkonstanz); diese Fähigkeit ist ebenfalls von ventralen (occipitotemporalen) Strukturen und Funktionen abhängig (Turnbull et al. 1997). Interessanterweise haben bereits frühe klinische und hirnpathologische Beobachtungen zum selektiven Verlust einzelner visueller Leistungen (z. B. Wahrnehmung von Farbe oder Bewegung, Störung visuell-räumlicher Leistungen) ein solches Verarbeitungsmodell nahegelegt, auch wenn die funktionell-anatomische Evidenz aus methodischen Gründen (z. B. fehlende in vivo Bildgebung) zwangsläufig nicht immer eindeutig war (vgl. Zeki 1993; Goodale und Westwood 2004; Milner und Goodale 2006; Kanwisher 2010; Zihl 2011b).

Die vom Auge über den Sehnerv übertragene Information gelangt über das Corpus geniculatum laterale (CGL) zum striären Kortex (Area striata; Area 17 nach Brodmann; visuelles Areal 1 oder V1) und wird von dort an die verschiedenen Areale des visuellen Assoziationskortex weitergegeben, die auf die Analyse bestimmter Reizqualitäten spezialisiert sind (vgl. Abb. 2.2). Funktionelle Spezialisierung bedeutet, dass einzelne Areale in besonderer Weise für die Analyse bestimmter Informationsanteile wie Farbe, Form, Bewegung und Raum (Position, Entfernung, Richtung) ausgestattet sind. Sie spielen somit für die visuellen Teilleistungen eine kritische Rolle. Zusätzlich ist der visuelle Kortex topographisch organisiert, d. h. jedes visuelle Areal besitzt seine eigene Repräsentation des Gesichtsfeldes, die jedoch von der in V1 insofern abweicht, als die topographische Genauigkeit zunehmend geringer wird, dafür aber die Größe der Aufnahmebereiche (sog. rezeptive Felder) zunimmt. Mit Hilfe bildgebender Verfahren konnte die funktionelle Spezialisierung beim gesunden Menschen in vivo bestätigt werden. Entsprechende Befunde liegen bisher für die Analyse von Form, Farbe und Bewegung, für die Identifizierung von Objekten und Gesichtern und für die Kodierung visuell-räumlicher Informationen vor (Tootell et al. 1996; Kravitz et al. 2011; Sewards 2011). Auch in diesen Untersuchungen fand sich die oben bereits erwähnte dorsale und ventrale Zweiteilung der visuellen Informationsverarbeitung: bei der Verarbeitung visuell-räumlicher Informationsanteile spielen okzipito-parietale Mechanismen eine wichtige Rolle, während bei der Analyse von Objektmerkmalen vor allem okzipito-temporale Mechanismen aktiviert werden (Corbetta et al. 1993). Ältere und neuere klinische Befunde unterstützen das Modell der funktionellen Organisation des visuellen Kortex weitgehend. Patienten mit einer Schädigung der ventralen (okzipito-temporalen) Verarbeitungsroute weisen typischerweise Störungen der Analyse von Objektmerkmalen sowie der Identifizierung von Objekten, Gesichtern und Szenen auf, während Patienten mit einer Schädigung der dorsalen (okzipito-parietalen) Route häufig eine Beeinträchtigung von Leistungen der visuellen Raumwahrnehmung sowie der räumlichen Steuerung der visuellen Aufmerksamkeit zeigen (Kanwisher 2010; Zihl 2011a, b).

2.3 Die Entwicklung der visuellen Wahrnehmung und der zugehörigen zentralnervösen Anteile

Sehen muss, ebenso wie Laufen oder Sprechen, größtenteils erst gelernt werden. Die Entwicklung folgt einem geordneten zeitlichen Muster. Auf morphologische Entwicklungsabschnitte folgen Entwicklungsphasen der physiologischen Funktionen, teilweise bereits unter dem Einfluss externer Reize. Zum Zeitpunkt der Geburt sind die Wahrnehmungssysteme bereits gut entwickelt und in der Lage, Reize aufzunehmen, zu verarbeiten und zu speichern. In den ersten Lebensjahren erfolgen sowohl eine rasche Differenzierung der Teilleistungen als auch eine Integration dieser Teilleistungen und eine Zunahme der Abstraktionsfähigkeit und Generalisierung (sog. Invariantenbildung). Diese Prozesse bilden die Grundlage für die Wahrnehmungserfahrung und für die Weiterentwicklung und Integration anderer Funktionssysteme (z. B. Sprache und Motorik). Tabelle 2.3 fasst die „normale" Entwicklung visueller Fähigkeiten zusammen.

Tabelle 2.3. Entwicklung visueller Fähigkeiten (modifiziert nach Reinis und Goldman 1980). LM: Lebensmonat

Alter	Fähigkeiten
Geburt	Blinks (kurzer Lidschluss) auf helles Licht langsame Pupillenreaktionen auf Tageslicht sehr begrenzte Akkommodation Sehschärfe etwa 20/150 Reaktionen auf Bewegung, Farbe und Licht blickmotorisches Abtasten der Umgebung in etwa 5–10 % der Wachzeit okulomotorische Suchbewegungen (z. B. auf Lichtquelle) in einem begrenzten Radius (etwa 45 Grad)
1.–2. LM	Schwelle für Licht sinkt ab, Sehschärfe nimmt zu Suchbewegungen in einem Radius von 60–90 Grad Augenfolgebewegungen werden präziser beginnendes Binokularsehen ab etwa der 6. Woche
2.–4. LM	Zunahme der Akkommodation konjugierte Augenbewegungen in allen Blickrichtungen Lidschluss bei plötzlichen Bewegungen vor den Augen Ausweitung der Suchbewegungen auf einen Radius von 180 Grad blickmotorisches Abtasten der Umgebung in etwa 30–40 % der Wachzeit betrachtet die eigene Hand beim Spielen zeigt Abwehrreaktionen bei Objekten, die sich auf einem Kollisionskurs nähern
4.–6. LM	weiterer Anstieg der Sehschärfe Binokularsehen ist etabliert visuelles erkennen einzelner Objekte und Personen (Gesichter) möglich
6.–12. LM	die Sehschärfe beträgt 20/100 Meiden visueller Tiefe

Die Entwicklung des Sehsystems erfolgt vorwiegend in seriellen Schritten (Banks und Shannon 1993; Candy 2006; Iliescu und Dannemiller 2008). Sie hängt wesentlich vom aktuellen Reifegrad des Auges ab. Die entscheidende morphologische Entwicklung des Auges und besonders der Netzhaut (Retina) findet in der Zeit zwischen dem 2. und dem 4. Schwangerschaftsmonat (SSM) statt. Die zellulären Elemente der Retina beginnen sich von der Zentralregion (Fovea) aus allmählich zu differenzieren, wobei sich die Ganglienzellen vor den Rezeptoren entwickeln. Im 6. SSM öffnen sich die Augenlider zum ersten Mal und die Makula beginnt sich auszuformen; diese Entwicklung ist erst einige Monate nach Geburt abgeschlossen. Zum Zeitpunkt der Geburt ist die Netzhaut noch nicht vollständig entwickelt. Dies betrifft vor allem das Gesichtsfeldzentrum (die Fovea), das noch nicht die höchste Rezeptordichte (wie dies beim Erwachsenenauge der Fall ist) aufweist. In den ersten Lebensmonaten ist die Sehschärfe deshalb etwa 10–30 Mal niedriger als die eines Erwachsenen; das Auge bleibt mehr oder weniger konstant auf einen Beobachtungsabstand von etwa 30 cm eingestellt. Gegen Ende des 1. Lebensjahres (LJ) ist dieser Rückstand in der Netzhaut jedoch aufgeholt. Die Fovea zeigt im ersten Lebensjahr sowohl bezüglich der morphologischen als auch der funktionellen Komponenten eine dramatische Entwicklung; geringe morphologische Veränderungen sind bis mindestens zum Ende des 4. LJ zu beobachten. Es ist wichtig, an dieser Stelle darauf hinzuweisen, dass die Entwicklung des Auflösungsvermögens des peripheren visuellen Systems eng an die Entwicklung okulomotorischer Funktionen (Pupillensteuerung, Akkommodation und Vergenz) gebunden ist (Schor 1985; Charman und Voisin 1993; Charman 2004).

Die an der Verarbeitung visueller Informationen beteiligten zentralnervösen Strukturen beginnen sich teilweise bereits in der 13. bis 15. SSW zu bilden (Chi et al. 1977; vgl. Tabelle 2.4). Das visuelle Mittelhirn (Corpus geniculatum laterale, CGL) und der primäre visuelle Kortex (primäre Sehrinde oder V1) zeigen zwischen dem 6. und dem 12. Lebensmonat (LM) eine rasche morphologische

Tabelle 2.4. Zeitliche Entwicklung von kortikalen Strukturen, die an der visuellen Informationsverarbeitung wesentlich beteiligt sind (modifiziert nach Chi et al. 1977). SSW: Schwangerschaftswoche

Strukturen	Alter
Okzipitale Strukturen	
Interhemisphärische Verbindungen	10. SSW
Fissura calcarina	16. SSW
Parieto-okzipitale Strukturen	16. SSW
Okzipito-temporale Strukturen	27. SSW
Temporale Strukturen	14. – 30. SSW
Parietale Strukturen	16. – 35. SSW
Frontale Strukturen	10. – 36. SSW

Entwicklung. Die Dicke der Sehrinde nimmt ebenso zu wie die Zahl der Zwischenneurone und der Faserverbindungen (einschließlich ihrer Myelinisierung) zwischen Neuronen innerhalb derselben kortikalen Struktur als auch zwischen verschiedenen Strukturen innerhalb und außerhalb des zentralen visuellen Systems, so dass ein vielfältiger, schneller und zuverlässiger Informationsaustausch ermöglicht und gewährleistet wird. Diese morphologischen Veränderungen bilden die entscheidende Grundlage für die Entwicklung der visuellen Teilsysteme und ihre Kooperativität sowie für die Anbindung an andere Funktionssysteme (Kognition, Motorik, Sprache, Antrieb, usw.). Diese funktionellen Entwicklungsprozesse sind zumindest teilweise kritisch von visuellen Wahrnehmungserfahrungen abhängig.

Während sich die Grundlagen der bereits bei Geburt vorhandenen visuellen Fähigkeiten erfahrungs- und umweltunabhängig entwickeln, ist die postnatale Entwicklung des Sehsystems umweltabhängig und in gewisser Weise auch „umwelterwartend". Frühe visuelle Erfahrungen sind notwendig, damit sich die zentralnervösen Strukturen und Funktionen dem Umweltangebot und damit auch den Umweltgegebenheiten entsprechend entwickeln können (Maurer et al. 2008; Lewis und Maurer 2009). Dies betrifft auch die Entwicklung der so genannten rezeptiven Felder der Nervenzellen des visuellen Kortex, sowohl bezüglich ihrer Größe (und damit ihres Aufnahmefensters), als auch hinsichtlich ihrer Spezialisierung und Interaktion bzw. Kooperation, die für die Kohärenz der visuellen Informationsverarbeitung und schließlich der visuellen Wahrnehmung ganz wesentlich sind. Monokuläre visuelle Deprivation (z. B. bei Strabismus oder Astigmatismus) führt zu einer Minderentwicklung der Funktionsfähigkeit des zugehörigen visuellen Kortex: die Anzahl der funktionstüchtigen Nervenzellen nimmt ab; die rezeptiven Felder können schrumpfen und die Zellen können den normalerweise hohen Grad an funktioneller Spezialisierung bezüglich der Verarbeitung von Mustermerkmalen nicht erreichen. Ähnliches gilt für das Binokularsehen, das vermutlich eine genetische Basis hat, aber dessen funktionelle Entwicklung etwa durch die Folgen des Strabismus beeinträchtigt werden kann (vgl. Kiorpes und McKee 1999; Sireteanu 2000; Maurer et al. 2005, 2008; Lewis und Maurer 2009).

Entwicklungsstörungen im Bereich der peripheren Anteile eines Wahrnehmungssystems können somit aufgrund der dadurch verursachten sensorischen Deprivation dazu führen, dass sich die dazugehörigen zentralen Strukturen morphologisch und funktionell nicht ausreichend differenzieren und hinsichtlich ihrer Verarbeitungsprozesse spezialisieren können. Entwicklungsstörungen der zentralen Anteile von Wahrnehmungssystemen können Teilleistungsstörungen verursachen, weil Informationen nur unvollständig oder unzutreffend ausgewertet werden, Integration und Synthese von Informationsanteilen nicht oder nur teilweise stattfinden, oder Prozesse der Kodierung auf einer höheren Analysestufe gestört sind, so dass sich z. B. das Erkennen, Benennen oder die Steuerung vor allem von feinmotorischen Aktivitäten nicht entsprechend differenziert entwickeln können.

2.3.1 Gesichtsfeld

Neugeborene reagieren nur auf große, kontrastreiche Objekte, welche im oder nahe dem Gesichtsfeldzentrum dargeboten werden. Neugeborene sind somit für periphere Reize nicht blind, allerdings ist die Ausdehnung ihres Gesichtsfelds in den ersten Monaten nach der Geburt noch relativ gering. Sie reagieren nicht einmal auf große, helle Reize, wenn diese außerhalb eines Radius von 30 Grad dargeboten werden (Maurer et al. 2008). Bereits innerhalb des 1. LJ lässt sich jedoch eine rasche Ausweitung des Gesichtsfelds beobachten. Man kann annehmen, dass das Gesichtsfeld bereits im Alter von 4–8 Wochen eine Mindestausdehnung von ca. 30 Sehwinkelgrad beidseits aufweist (Schwartz et al. 1987; vgl. auch Werth 2007, 2008; Abb. 2.3).

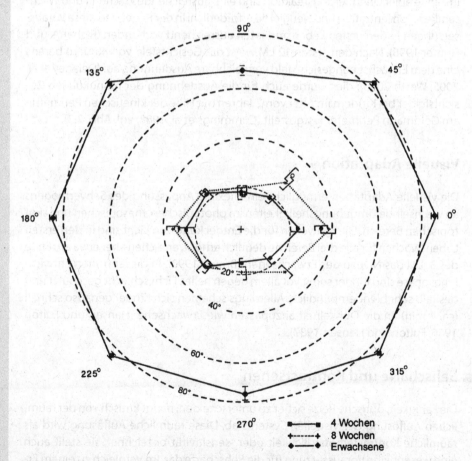

Abb. 2.3. Binokuläre Gesichtsfeldausdehnung (kinetische Perimetrie) in der 4. und der 8. Lebenswoche und Ausdehnung im Erwachsenenalter (11–36 Jahre) (modifiziert nach Schwartz et al. 1987)

Da die quantitative Bestimmung des Gesichtsfelds die genaue und stabile Fixation eines zentralen Punktes sowie eine zuverlässige Reaktion auf das Erscheinen eines peripheren Reizes (Lichtpunktes) erfordert, ist eine genaue Bestimmung des Gesichtsfeldes in den ersten Lebensjahren kaum möglich. Wie bereits dargestellt (vgl. Tabelle 2.3), lassen sich Suchbewegungen in einem Radius von 60–90 Grad aber bereits am Ende des 2. LM beobachten; am Ende des 4. LM findet sich eine Ausweitung der Suchbewegungen auf einen Radius von 180 Grad. Dies bedeutet, dass das Gesichtsfeld für die beidäugige Entdeckung von ausreichend kontrastreichen und großen bzw. bewegten Reizen bereits am Ende des 4. Lebensmonats eine für den Überblick und die räumliche Orientierung ausreichende Ausdehnung aufweist.

Für die Entdeckung und Zuwendebewegung (z. B. der Augen und des Kopfes) im Sinne einer Orientierungsreaktion sind eine ausreichende Wachheit und Wachsamkeit, Konzentration und Neugierde erforderlich; in der Regel sind diese Voraussetzungen in den ersten Lebensmonaten ausreichend vorhanden (Richards und Hunter 1998). Nach den ersten 12 LM weist das Gesichtsfeld von Kindern bereits eine dem Erwachsenengesichtsfeld vergleichbare Ausdehnung auf (Delaney et al. 2005; Werth 2008); dies wurde auch für die Ausdehnung der monokulären Gesichtsfelder bei Kindern im Alter von 2 Jahren mit Hilfe der kinetischen Perimetrie am Goldmann Perimeter festgestellt (Cummings et al. 1988; vgl. Abb. 2.3).

2.3.2   Visuelle Adaptation

Die visuelle Adaptation ermöglicht eine flexible Anpassung des Sehvermögens an wechselnde Umgebungshelligkeiten im photopischen, mesopischen und skotopischen Bereich. Die Schwellen für die Entdeckung von Licht sind in den ersten Lebenswochen für alle drei Bereiche deutlich erhöht, erreichen aber etwa am Ende des 3. LM das Niveau des Erwachsenen (Brown 1990). In dieser frühen Entwicklungsphase sind Kinder somit vor allem gegen helles Licht schlecht geschützt und deshalb sehr blendempfindlich. Allerdings scheinen sich Kinder genauso schnell (ca. 7 min) an die Dunkelheit anzupassen wie Erwachsene (Hansen und Fulton 1986; Fulton und Hansen 1987).

2.3.3   Sehschärfe und Kontrastsehen

Die Fähigkeit, optische Reize sicher zu unterscheiden, hängt kritisch von der räumlichen Auflösung des visuellen Systems ab. Diese räumliche Auflösung wird als räumliche Kontrastempfindlichkeit oder -sensitivität bezeichnet; sie stellt auch eine wesentliche Voraussetzung für die Sehschärfe dar. Im Vergleich zu einem Erwachsenen mit normaler Sehfähigkeit ist die Sehschärfe eines Neugeborenen um das vierzigfache verringert, seine Kontrastempfindlichkeit sogar um das fünfzig-fache (Banks und Shannon 1993; Maurer und Lewis 2001a, b; Cioni et al. 2006).

Die räumliche Kontrastauflösung wird bei Kleinkindern auf Verhaltensebene mangels anderer Reaktionsmöglichkeiten mittels des „preferential looking" (PL) und der Registrierung von Augenbewegungen auf die Präsentation von beweg-ten Reizen unterschiedlichen Kontrasts und unterschiedlicher Streifenbreite und auf neurophysiologischer Ebene mit Hilfe der visuelle evozierten Potentiale er-fasst (vgl. Kapitel 6.2). Abbildung 2.4 zeigt typische Messergebnisse für die ver-haltensbasierte Messung der räumlichen Kontrastempfindlichkeit bei Kindern im Alter von 1–4 Monaten. Auffallend ist dabei die Zunahme der absoluten (Hell-Dunkel-Differenz) und der relativen Kontrastsensitivität (Bereich der räumlichen Frequenzen, die unterschieden werden können). Gleichzeitig verschiebt sich das Maximum der Auflösung in Richtung mittlerer Frequenzen. Während die Sensi-tivität für niedrigere Frequenzen vermutlich bereits mit 4 Jahren abgeschlossen ist, braucht die Sensitivität für höhere Frequenzen (>10 c/deg) eine längere Ent-wicklungszeit und ist erst mit 6–8 Jahren abgeschlossen (Gwiazda et al. 1997; Ellemberg et al. 1999; Maurer und Lewis 2001a,b; Adams und Courage 2002; Ci-oni et al. 2006; Daw 2006). Die erst allmählich einsetzende Zunahme an räumli-cher Kontrastauflösung wird auf die parallel verlaufende Entwicklung der Fovea zurückgeführt. Das Erreichen einer ausreichenden Kontrastempfindlichkeit fällt somit auch mit dem Abschluss der morphologischen und funktionellen Entwick-lung der Fovea zusammen (vgl. Cioni et al. 2006; Daw 2006).

Die Ergebnisse zur Entwicklung der räumlichen Kontrastempfindlichkeit legen unter Berücksichtigung der noch ausschließlich auf den Nahbereich ein-gestellten Augen nahe, dass Kinder etwa am Ende ihres 1. LJ in der Nähe aus-reichend scharf sehen, um auch komplexere Reize und feine Details (Objekte, Gesichter) ausreichend differenzieren und damit auch (wieder) erkennen zu kön-nen. Tatsächlich bevorzugen Kinder aber bereits in dieser frühen Entwicklungs-phase komplexere Objekte, insbesondere Gesichter. Letztere lösen eine größere Neugierde aus, ziehen mehr Aufmerksamkeit auf sich und werden länger fixiert. Möglicherweise wird diese Kombination aus Neugierde (Motivation zur Informa-tionsbeschaffung), Zuwendung und Aufrechterhaltung der Aufmerksamkeit und damit auch der Fixation sowie der Wahrnehmung und Erkennung (Wiedererken-nung) eines Objekts bzw. Gesichts vom sich in rascher Entwicklung befindlichen Gehirn in besonderer Weise „bevorzugt", weil sie die Abstimmung zwischen den beteiligten Funktionssystemen einerseits und die modalitätsspezifische Informa-tionsanalyse, Kategorisierung und Speicherung des Gesehenen andererseits in besonderer Weise erfordert und damit auch fördert.

Die zuverlässige direkte Bestimmung der Sehschärfe für Formen ist ab etwa dem 2. LJ möglich (Lithander 1997). Tabelle 2.5 gibt die monokulären Sehschär-fewerte für 89 Kinder im Alter zwischen 2 und 4 Jahren wieder. Es zeigt sich in

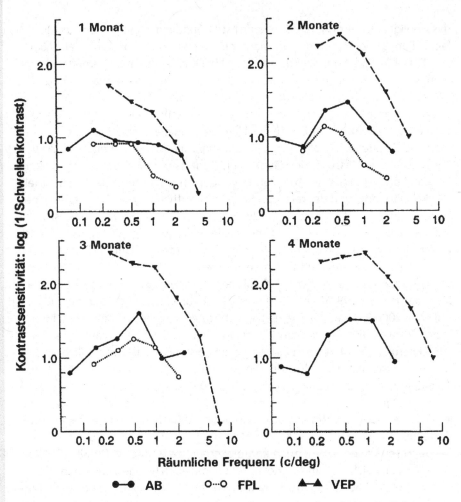

Abb. 2.4. Zunahme der räumlichen Kontrastauflösung zwischen dem 1. Und dem 4. Lebensmonat in Abhängigkeit von der verwendeten Messmethode (AB: Blickbewegungen, FPL: forced preferential looking, VEP: visuell evozierte Potentiale). Die mit Hilfe des VEP ermittelten Werte liegen am höchsten; für die beiden Verhaltensmethoden ergeben sich hingegen nur unwesentliche Unterschiede, auch wenn die AB-Methode der PL-Methode überlegen zu sein scheint (Modifiziert nach Hainline 1998)

diesem Zeitraum ein deutlicher Anstieg des räumlichen Auflösungsvermögens (sog. minimum separabile) 2.10 auf 1.30 Bogenminuten und der Sehschärfe von 0.48 auf 0.77 (Snellen Werte).

Zusammenfassend lässt sich festhalten, dass die Sehschärfe in den ersten 6 Lebensmonaten um etwa das Fünffache zunimmt und im Laufe der nächsten 6 Jahre eine weitere kontinuierliche Steigerung erfährt. Im Alter von 6–7 Jahren gilt die Entwicklung der Sehschärfe als weitgehend abgeschlossen (Maurer und Lewis 2001a,b; Duckman 2006).

Tabelle 2.5. Minimum separabile (in Bogenminuten) und Snellen-Werte für Kinder zwischen 24 und 48 Monaten (modifiziert nach Lithander 1997). SD: 1 Standardabweichung. MS: mittleres minimum separabile

Alter (Monate)	MS (SD)	Snellen
24–29	2.10 (0.60)	0.48
30–35	1.81 (0.41)	0.55
36–41	1.49 (0.26)	0.67
42–48	1.30 (0.24)	0.77

2.3.4 Farbsehen

Farbwahrnehmung ist die Fähigkeit, visuelle Reize aufgrund ihrer unterschiedlichen Lichtwellenlängen, welche sie absorbieren oder reflektieren, zu unterscheiden. Diese Fähigkeit hängt von der Funktionsfähigkeit der zugehörigen Rezeptoren in der Netzhaut, den Zapfen ab, die bis zum Ende des 1. LM noch nicht ausreichend funktionstüchtig sind (Banks und Shannon 1993). Allerdings zeigen Neugeborene bereits eine rudimentäre Form von Farbwahrnehmung (Abramov und Gordon 2006); bereits im Alter von 4 Wochen scheinen sie rot und grün unterscheiden zu können (Adams und Courage 1995). Auf die rapide Zunahme der Licht- und Kontrastempfindlichkeit in den ersten Lebensmonaten folgt die rasche Entwicklung der Farbdiskriminationsfähigkeit im 2.-3. LM (Mercer et al. 1991; Rudduck und Harding 1994). Am Ende des 4. LM sind Kinder in der Lage, zumindest die Hauptfarben zu unterscheiden, vorausgesetzt die verwendeten Farbreize sind ausreichend groß und kontrastreich (Abramov und Gordon 2006). In Tabelle 2.6 ist die Entwicklung der Unterscheidungsfähigkeit für einige Farben zusammengefasst. Zuverlässige Farbtonunterscheidungen sind erst ab etwa dem 2. LM zu beobachten, wenn die Farbreize groß genug sind. Bei Verwendung einer farbigen optokinetischen Stimulation (farbige Streifen) scheinen Kinder bereits vor dem 2. LM über eine relativ gute Farbdiskrimination für rot, blau und grün zu verfügen (Zemach und Teller 2007; Zemach et al. 2007).

Tabelle 2.6. Entwicklung der Diskrimination einiger Farbtöne unter isoluminanten Bedingungen (modifiziert nach Banks und Shannon 1993)

Alter	Farbtöne
4 Wochen	Rot-Grün
8 Wochen	Rot-Grün, Rot-Blau, Rot-Violett, Rot-Gelb, Grün-Gelb (Durchmesser: mindestens 8°)
12 Wochen	Rot- Grün, Rot-Gelb (Durchmesser: 4°)

Möglicherweise erscheinen Farben in den ersten Lebensmonaten noch weniger intensiv als später, d. h. es ist ein höherer Farbkontrast für die Unterscheidung erforderlich (Morrone et al. 1990; Banks und Shannon 1993; Teller und Lindsay 1993). Die Farbunterscheidung dürfte jedoch soweit entwickelt sein, dass Farben als Objektmerkmale ausgewertet und verwendet werden können. Wird ein einzelnes farbiges Objekt unter mehreren farblosen Objekten gezeigt, so suchen Kinder bereits im Alter von etwa 5 Monaten bevorzugt das farbige Objekt; Farbe stellt also bereits in frühester Kindheit ein besonderes visuelles Merkmal dar (Catherwood et al. 1996). Ab dem 6. LM entspricht die Fähigkeit zur Farbdiskrimination bereits in etwa derjenigen eines Erwachsenen (Franklin und Davies 2004; Abramov und Gordon 2006).

2.3.5 Raumsehen

Zu den elementaren Leistungen der visuellen Raumwahrnehmung zählen die Wahrnehmung des Ortes eines Reizes (visuelle Lokalisation bzw. visuelle Positionswahrnehmung), die Unterscheidung von Entfernungen und die Wahrnehmung der drei Hauptraumachsen Vertikale, Horizontale und Geradeausrichtung. Bereits ab dem 1. LM können Kinder Reize bis zu einem seitlichen Abstand von 45° lokalisieren; die Genauigkeit der Lokalisation ist jedoch noch relativ gering (Roucoux et al. 1983). Im Alter von etwa 5 Monaten können dann genaue sakkadische Augenbewegungen zu Reizen ausgeführt werden (Hainline 1998). Allerdings entspricht die sakkadische Lokalisationsgenauigkeit erst im Alter von etwa 4 Jahren derjenigen eines Erwachsenen (Fukushima et al. 2000). Bezüglich der Wahrnehmung der Entfernung von Objekten in der Geradeausrichtung besteht eine deutliche Überlegenheit unter binokulären Bedingungen. Im Alter von 5 Monaten können Kinder unter monokulären Bedingungen nur in 65 % der Darbietungen korrekt nach einem Objekt in Reichweite ihres Arms greifen, unter binokulären Bedingungen jedoch in 89 % (Granrud et al. 1984). Kinder zeigen erst ab dem 5. LM Greifbewegungen; die Fähigkeit zur Entfernungswahrnehmung ist aber möglicherweise bereits früher vorhanden (Daw 2006). Zu den übrigen elementaren Leistungen der visuellen Raumwahrnehmung liegen nach wie vor keine Befunde vor (vgl. Stiles et al. 2008).

2.3.6 Objekt- und Gesichterwahrnehmung

Einfache und komplexe visuelle Reize (Muster, Objekte, Gesichter, Szenen) stehen bereits nach der Geburt in der „neuen" Welt zur Verfügung. Das visuelle System ist jedoch zu diesem Zeitpunkt noch kaum in der Lage, komplexe Reize adäquat aufzunehmen, zu verarbeiten und zu speichern. Jedoch dürften bereits in den ersten Lebenswochen einige prinzipielle Zusammenhänge zwischen dem Angebot der

Umwelt und dem „Funktionszustand" des Kindes wirksam sein (vgl. Tabelle 2.7, die ihren Ausdruck in teilweise überraschenden, so genannten Wahrnehmungspräferenzen finden, wenn man den gleichzeitigen Entwicklungsstand des (peripheren und zentralen) visuellen Systems berücksichtigt (Maurer et al. 2008; McKone 2009; Hunnius und Bekkering 2010).

Form- und Musterwahrnehmung

Bereits Neugeborene finden offensichtlich nicht alle optischen Reize bzw. -muster gleich attraktiv und interessant; dies wird durch unterschiedlich lange Beobachtungszeiten offenkundig. Einige bevorzugte (und weniger bevorzugte) Blick- und damit Wahrnehmungsziele des Neugeborenen sind in Tabelle 2.8 zusammengefasst.

Bereits im Alter von 6 Wochen können Kinder verschiedene Orientierungen einer Kontur (bei ausreichender Stärke dieser Kontur) unterscheiden. Es ist nicht überraschend, dass Neugeborene die grobe, äußere Kontur eines Objekts, einschließlich Gesichtern, gegenüber den kleineren, inneren Details bevorzugen. Im

Tabelle 2.7. Einige grundlegende Zusammenhänge zwischen Umgebungsbedingungen und frühesten Wahrnehmungsaktivitäten (modifiziert nach Haith 1980)

- wenn das Kind wach und aufmerksam und das Licht nicht zu hell ist, sind seine Augen offen
- wenn Licht herrscht, aber keine Formen in Blickrichtung sind, beginnt die Suche nach Konturen mit Hilfe von Blickwechsel
- wenn eine Kontur gefunden wurde, wird die Suche beendet, der Blick bleibt für längere Zeit auf oder in Nähe der gefundenen Kontur

Tabelle 2.8. Bevorzugte (*kursiv*) und weniger attraktive Reize für Neugeborene (modifiziert nach Slater 1998)

- *Reize mit hohem* vs. niedrigem Kontrast
- *größere* vs. kleinere Formen und Objekte
- *bewegte* vs. stationäre (ruhende) Reize
- *gemusterte* vs. ungemusterte Reize
- *horizontale* vs. vertikale Linien (Streifen)
- *kurvilineare* vs. rektilineare Muster
- *dreidimensionale* vs. zweidimensionale Objekte
- *Objekte in der frontoparallelen Ebene* (d. h. in der direkten Blicklinie) vs. in einem seitlichen Winkel
- *Gesichter und Gesichter-ähnliche Formen* vs. andere Formen

Alter von 3 Monaten können Kinder dann bereits verschiedene Winkel (aus Konturen) unterscheiden. Ab dem 4. LM sind sie in der Lage, Merkmale von Formen und Objekten zu erkennen und für das Wiedererkennen zu nutzen; die Integration mehrerer Formmerkmale zu einem Ganzen erfolgt allerdings erst ab etwa dem 10. LM. Die Entwicklung der Formwahrnehmung zeigt insgesamt eine frühe Tendenz zur Gestaltbildung. Mit zunehmender Wahrnehmungsentwicklung (und damit Steigerung der visuellen Leistungen), der visuellen Wahrnehmungserfahrung und der kognitiven Voraussetzungen (vor allem Aufmerksamkeit und visuelles Gedächtnis) sowie der motorischen Möglichkeiten (insbesondere Okulomotorik) werden vom Kind auch zunehmend komplexere visuelle Reize bevorzugt (Aslin und Smith 1988; Johnson 2003; Sireteanu et al. 2003; Maurer et al. 2008).

Kategorisierung und Invariantenbildung; Konstanzleistungen

Die visuelle Welt weist bereits eine räumliche Strukturierung auf, ist also organisiert, und erleichtert bzw. unterstützt dadurch die kohärente Wahrnehmung von Szenen, Objekten, Menschen und Ereignissen. Bereits kurz nach der Geburt scheinen verschiedene Organisationsprinzipien zur Verfügung zu stehen, die dazu dienen, die visuelle Welt in sehr kurzer Zeit zu ordnen und wahrnehmungsmäßig zu organisieren. Die Invariantenbildung erlaubt es dem Kleinkind (und auch dem Erwachsenen), Objekte zunehmend unabhängiger vom eigenen Blickwinkel, von ihrer Entfernung und damit ihrer Größe und zum Teil auch ihrer Gebundenheit an bestimmte Situationen oder einen bestimmten Kontext als identisch zu erkennen und damit wieder zu erkennen. Diese Invariantenbildung ist die Grundlage für die so genannte Konstanzbildung, d. h. dass ein gegebenes Objekt trotz wechselnder Bedingungen als dasselbe erkannt werden kann. Die Konstanzleistungen beinhalten somit eine zunehmende Unabhängigkeit von der aktuellen „Erscheinung" eines optischen Reizes durch seine Zuordnung zu einem „Prototyp". Andererseits aber erlauben sie auch eine zunehmend feinere Differenzierung von Reizmerkmalen, ohne dass die übergeordnete Klassifizierung verloren geht. Einfache Konstanzleistungen (z. B. für Formen und Gestalten) finden sich bereits wenige Tage nach der Geburt, was auf eine angeborene Fähigkeit schließen lässt. Der Bezug der Größe eines Objekts zu seiner Entfernung (Größenkonstanz) lässt sich hingegen erst ab dem 7. LM nachweisen (Aslin und Smith 1988; Slater et al. 1990; Johnson 2003; Rakinson und Oakes 2003; Sireteanu et al. 2003; Maurer et al. 2008). Invariantenbildung und Konstanzleistungen werden durch so genannte Gestaltorganisationsprinzipien unterstützt. Wie Tabelle 2.9 zeigt, findet sich dabei eine typische Abfolge dieser Prinzipien.

Diese Gestaltprinzipien erleichtern die Unterscheidung und gleichzeitig die Klassifizierung von Objekten und fördern dadurch auch die Entwicklung der Objektkonstanz. Die Kombination aus Zunahme der visuellen Unterscheidungsfähigkeit

Tabelle 2.9. Zeitliche Abfolge von Gestaltprinzipien in der visuellen Wahrnehmungsentwicklung (modifiziert nach Slater 1998). LM: Lebensmonat

- Prinzip der Ähnlichkeit von Figuren bzw. Objekten: ab dem 3. LM

- Prinzip der Geschlossenheit einer Figur: ab dem 3.–4. LM

- Prinzip der Kohärenz von Objekten bzw. Objektteilen: ab dem 3.–5. LM

- Prinzip der Objekttrennung oder Abstraktion: ab dem 8.–10. LM. [Unter Objekttrennung versteht man die Fähigkeit, zwei Objekte, die räumlich als Einheit erscheinen
  (z. B. Zündholzschachtel auf einem Buch) als eigenständige Objekte wahrzunehmen]

und gleichzeitig auch der Zuverlässigkeit der Klassifizierung bzw. Kategorisierung
von komplexen visuellen Reizen ist ein gutes Beispiel für die enge Abstimmung
von scheinbar gegensätzlichen Entwicklungsprinzipien des Gehirns. Die deutliche Steigerung der Informationsverarbeitung findet nicht ohne gleichzeitige
Entwicklung von Regeln zur Zu- bzw. Einordnung dieser Information einschließlich
der Sicherung (Speicherung) im visuellen Gedächtnis statt. Dazu gehört ganz wesentlich auch die durchaus anspruchsvolle Fähigkeit, bestimmte Objektmerkmale
(Form, Größe, Farbe) unterschiedlichen Objekten zuzuordnen, d. h. zu erkennen,
dass verschiedene Objekte (z. B. Ball, Apfel, Spielkugel) bestimmte Merkmale (z. B.
Form, Farbe, Größe) gemeinsam besitzen können, ohne dass diese Objekte zur
selben Objektklasse gehören müssen. Das Erkennen verschiedener Objekte und
ihrer Beziehungen als Mitglieder derselben Kategorie führt über die wiederholte
Wahrnehmungserfahrung zu einer internen Repräsentation im visuellen Gedächtnis, die neben dem Wissen über ihre (unterschiedlichen) Erscheinungsformen
auch Wissen über ihre Bedeutung und ihren Gebrauch (und später ihre Namen)
beinhaltet. Diese Informationen bilden gemeinsam die Grundlage für die Bildung
eines modalitätsspezifischen (d. h. visuellen) und supramodalen Konzepts für diese
Objekte (Quinn 1998, 2003; Quinn und Bhatt 2001; Rakinson und Oakes 2003).

Kategorisierung erfordert Invariantenbildung. Kinder scheinen sehr früh in
der Lage zu sein, ein gesehenes Objekt oder Gesicht unter verschiedenen Bedingungen als identisch wieder zu erkennen, vor allem wenn es sich um Situationen
mit hoher ökologischer Relevanz handelt. Die Fähigkeit zur Invariantenbildung ist
eine wesentliche Voraussetzung, zunehmend mehr Vertrautheit mit dem Wahrgenommenen zu gewinnen. Wie bereits angeführt, ist ein zuverlässiges visuelles
Gedächtnis eine entscheidende Voraussetzung für die Invariantenbildung und
die Entwicklung von Konstanzleistungen. Einfache visuelle Gedächtnisleistungen
finden sich bereits in den ersten Wochen nach Geburt; dies zeigt sich in der frühen
Habituation auf das Erscheinen desselben Reizes unter denselben Bedingungen.
Im Laufe des ersten Lebensjahres findet eine rasche Entwicklung des visuellen
Gedächtnisses statt, die vermutlich durch natürliche, also ungelernte und mögli-
cherweise angeborene Präferenzen für bestimmte Objekte nachhaltig gefördert

wird. Zu den Objekten, für die eine hohe Präferenz und sehr effiziente Lernfähigkeit besteht, gehören z. B. Gesichter.

Gesichterwahrnehmung

Eine besondere Rolle innerhalb der visuellen Wahrnehmungsentwicklung spielt die Gesichterwahrnehmung. Bereits nach der Geburt, d. h. ohne vorangegangene Wahrnehmungserfahrung, bevorzugen Kinder Gesichter; diese Beobachtung hat zur Annahme eines angeborenen Wahrnehmungspräferenz und damit -fähigkeit für Gesichter geführt (Pascalis und Slater 2003; de Haan 2008; McKone et al. 2009). Nach der Geburt findet ein sehr rasches Wahrnehmungslernen statt, das sich vor allem auf das erste Gesicht konzentriert, das häufig erscheint (in der Regel das Gesicht der Mutter). Dieses Gesicht wird anderen Gesichtern gegenüber bevorzugt und dient vermutlich auch als „Mittel" zum Erwerb von Wissen über die Bedeutung des Gesichtsausdrucks (soziale Wahrnehmung und soziales Wissen). Dieses Wissen hilft dem Kleinkind, später auch andere Personen wieder zu erkennen und ihren Gesichtsausdruck richtig zu deuten, d. h. zu verstehen (Bushnell 2001). Dabei spielt auch die Stimme der Mutter bzw. der Bezugsperson eine wichtige Rolle (Sai 2005). Im Alter von 4 Monaten können Kinder ein ihnen vertrautes Gesicht auch dann wieder erkennen, wenn typische Zusatzmerkmale (z. B. Frisur) entfernt werden (Turati et al. 2008). Dies bedeutet, dass Kinder in diesem Alter Gesichtsmerkmale für das Erkennen der Identität einer Person zuverlässig verwenden können. Naturalistische („echte") Gesichter werden ab dem 6. LM gegenüber Gesichtsabbildungen (Fotografien; Strichzeichnungen) als „Prototypen" bevorzugt, und zwar unabhängig von Alter, Geschlecht und Hautfarbe des Gesichts (Rubinstein et al. 1999). Ähnlich wie für Objekte entwickelt sich in den nächsten Lebensmonaten parallel zur zunehmenden Unterscheidungsfähigkeit von Gesichtern auch die Invariantenbildung und damit die Zuordnung des gesehenen Gesichts zu einem Prototyp, sowohl bezüglich der Zugehörigkeit zur Klasse der Gesichter als auch der Individualität einzelner Personen (z. B. Vater, Geschwister, Großeltern, Onkel, Tanten, usw.).

Gesichter weisen vermutlich auch deswegen eine hohe natürliche Präferenz auf und beschleunigen das visuelle Lernen, weil ihre Unterscheidung und Erkennung im Rahmen der so genannten sozialen Wahrnehmung eine ganz wesentliche Rolle spielen. Bereits im Alter von 1 Monat bevorzugen Kinder Gesichter gegenüber anderen Objekten. Ab dem 3. LM zeigen Kinder lange Fixationszeiten ($\geq$ 10 Sekunden), wenn ihnen ein Gesicht präsentiert wird, wobei besonders Augen- und Mundregion ausgiebig betrachtet werden (vgl. Tabelle 2.10).

Das Verstehen des Gesichtsausdrucks und damit auch das Verständnis dafür entwickeln sich vermutlich im 2. LM; Gesichter ohne mimische Bewegungen beenden das Lächeln des Kindes bzw. lösen Wegblicken aus. Mit drei Monaten reagieren Kinder bereits differentiell auf Unterschiede im Gesichtsausdruck: „fröhliche" Gesichter lösen positive, „traurige" Gesichter negative Reaktionen aus (vgl. Tabelle 2.11). Es schließt sich eine Phase der Nachahmung des Gesichtsausdrucks der Mutter an. Für die beschriebene Entwicklung der Wahrnehmung und Erkennung des Gesichtsausdrucks spielt der Augenkontakt eine wichtige Rolle. Kinder zeigen bereits im Alter von 2 Monaten ein lebhaftes Interesse für Augen; im 4. LM können sie zwischen verschiedenen Blickrichtungen des Gegenübers unterscheiden. Das sich gegenseitige Anblicken löst zunehmend mehr (selektive) Aufmerk-

Tabelle 2.10. Visuelle Aufmerksamkeitszuwendung (in Prozent der Beobachtungszeit) und Lächeln (in Prozent Dauer der Beobachtungszeit) von 3–6 Monate alten Kindern bei Darbietung von verschiedenen Gesichtervarianten und einem Objekt mit ähnlichen Formelementen (modifiziert nach Ellsworth et al. 1993)

Gesichtervariante	Aufmerksamkeit	Lächeln
statisches neutrales Gesicht	42%	03%
bewegtes neutrales Gesicht	80%	18%
auf dem Kopf stehendes Gesicht	72%	04%
fröhliches Gesicht	76%	30%
trauriges Gesicht	74%	10%
Augen direkt zum Kind gerichtet	78%	14%
Augen vom Kind weg gerichtet	70%	07%
Objekt	38%	02%

Tabelle 2.11. Übersicht über die Entwicklung der visuellen Unterscheidungsfähigkeiten von verschiedenen Gesichtsausdrucksformen während des ersten Lebensjahres (modifiziert nach de Haan und Nelson 1998). LM: Lebensmonat; Alter: zum Zeitpunkt des ersten Auftretens der Unterscheidungsfähigkeit

Ausdruckspaar	Alter
fröhlich – überrascht	Geburt
fröhlich – traurig	Geburt
fröhlich – verärgert	3. LM
fröhlich – ängstlich	7. LM
traurig – überrascht	Geburt
traurig – ängstlich	5. LM
verärgert – traurig	5. LM
verärgert – ängstlich	5. LM
verärgert – überrascht	5. LM
ängstlich – überrascht	6. LM

samkeit und soziale Reaktionen auf beiden Seiten aus (Pascalis und Slater 2003; de Haan 2008; McKone et al. 2009).

2.3.7 Visuelle Aufmerksamkeit

Visuelle Wahrnehmung und Aufmerksamkeit stehen in einer sehr engen Beziehung; Sehen ohne Aufmerksamkeit ist praktisch nicht möglich. Ein besonders gutes Beispiel für diese enge Verzahnung stellen Gesichtsfeld und Aufmerksamkeit dar. Die Verteilung von Aufmerksamkeit im Gesichtsfeld einerseits und die Fokussierung der Aufmerksamkeit auf einen bestimmten Gesichtsfeldbereich (fokale oder räumlich-selektive Aufmerksamkeit) garantieren erst, dass aus einem Sehfeld ein Aufmerksamkeitsfeld wird. Die Größe des Aufmerksamkeitsfeldes entscheidet, welcher Ausschnitt der Umgebung besonders genau und zuverlässig auf- und damit wahrgenommen werden kann. Dieser Zusammenhang wird auch dadurch deutlich, wenn wir unseren Überblick sehr groß („Panoramaaufnahme") bzw. sehr klein („Detailaufnahme") einstellen können. Eine Einengung des Aufmerksamkeitsfeldes führt zu einer Verkleinerung des Überblicks auch dann, wenn das Gesichtsfeld vollständig zur Verfügung steht. Darüber hinaus steht die visuelle Aufmerksamkeit in engem Zusammenhang mit der visuellen Steuerung von Augen-, Kopf- und Greifbewegungen (Hunnius 2007; Atkinson und Nardini 2008; Richards 2008; Sinclair und Taylor 2008). Die räumlich-selektive visuelle Aufmerksamkeit, d. h. die visuell-räumliche Orientierung und Fokussierung auf relevante Informationen bei gleichzeitiger Unterdrückung von unwichtigen Informationen, zeigt innerhalb der ersten 4 Lebensmonate eine dramatisch schnelle Entwicklung (Johnson et al. 1994; Johnson und Tucker 1996). Allerdings ist die Orientierung und Fokussierung der selektiven visuellen Aufmerksamkeit nicht immer in Form von entsprechenden Augen-, Kopf- oder Greifbewegungen beobachtbar; die Ausrichtung der visuellen Aufmerksamkeit erfolgt nicht nur offen, sondern auch verdeckt, d. h. ohne entsprechende Blickbewegung. Die Steuerung der visuellen Aufmerksamkeit erfolgt entweder extern, d. h. durch äußere Reize, oder intern, d. h. intentional, wobei sich diese Trennung bei den meisten Alltagsleistungen nicht aufrechterhalten lässt (Hunnius 2007).

Kinder weisen bereits nach der Geburt visuelle Aufmerksamkeitsfunktionen auf. Neugeborene beachten selektiv verschiedene Aspekte bzw. Reize ihrer visuellen Umwelt, was sich z. B. in Wahrnehmungspräferenzen äußert. Extern gesteuerte, d. h. durch einen Reiz ausgelöste, visuelle Aufmerksamkeitsorientierung lässt sich bereits im 1. LM beobachten. Die Fähigkeit zur intentionalen Verlagerung der visuellen Aufmerksamkeit ist nach dem 4. LM verfügbar und nähert sich ab dem 6. LM dem Aufmerksamkeits- und Blickverhalten von Erwachsenen an. Zu diesem Zeitpunkt sind Kinder auch in der Lage, ihre Aufmerksamkeit ohne begleitende Blickbewegung auf Reizorte zu lenken (sog. verdeckte Aufmerksamkeitsverlagerung). Darüber hinaus beginnt sich auch ihre Fähigkeit zur intentionalen visuellen Exploration der Umwelt sowie einzelner Objekte zu entwickeln. Die Entwicklung der visuellen Aufmerksamkeit scheint allerdings erst im Schulalter endgültig abgeschlossen zu sein (Goldberg et al. 2001; Hunnius 2007; Atkinson und Nardini 2008; Richards 2008; Sinclair und Taylor 2008).

2.3.8 Visuelles Gedächtnis

Für die wahrnehmungsbasierte Repräsentation von Objekten, einschließlich Gesichtern, spielen zwei Informationsquellen eine besondere Rolle: Informationen über den Ort (WO) und Informationen über die Art (WAS) eines Objekts (siehe auch Abschnitt 2.2). Die Fähigkeit zur visuellen Raumkodierung lässt sich früher als die visuelle Objektkodierung beobachten (Distler et al. 1996; Atkinson und Nardini 2008). Die funktionelle Bedeutung dieser zeitlichen Abfolge könnte darin zu suchen sein, dass für eine genaue Objektkodierung das Objekt zuerst lokalisiert werden muss, dann die Aufmerksamkeit und die Fixation auf das Objekt gerichtet werden, damit es schließlich mit Hilfe der fovealen Sehleistungen genauer analysiert werden kann. Ein räumlich kohärentes Blickbewegungsmuster entwickelt sich erst allmählich; dafür sind ein ausreichender Überblick und eine zuverlässige visuelle Orientierung, die Fähigkeit zur Lokalisation eines Objekts und eine ausreichend genaue und lange Fixationsfähigkeit erforderlich.

Bereits im 3. LM besitzen Kinder Wissen über einfache (nicht sprachliche) räumliche Beziehungen (oben – unten). Im 3.-4. LM kommt Wissen über die räumliche Beziehung links – rechts hinzu. Neuere Ergebnisse weisen daraufhin, dass sich dieses Wissen bereits früher entwickelt (Gava et al. 2009). Dieses Wissen ist allerdings noch sehr konkretistisch, d. h. es ist vom jeweiligen räumlichen „Standpunkt" (der aktuellen Beobachtungsposition) des Kindes abhängig. Aber bereits im Alter von 6–7 Monaten sind Kinder in der Lage, den Ort von Objekten unabhängig vom eigenen Standpunkt zu kodieren und entsprechend auch wieder zu finden. Die Entwicklung des visuell-räumlichen Gedächtnisses bei Kindern lässt sich als Übergang einer egozentrischen Kodierung visueller Rauminformation zu einer allozentrischen Kodierung beschreiben, die zunehmend unabhängig von der eigenen Position im Raum wird (Atkinson und Nardini 2008).

Bezüglich der Art von Objekten lässt sich feststellen, dass Kinder im Alter von 4 Monaten unterschiedliche Formen und Objekte als „bekannt" einordnen können, somit also bereits zu diesem Zeitpunkt grundsätzlich zur Bildung von Prototypen in der Lage sind. Eine sehr interessante Beobachtung betrifft die Wahrnehmung bzw. Erkennung von Tierformen. Im Alter von etwa 4 Monaten kann das Kind visuelle Kategorien (z. B. Hund – Katze – Vogel) bilden; die Zuordnung basiert im Wesentlichen auf visuellen Merkmalen (Ähnlichkeiten bzw. Unterschiede in der globalen Erscheinungsform). Die visuelle Erfahrung aufgrund wiederholter visueller Präsentation verstärkt und beschleunigt diese Kategorienbildung, so dass die Unterscheidung z. B. von verschiedenen Hundeformen gegenüber Katzen und Vögeln zunehmend besser gelingt (Quinn 1998, 2003; Quinn und Bhatt 2001; Rakinson und Oakes 2003).

2.3.9 Visuomotorik

Die Entwicklung motorischer Aktivitäten ist nicht nur vom jeweiligen visuellen Entwicklungsstand abhängig, sondern beeinflusst auch ihrerseits die visuelle Entwicklung vor allem im Rahmen der visuomotorischen Koordination. Dazu gehören die visuelle Steuerung der Blick- und Greifmotorik, der differenzierten Steuerung der Hand- und Fingerbewegungen (Feinmotorik), der Körperhaltung (Sitzen, später Stehen) und der Fortbewegung (Gehen). Zusätzlich ist die Entwicklung der vestibulären Funktionen für die Stabilisierung und Steuerung der Körperhaltung von großer Bedeutung, wobei die visuell-vestibuläre Integration eine besondere Rolle spielt (Hainline 1998; Daw 2006; Pola 2006; Atkinson und Nardini 2008; Karatekin 2008). Das entsprechende motorische Rindenfeld befindet sich im Stirnlappen (Lobus frontalis) und kontrolliert die Ausführung von Körper- und Augenbewegungen. Die verschiedenen Körperbereiche (z. B. Hand, Gesicht,

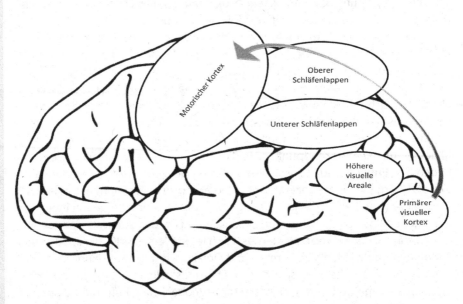

Abb. 2.5. Schematische Darstellung der an der visuellen Steuerung der Blick- und Greifmotorik beteiligten kortikalen Areale (Visuelle Areale im Hinterhauptlappen, Strukturen im oberen/unteren Schläfenlappen sowie die im motorischen Kortex (Frontallappen) für die Kontrolle von Augen-/Hand-/Fingerbewegungen verantwortlichen Strukturen; dorsale Verarbeitungsroute)

Rumpf, Bein) sind, ähnlich wie für die Sensibilität, in Unterabschnitten der motorischen Rinde repräsentiert, d. h. ein bestimmtes kortikales Areal ist für die Kontrolle der Bewegungen des entsprechenden Körperteils verantwortlich. Das Zusammenspiel der verschiedenen zentralnervösen Strukturen ist Voraussetzung für die Abstimmung komplexer Bewegungen (z. B. Manipulation von Gegenständen; Sprechen und dazugehörige Gestik; Krabbeln und blickmotorisches Absuchen der Umgebung nach einem Gegenstand bzw. Fixieren dieses Gegenstands). Bevor die verschiedenen motorischen Komponenten sich nicht entsprechend entwickelt haben, kann das Sehen in diese Koordination nicht planmäßig eingreifen. Die an der visuellen Steuerung der Blick- und Greifmotorik beteiligten kortikalen Areale sind in Abb. 2.5 schematisch dargestellt.

2.3.10 Okulomotorik und Blickmotorik

Akkommodation und Konvergenz

In den ersten Lebensmonaten wird aufgrund der noch reduzierten Akkommodationsbreite der Blick bevorzugt auf nahe gelegene Objekte gerichtet; auch die räumliche Kontrastauflösung ist auf den Nahbereich begrenzt. Die Scharfstellung auf weiter entfernt gelegene Objekte nimmt ebenso wie die Konvergenz etwa ab dem 2. LM zu. Die gemeinsame Entwicklung der Akkommodationsbreite und der Koppelung der Konvergenz mit Akkommodation ist nicht nur eine wesentliche Voraussetzung für die Ausweitung der räumlichen Kontrastsensitivität auf größere Entfernungen, sondern auch für die Entwicklung der Fusion, d. h. der binokulären Verschmelzung der beiden monokulären retinalen Abbildungen zu einem gemeinsamen Bild. Ab dem 3. – 4. LM erreicht die Akkommodationsleistung eines Kindes bereits Erwachsenenwerte (Hainline 1998; Daw 2006; Rosenfield 2006).

Fixation

Eine Fixation markiert den Endpunkt einer Sakkade und erlaubt die Aufnahme detaillierter Informationen über Objekte. Bereits im Alter von etwa einem Monat können Kinder Objekte kurzfristig fixieren (Roucoux et al. 1983). Die Fixationsdauer ist bis etwa zum 5. LM noch deutlich kürzer als bei Erwachsenen; sie ist aber auch abhängig von der Neugierde des Kindes und der Komplexität und Attraktivität des Reizes bzw. Objekts und der daraus resultierenden Aufmerksamkeitsspanne, die mit der Fixationsdauer eng assoziiert ist. Die Stabilität der Fixation ist noch gering; es finden sich viele Korrekturbewegungen (sog. Korrektursakkaden). Das „Fixationsfenster" (Bereich, in dem sich die aktuelle Fixation bewegt) liegt mit einem Durchmesser von 0.8 Grad deutlich über dem Erwachsener (0.4–0.1 Grad; Hainline 1998; Daw 2006; Pola 2006; Karatekin 2008).

Binokuläre Augenbewegungen und Binokularsehen

Zu den binokulären Augenbewegungen werden rasche Blickbewegungen (Sakkaden), Augenfolgebewegungen, der optokinetische Nystagmus (OKN; Kombination aus raschen sakkadischen Bewegungen und langsameren Augenfolgebewegungen) und der vestibulo-okuläre Reflex gezählt. Zum Zeitpunkt der Geburt weisen die Augenbewegungen von Kindern bereits eine hohe Ähnlichkeit mit denjenigen von Erwachsenen auf. Allerdings ist die Kontrolle über die Augenbewegungen zu diesem Zeitpunkt noch relativ schlecht, obwohl einzelne okulomotorische Komponenten bereits gut entwickelt sind (Daw 2006; Pola 2006; Hunnius 2007; Atkinson und Nardini 2008; Karatekin 2008).

Die Entwicklung des Binokularsehens bedarf in ganz besonderer Weise der Akkommodation und Konvergenz. Das beidäugige Sehen ist etwa ab der 14. Lebenswoche verfügbar und bildet die Voraussetzung für die beidäugige Tiefenwahrnehmung (Stereopsis), d. h. die Fähigkeit zur stereoskopischen Wahrnehmung. Die Stereopsis weist zwischen dem 3. und dem 6. LM eine rasche Entwicklung auf. Die Tiefensehschärfe steigt innerhalb weniger Wochen von kaum messbar bis zu einer Disparität von 1 Bogenminute an (Held 1993); in der 2. Hälfte des 1. Lebensjahres erreicht sie bereits annähernd Erwachsenenwerte. Zu berücksichtigen ist die Abhängigkeit der Stereosehschärfe von der räumlichen Kontrastsensitivität und von okulomotorischen Funktionen. Hinsichtlich der Entwicklung der Stereosehschärfe scheint es für die Zeit vom 4. bis zum 6. LM einen signifikanten Geschlechtsunterschied zu Gunsten der Mädchen zu geben (Hainline 1998; Daw 2006; Duckman und Du 2006; Pola 2006).

Sakkadische Augenbewegungen

Die Maximalgeschwindigkeit der Sakkaden (Blicksprünge) eines Neugeborenen (Beschleunigung in Abhängigkeit der Amplitude; „main sequence") entspricht bereits der Erwachsener. Sakkadische Bewegungen zu einzelnen optischen Reizen weisen jedoch noch eine reduzierte Geschwindigkeit auf; die Sakkaden zu weiter von der Mittellinie entfernten Blickzielen sind noch fragmentiert (sog. sakkadische Hypometrie; Roucoux et al. 1983; vgl. Abb. 2.6 und Tabelle 2.12).

Die Fragmentierung der Blickbewegungen in den ersten drei Lebensmonaten ist zumindest teilweise auf die in diesem Alter noch ungenaue visuelle Reizlokalisation zurückzuführen (Hainline 1998; Daw 2006; Pola 2006; Karatekin 2008). Die sakkadischen Latenzen sind in den ersten Lebensmonaten ebenfalls noch deutlich erhöht; sie betragen im 3. LM etwa 600 ms für 10° und 900 ms für 30° entfernte Reize. Im 5. LM sinken sie auf 280 bzw. 490 ms. Dies bedeutet, dass Kinder im Alter von 3 Monaten etwa eine halbe Sekunde brauchen, um einen Reiz in 10°, und etwa 1 Sekunde, um einen Reiz in 30° Entfernung zu fixieren (Regal et al. 1983).

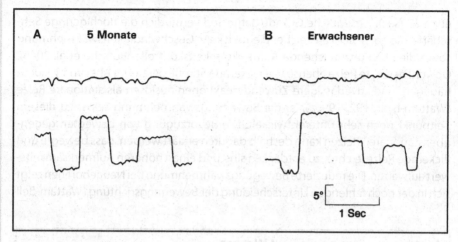

Abb. 2.6. Fixation (Registrierung oben) und visuell ausgelöste sakkadische Augenbewegungen (unten) eines Kindes im Alter von 5 Monaten (**A**) und eines Erwachsenen (**B**) (modifiziert nach Hainline 1998)

Tabelle 2.12. Anteil fragmentierter sakkadischer Augenbewegungen und Kopfbewegungen und Häufigkeit von Kopfbewegungen vor Augenbewegungen in Abhängigkeit vom Abstand des Blickziels von der Geradeausrichtung des Blickes in den ersten Lebensmonaten (modifiziert nach Regal et al. 1983). LM: Lebensmonat

		10°	30°
Sakkaden	3. LM	33 %	75 %
	5. LM	20 %	62 %
Kopfbewegungen	3. LM	33 %	65 %
Kopf- vor Augenbewegungen	3./5. LM	05 %	20 %

Augenfolgebewegungen

Das Mitführen der Fixation mit einem bewegten Objekt erlaubt das genaue Verfolgen dieses Objekts bzw. die Verarbeitung von Objektinformationen während einer Objektbewegung. Dabei besteht eine Obergrenze für die Geschwindigkeit; sie ist physiologisch bedingt und liegt in Abhängigkeit von optischen Reizeigenschaften (z. B. Größe; Kontrast) bei etwa 30–40 Grad/sec. Oberhalb dieser Geschwindigkeit treten sakkadische Sprünge auf; die Augenfolgebewegung ist nicht mehr glatt. Bei sehr hohen Geschwindigkeiten wird das bewegte Objekt mit Hilfe sakkadischer Sprünge immer wieder eingeholt und kann dann zumindest kurzfristig fixiert werden (Daw 2006; Pola 2006; Atkinson und Nardini 2008).

Interessanterweise können Kinder bereits im Alter von 4 Wochen Reize mit den Augen verfolgen, vorausgesetzt, die Reizgeschwindigkeit ist niedrig (maximal

etwa 20°/sec). Wesentliche Gründe dafür sind vermutlich die noch geringe Sehschärfe, die noch nicht ausreichend entwickelte Geschwindigkeitswahrnehmung
sowie die noch unzureichende Aufmerksamkeitskontrolle (Rutsche et al. 2006).
Obwohl bewegte Reize ebenso wie flickernde Stimuli bereits im Alter von 1 Monat
häufigere und zuverlässigere Zuwendereaktionen auslösen als stationäre Reize
(Wattam-Bell 1992, 1996a), ist die Bewegungswahrnehmung selbst zu diesem
Zeitpunkt noch sehr unterentwickelt. Die Bevorzugung von bewegten gegenüber stationären Reizen kann deshalb dadurch erklärt werden, dass bewegte und
flickernde Reize leichter zu entdecken sind und einen höheren Aufmerksamkeitswert aufweisen. Die reduzierte Bewegungswahrnehmung bei Neugeborenen zeigt
sich in der noch fehlenden Unterscheidung der Bewegungsrichtung (Wattam-Bell

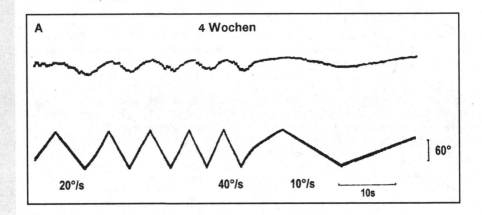

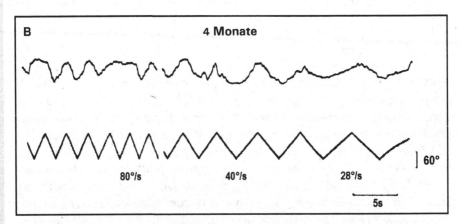

Abb. 2.7. Visuell gesteuerte Augenfolgebewegungen eines Kindes im Alter von 4
Wochen (**A**) und eines Kindes im Alter von 4 Monaten (**B**) für unterschiedliche Reizge-
schwindigkeiten (in Grad/sec) (modifiziert nach Roucoux et al. 1983)

1996b) und in der deutlichen Geschwindigkeitsbegrenzung für Augenfolgebewegungen (Aslin und Smith 1988). Im Alter von 4 Monaten können Kinder die
Bewegung eines Objekts in der Außenwelt sicher von ihrer Eigenbewegung unterscheiden, d. h. sie können reale Bewegung bis zu einer Geschwindigkeit von $5°/$
sec visuell zuverlässig wahrnehmen (Dannemiller und Friedland 1989). Vermutlich
nutzen sie dabei binokuläre Entfernungsinformationen (vornehmlich im Nahbereich über die Konvergenz), da diese Leistung unter monokulären Bedingungen
nicht gefunden wurde (Kellmann, 1993). Im Alter von etwa 4 Monaten sind deshalb auch ziemlich genaue binokuläre Augenfolgebewegungen für Reizgeschwin-
digkeiten bis $40°/$sec möglich, in manchen Fällen sogar bis $80°/$sec (Roucoux et al.
1983; Hainline 1998; Daw 2006; Pola 2006, vgl. Abb. 2.7).
Eine Figur-Hintergrund-Unterscheidung auf der Basis der Auswertung visueller
Bewegungsinformation können Kinder bereits mit 3 Monaten durchführen; im
Alter von 5 Monaten nutzen sie diese Unterscheidung für die Wahrnehmung der
Figur selbst (Arteberry et al. 1993). In diesem Alter bevorzugen Kinder zudem sogenannte biologische Bewegungen (z. B. Handbewegungen, Geh- und Laufbewe-
gungen, und zwar selbst dann, wenn diese Bewegungen nicht an das zugehörige
Objekt (Person, Hand) gebunden sind, sondern aus einzelnen Lichtpunkten bestehen, die zu einem Ganzen, d. h. zu einer Gestalt integriert werden müssen (Fox
und McDaniel 1982). Das sehr frühe Auftreten dieser Präferenz wird als Hinweis
auf die angeborene Fähigkeit für die Wahrnehmung bzw. Erkennung biologischer
Bewegungen interpretiert, da die Zeit für den Erwerb dieser visuellen Fähigkeit
durch Wahrnehmungslernen allein kaum ausreichen würde.

Optokinetischer Nystagmus (OKN), vestibulo-okulärer Reflex (VOR)

Beide Formen von Augenbewegungen stehen in enger Beziehung zum vestibulären System, da sie unter anderem die retinalen Bewegungen bei Eigenbewegung
(z. B. des Kopfes) kompensieren und dadurch die visuelle Stabilisierung der Außenwelt und somit auch der eigenen visuellen Wahrnehmung ermöglichen. Der OKN
ist bereits nach der Geburt, sicher aber im Alter von 6 Wochen auslösbar (Banton
und Bertenthal 1996). Der OKN ist in diesem Alter in der Regel asymmetrisch, d. h.
er ist für zentripetale Bewegungen (zur Nase hin) leichter auslösbar als für zentrifu-
gale Bewegungen (von der Nase weg). Etwa ab dem 4. – 5. LM ist der OKN auch bei
monokulärer Reizung seitengleich, d. h. symmetrisch auslösbar. Die Koordination
zwischen visueller Wahrnehmung, Motorik und vestibulärem System ist nicht vor
dem 6. LJ abgeschlossen (Hainline 1998; Daw 2006; Pola 2006; Atkinson und Nardini 2008). Durch externe Einflüsse, z. B. wenn das Kind getragen wird, kommt es zu
Kopfbewegungen und damit zu einer veränderten oder instabilen Fixation. Dieser
Veränderung kann jedoch durch entsprechende Augenbewegungen, d. h. durch
eine Augenfolgebewegung in Richtung der Kopfbewegung mit anschließender
Sakkade in Gegenrichtung entgegen gewirkt werden. Diese Kompensation wird

als vestibulo-okulärer (VOR) Reflex bezeichnet. Der VOR kann bereits ab dem 1. LM beobachtet werden (Regal et al. 1983).

Kopfbewegungen

Kopfbewegungen sind von der Geburt an integrale Bestandteile sowohl von Zuwendebewegungen zu optischen Reizen als auch von intentionalen visuellen Explorationsaktivitäten. Bereits im 1. LM verwenden Kinder Augen- und Kopfbewegungen, um ihre Blickrichtung im Raum zu verschieben. Der zeitliche Abstand zwischen Blick- und Kopfbewegung nimmt jedoch rasch zu, d. h. die Kopfbewegung folgt zunehmend häufiger auf die Augenbewegung (Bloch und Karchon, 1992). Die Kopfbewegungen sind allerdings zu diesem Zeitpunkt ebenso wie die Sakkaden auffallend fragmentiert (vgl. Tabelle 2.12). Interessanterweise sind aber die motorischen Parameter (Geschwindigkeit, Amplituden) bereits ähnlich wie bei älteren Kindern und Erwachsenen (Regal et al. 1983; Atkinson und Nardini 2008).

2.3.11   Greifmotorik

Einige im Kontext der visuellen Wahrnehmungsentwicklung relevante und interessante Entwicklungsschritte im Bereich der Greifmotorik, der feinen Steuerung der Hand- und Fingerbewegungen (Feinmotorik), der Körperhaltung (Sitzen, später Stehen) und der Fortbewegung (Gehen) sind in den Tabellen 2.13 und 2.14 zusammengefasst. Bei der Betrachtung und Einordnung dieser Entwicklungsschritte ist zu berücksichtigen, dass für die meisten der angeführten motorischen Aktivitäten natürlich auch andere Leistungen der Wahrnehmung und Kognition und die altersentsprechende Motivation eingehen. Die kontinuierliche Verbesserung der Fähigkeiten der Objektmanipulation beginnt z. B. ab dem 2./3. LM, wenn der primitive Greifreflex verschwindet, die willkürliche, intentionale Greifbewegung sich zu entwickeln beginnt und ab etwa dem 4. LM gezielt unter visueller Steuerung eingesetzt werden kann. Die visuelle Steuerung von Greifbewegungen erfordert, ebenso wie die Steuerung von Augenbewegungen (Sakkaden), die visuelle Identifikation des Reizortes sowie zusätzlich eine visuelle Analyse zur Bestimmung, ob das Objekt ein passendes Ziel für eine Greifbewegung darstellt (Atkinson und Nardini 2008).

Tabelle 2.13. Entwicklung motorischer Fertigkeiten (modifiziert nach Reinis und Goldman, 1980). LM: Lebensmonat

Alter	Fähigkeiten
Geburt	Reflexe (z. B. okulocephaler Reflex, tonischer Nackenreflex) niedriger Muskeltonus geringe Bewegungskoordination
1.–2. LM	Arme leicht ausgestreckt beginnt das Kinn anzuheben
3.–4. LM	Hände sind nun geöffnet Beginn des visuell abhängigen Greifens Zunahme der oralen Aktivitäten (Saugen) Verschwinden der Primitivreflexe
5.–6. LM	Ausstrecken der Hände und Greifen nach Objekten Sitz in einer tripoiden Position
7.–8. LM	kann in jeder Hand einen Gegenstand (z. B. Würfel) halten Übergabe und -nahme eines Objekts von einer Hand in die andere; Verbesserung des Festhaltens von Gegenständen; selbständiges Sitzen Stehen mit Hilfe
9.–10. LM	kann die Trinkflasche selbständig halten und trinken kann selbständig ein Stück Brot oder ein Keks halten und essen kann die Finger in Stecklöcher führen kann längere Zeit ohne Hilfe sitzen Robben und Kriechen auf dem Boden probiert selbständiges Aufstehen
11.–12. LM	verwendet einen Löffel; kann eine Tasse halten und daraus trinken öffnet und schließt Schachteln kann mit Unterstützung gehen und sich an Möbeln stehend festhalten

Tabelle 2.14. Frühkindliche Entwicklungsschritte (Zeitbereiche, in Monaten, für 3 % bis 97 % eines Normkollektivs; modifiziert nach Straßburg, Dacheneder und Kreß 1997)

Funktionsbereich	Zeitbereich
Bewegung	**Monate**
sich auf die Seite drehen	3–7
sich auf den Bauch drehen	4–8
auf dem Bauch kriechen	7–13
sich auf halbsitzende Position erheben	8–14
sich aufsetzen	9–16
sitzend spielen	10–17
auf Knien und Händen krabbeln	8–16
sich festhaltend aufstehen	9–16
frei aufstehen	12–21
erste freie Schritte	13–21

Tabelle 2.14. (Fortsetzung) Frühkindliche Entwicklungsschritte (Zeitbereiche, in Monaten, für 3 % bis 97 % eines Normkollektivs; modifiziert nach Straßburg, Dacheneder und Kreß 1997)

Funktionsbereich	Zeitbereich
Verhalten beim Essen	
bei Berührung mit dem Löffel den Mund öffnen	2 – 5
beim Anblick des Löffels den Mund öffnen	3 – 7
mit dem Löffel selbständig essen	15 – 24
einen Becher halten und neigen	5 – 19
aus dem Becher selbständig trinken	6 – 17
Auge – Hand – Koordination und Spielen	
einem Gegenstand mit den Augen folgen	1 – 3
seine Hand betrachten	1 – 5
mit seinen Händen spielen	3 – 5
Gegenstände zu erreichen versuchen	4 – 6
zielsicher greifen und anfassen	4 – 7
mit einem Gegenstand variabel hantieren	6 – 9
zwei Gegenstände ineinander stecken	8 – 14
mit mehreren Gegenständen hantieren	9 – 17
Bauen	10 – 27

2.3.12 Lesen

Lesen ist das Verstehen geschriebener Sprache und erfordert verschiedene visuelle, okulomotorische und kognitive Funktionen, die es erlauben, räumlich verteilte visuelle Information (Sprache in visueller Form) aufzunehmen, zu verarbeiten und zu verstehen (Findlay und Gilchrist 2003). Lesen basiert auf einer komplexen Koordination visueller Textverarbeitung, Blickbewegungen und Lesesinnverständnis. Lesen baut auf der Verfügbarkeit und dem Zusammenspiel mehrerer elementarer und höherer visueller Leistungen auf. Ein ausreichendes Gesichtsfeld, Sehschärfe und Kontrastsehen (und damit auch Akkommodation) sowie die Fähigkeit zur Form-, Buchstaben- und Wortverarbeitung und die Steuerung der Leseaugenbewegungen ermöglichen die flüssige Textverarbeitung. Darüber hinaus erfordert Lesen ein intaktes Lesesinnverständnis (visuelles Sprachverständnis), das es ermöglicht, Sprache in visueller Form zu analysieren und zu verstehen (Sprachverständnis) sowie zu speichern (Sprachgedächtnis oder Lexikon). Die dieser komplexen Leistung zugrunde liegenden Gehirnmechanismen befinden sich im Schläfenlappen (sensorische Sprachregion; Wernickeareal). Wörter, die ein Leser erkennen kann, befinden sich in seinem mentalen Lexikon; dieses speichert die Bedeutung und Aussprache dieser Wörter (visuelles Wortformareal). Die am Lesen bzw. der visuellen Textverarbeitung sowie an der Steuerung der Leseaugenbewegungen beteiligten kortikalen Strukturen sind in Abb. 2.8 schematisch dargestellt.

Die für das Lesen relevanten visuellen, okulomotorischen, lexikalisch-linguistischen und aufmerksamkeitsbasierten Fähigkeiten und deren Koordination entwickeln sich nicht automatisch, sondern müssen mittels extensivem Üben mit Wort- und Textmaterial gelernt werden. Die Entwicklung einer effizienten visuellen Textverarbeitung (einschließlich der Buchstaben- und Worterkennung) bildet für Kinder das größte Hindernis beim Erwerb der Lesefähigkeit (Rayner et al. 2001). Das Erlernen der automatischen visuellen Worterkennung, d.h. die „Übersetzung" eines geschriebenen bzw. gedruckten Wortes in seine Bedeutung, ist beim Lesen lernen von zentraler Bedeutung. In den ersten vier bis fünf Jahren ihrer sprachlichen Entwicklung erwerben Kinder gesprochene, nicht geschriebene Sprache; der Schwerpunkt liegt auf Kommunikation. Nach dem 1. LJ verfügt ein Kind im Durchschnitt über einen Wortschatz von ungefähr 100 Wörtern; im Alter von 6 Jahren sind es bereits 14.000 Wörter. Das Erlernen der Lesefähigkeit erfordert formale Leseinstruktionen, welche für die meisten Kinder mit Schuleintritt, d.h. im Alter von 4 (z.B. England) bis 7 Jahren (z.B. Skandinavische Länder),

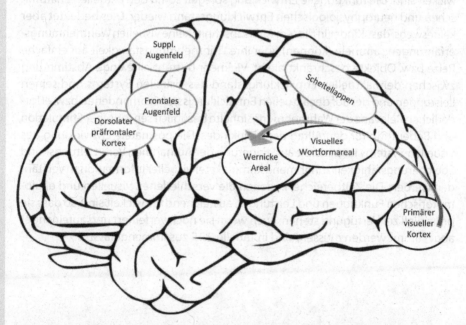

Abb. 2.8. Schematische Darstellung der am Lesen bzw. der visuellen Textverarbeitung (Visuelle Areale im Hinterhauptlappen, Visuelles Wortformareal und Wernicke Areal im linken Schläfenlappen) sowie an der Steuerung der Leseaugenbewegungen beteiligten kortikalen Areale (Strukturen im Scheitellappen und im motorischen Kortex im Stirnlappen (grau umrandet))

beginnt; die Entwicklung der Lesefähigkeit ist normalerweise im Alter von 10 Jahren abgeschlossen (Ashby und Rayner 2006; Goswami 2008).

Lesen ist somit eine komplexe Fähigkeit, welche durch die Störung nur einer ihrer vielen Teilkomponenten bzw. -prozesse beeinträchtigt werden kann. Die resultierenden unterschiedlichen Lesestörungen werden entweder als periphere Dyslexien (Störung der prä-lexikalen Verarbeitungsstufe, d.h. der beteiligten visuellen, okulomotorischen oder Aufmerksamkeitsprozesse) oder zentrale Dyslexien (Störung der (post-)lexikalen Verarbeitungsstufe) bezeichnet. Diese können sowohl pränatal (z.B. kongenitale Dyslexie) als auch postnatal entstehen (z.B. Entwicklungsdyslexie; Ashby und Rayner 2006; Schlaggar und McCandliss 2007; Goswami 2008; Schlaggar und Church 2009; vgl. Abschnitt 4.4.8).

2.3.13 Abschließende Bemerkungen

Zusammenfassend lässt sich festhalten, dass das Neugeborene die Umwelt im Wesentlichen als „Nahwelt" ausreichend gut wahrnehmen und kennen lernen kann, obwohl Akkommodation, Konvergenz, Blickbewegungen und die Verarbeitung komplexerer Reize und vor allem feiner Musterdetails noch nicht ausreichend entwickelt sind. Die funktionelle Entwicklung spiegelt somit den aktuellen anatomischen und neurophysiologischen Entwicklungsstand wieder. Dies bedeutet aber keineswegs, dass Kinder in diesem Altersabschnitt keine visuellen Wahrnehmungserfahrungen sammeln (können) oder ihre Wahrnehmungsfähigkeit auf einfache Reize bzw. Objekte beschränkt bleibt. Vielmehr besteht eine enge Abstimmung zwischen dem aktuellen Entwicklungsstand des visuellen Systems und seinen Leistungen und der auf der aktuellen Entwicklungsstufe vorhandenen bzw. erforderlichen Relevanz der Wahrnehmungsinhalte bezüglich sensorischer Stimulation und Bedeutung für den Alltag des Kleinkindes. Die postnatale Entwicklung des visuellen Systems kann somit als Steigerung der Aufnahme-, Verarbeitungs- und Speicherungsfähigkeit zunehmend komplexerer visueller Informationen verstanden werden. Die Zeitbereiche, in denen die verschiedenen visuellen und okulomotorischen Funktionen und Leistungen ausreichend entwickelt sind, so dass sie prinzipiell zur Verfügung stehen, auch wenn sie noch verfeinert und aufeinander abgestimmt werden müssen, sind in Tabelle 2.15 zusammengefasst.

Tabelle 2.15. Normales visuelles Verhalten in der Zeit des ersten Lebensjahres (modifiziert nach Hyvärinen 2000)

0 – 1. Monat

- Schaut zu Lichtquellen, dreht Augen und Kopf
- Blinken als Abwehrreaktion
- Aufnahme von Augenkontakt
- Langsame und ruckartige horizontale Folgebewegungen

2 – 3 Monate

- Intensiver Augenkontakt
- Interesse an „Lippen lesen"
- Interesse an Mobiles
- Vertikale Folgebewegungen

4 – 6 Monate

- Beobachten der eigenen Hand
- Greifen nach bewegten Objekten
- Beobachten des Fallens und Wegrollens von Objekten
- Wechsel der Fixation über die Mittellinie
- Allmähliche Ausdehnung des visuellen Suchfeldes
- Beginnende Abkoppelung der Augen- von den Kopfbewegungen
- Glatte Augenfolgebewegungen

7 – 10 Monate

- Bemerken/Entdecken von kleinen Objekten (z. B. Brotbrösel)
- Berührung von und später Greifen nach stationären Objekten
- Interesse an Bildern
- Erkennt teilweise versteckte Objekte
- Augenkontakt mit Erwachsenen über mehrere Meter Distanz

11 – 12 Monate

- Gute visuelle Orientierung in gewohnter Umgebung zu Hause
- Schaut durch das Fenster und erkennt andere Menschen
- Visuelles Wiedererkennen von Bildern; Versteck spielen
- Betrachtet und untersucht Objekte genau
- Effiziente visuelle Kommunikation (Mimik, Gestik)

3

Entwicklung psychischer Funktionen

Wahrnehmung findet nicht unabhängig statt, sondern im „Konzert" anderer psychischer Leistungen und Funktionen. Was passiert, wenn ein Kind sein verlegtes Lieblingskuscheltier suchen will? Zunächst muss das Kind natürlich wissen, wie sein Spielzeug aussieht, um es wieder zu erkennen (visuelles Gedächtnis). Es muss sich einen Überblick verschaffen (visuelle Wahrnehmung, räumliche Aufmerksamkeit) und wird dabei nach bestimmten optischen Reizen (Objekten) Ausschau halten. Es muss die Konzentration lange genug aufrechterhalten (Daueraufmerksamkeit; „Ausdauer") und darf sich nicht von anderen interessanten Spielsachen ablenken lassen (Aufmerksamkeitskontrolle). Es sollte sich außerdem merken können, wo es bereits gesucht bzw. was es bereits gesehen hat (visuelles Arbeitsgedächtnis). Hat das Kind sein Kuscheltier entdeckt und erkannt (visuelles Wiedererkennen), wird es sich freuen, dass die Suche erfolgreich war (Emotion).

Ohne Motivation und Aufmerksamkeit, Lernen, Gedächtnis und Denken wäre visuelle Wahrnehmung entweder nur sehr eingeschränkt möglich oder Wahrnehmungsinhalte gingen sehr schnell wieder verloren bzw. würden nicht geordnet und mit bisherigen Erfahrungen verbunden. Inhalte und Aktivitäten der visuellen Wahrnehmung sind eingebettet in Kognition, Wissen und Sprache, Handeln, Motivation und Emotionen und stellen somit einen wichtigen Teil des Gesamtnetzwerks dar, das wesentliche Teile unseres täglichen Lebens steuert.

3.1 Aufmerksamkeit

Aufmerksamkeit stellt eine Grundressource des Gehirns dar (Lösslein und Deike-Beth 1997), die als Basis für andere kognitive Funktionen benötigt wird. van Zomeren und Brouwer (1994) unterscheiden zwei Dimensionen der Aufmerksamkeit, *In-*

tensität und *Selektivität*, denen eine *exekutive Steuerungsinstanz* übergeordnet ist. Beide Dimensionen bestehen dabei aus mehreren Teilfunktionen, die untereinander eng vernetzt sind. Zur Dimension *Intensität* gehören (1) die Aufmerksamkeitsaktivierung (Wachsamkeit; engl. Alertness) als grundlegende Bereitschaft Reize aufzunehmen und zu beantworten, (2) die Daueraufmerksamkeit als Fähigkeit sich einem oder mehreren Reizen längerfristig zuzuwenden, und (3) die allgemeine Verarbeitungs- bzw. kognitive Leistungsgeschwindigkeit. Die Dimension *Selektivität* besteht aus (1) der Konzentration, d. h. die Fähigkeit sich unter Ausblendung irrelevanter Reize auf Zielreize zu fokussieren, (2) der geteilten Aufmerksamkeit, d. h. die Fähigkeit, zwei oder mehr Reize parallel zu verarbeiten bzw. zwei oder mehrere Aufgaben parallel auszuführen, und (3) der Flexibilität im Wechsel der Aufmerksamkeit zwischen Reizen.

Im Laufe der frühkindlichen Entwicklung zeigen die verschiedenen Teilfunktionen einen unterschiedlichen Verlauf. Intensitäts- und einfache Selektivitätsfunktionen der Aufmerksamkeit entwickeln sich früher; Aufmerksamkeitsfunktionen beider Dimensionen mit hohem exekutivem Anteil, z. B. Steuerung der Daueraufmerksamkeit, der Konzentration und der Teilung der Aufmerksamkeit später (Fimm 2007).

Nachstehend werden die Entwicklungsverläufe für die verschiedenen Aufmerksamkeitsfunktionen zusammengefasst (nach Anderson et al. 2001; Colombo 2001; Klenberg et al. 2001; Anderson 2002; Ruff und Cappozoli 2003).

1. Lebensjahr: Aufmerksamkeit entwickelt sich von Wachheit immer mehr in Richtung Wachsamkeit und gesteuerte Ausrichtung der Aufmerksamkeit. Neugeborene etablieren zunächst kurze und unregelmäßige Phasen von munterer Wachheit, die im ersten Lebensmonat dann mittels externer Stimulation gezielt herbeigeführt werden kann. Bis zum vollendeten dritten Lebensmonat dehnen sich Phasen der Wachsamkeit aus und stabilisieren sich auch innerhalb des Tag-Nacht-Rhythmus.

Im Alter von 10 Monaten zeigen Kinder in einer Spielsituation weniger Konzentration wenn mehr als ein Spielzeug zur Verfügung steht. Gegen Ende des ersten Lebensjahres gewöhnen sich Kinder schneller an neue Reize (schnellere Habituation), sodass der Neuheitswert von Reizen die Aufmerksamkeit zunehmend weniger bestimmt. Damit beginnt ein Wechsel in der Entwicklung: zur vorwiegend extern gesteuerten Ausrichtung der Aufmerksamkeit kommt eine zunehmend stärkere intentionale Ausrichtung der Aufmerksamkeit.

2. – 4. Lebensjahr: Die Dauer der Konzentrationsfähigkeit nimmt zu.

Grundschulalter: Es findet eine rasche Zunahme von Verarbeitungsgeschwindigkeit, Aufrechterhaltung der Aufmerksamkeit, Konzentrationsfähigkeit und Flexibilität im Wechsel der Aufmerksamkeit statt, z. B. zwischen Objekten (Spielsachen) oder Personen. Erst gegen Ende der Grundschule verfügen Kinder über eine ausreichende (interne) Kontrolle der Aufmerksamkeitsfunktionen. Die Zuwächse sind im frühen Grundschulalter größer als im späten Grundschulalter.

Adoleszenz: Die Aufmerksamkeitsfunktionen weisen das Leistungsniveau von Erwachsenen auf, mit Ausnahme von Funktionen mit hohem exekutiven Anteil (komplexes Multitasking).

3.2 Lernen und Gedächtnis

Lernen ist die Grundlage dafür, dass später Fakten, Erlebnisse und Handlungen aus dem Gedächtnis abgerufen werden können. Mehrere Lernformen lassen sich unterscheiden. Die *klassische Konditionierung* beschreibt die Verknüpfung eines zunächst neutralen Reizes mit einer Bedeutung (z. B. lernt ein Kind ein Fläschchen mit „essen" zu verknüpfen); durch *operante Konditionierung* lernt man unter anderem, welche Verhaltensweisen in welcher Situation erwünschte oder unerwünschte Konsequenzen nach sich ziehen. *Lernen am Modell* bedeutet, dass Kinder durch die Beobachtung einer anderen Person eine Verhaltensweise lernen können; *Lernen durch Versuch und Irrtum* ist tatsächlich wörtlich zu verstehen; beim *Lernen durch Einsicht* werden Erkenntnisse durch Überlegungen gewonnen und es wird nicht einfach „drauflos probiert".

Informationen müssen gespeichert und abgerufen (erinnert) werden können, damit sie für die Erfahrungsbildung und Verhaltenssteuerung genutzt werden können. Das *Kurzzeitgedächtnis* dient dem kurzfristigen Halten (wenige Sekunden) von Informationen, ohne dass diese aber weiter verarbeitet werden (z. B. wenn man sich eine kurze Nummernsequenz merkt, um sie gleich anschließend ins Telefon einzutippen). Das Halten und gleichzeitige Verarbeiten von Informationen geschieht im *Arbeitsgedächtnis*, z. B. wenn ein Kind sein Lieblingsspielzeug sucht, muss es sich das Spielzeug merken, aber auch die Orte an denen es bereits gesucht hat, bis der Suchvorgang abgeschlossen ist. Im *Langzeitgedächtnis* können dann Fakten und Erlebnisse über Jahre hinweg gespeichert und abgerufen (erinnert) werden. Im *episodischen Langzeitgedächtnis* werden autobiographische Inhalte und Ereignisse aus dem öffentlichen Leben gespeichert, die sich während des eigenen Lebens zugetragen haben; das *semantische Langzeitgedächtnis* beinhaltet gelerntes Faktenwissen; das *prozedurale Gedächtnis* umfasst gelernte Routinen, z. B. für Wahrnehmung und Handlung. Sowohl Erlebnisse als auch durch Wiederholung erworbenes Wissen können leicht verbalisiert und berichtet werden; sie werden deshalb dem sog. deklarativen Gedächtnis zugeordnet. Routinen lassen sich hingegen nur schlecht verbalisieren; sie werden deshalb dem sog. nichtdeklarativen Gedächtnis zugeordnet (vgl. Gleissner 2007). Persönliche Episoden aus den ersten drei Lebensjahren werden in der Kindheit schlecht und im Erwachsenenalter so gut wie nicht mehr erinnert; dies wird nicht auf die Dauer zwischen Erleben und Abrufen zurückgeführt, sondern auf das junge Alter, in dem die episodischen Informationen gespeichert wurden (Picard et al. 2009).

Eine besondere Form stellt das prospektive Gedächtnis dar, das für die Organisation des Alltags eine wichtige Rolle spielt (Maylor und Logie 2010). Nimmt man sich eine bestimmte Handlung vor, wird dieser Vorsatz so eingespeichert, dass er zu einem bestimmten späteren (also zukünftigen) Zeitpunkt abgerufen und ausgeführt werden kann. Für das prospektive Gedächtnis spielen mehrere Komponenten eine Rolle: Bildung einer Intention, Halten der Intention im Gedächtnis, Initiierung der intendierten Handlung zum gegebenen Zeitpunkt und Ausführen der intendierten Handlung. Aus dieser Aufstellung wird ersichtlich, dass das prospektive Gedächtnis an der Schnittstelle zwischen exekutiven Funktionen (für Intentionsbildung, Handlungsinitiierung und Handlungsausführung) und Gedächtnis (Halten der Intention) steht (Kliegel et al. 2008).

Nachstehend sind die Entwicklungsverläufe für die verschiedenen Gedächtnisfunktionen zusammengefasst (nach Reese 2002; Courage und Howe 2004; Gleissner 2007; Barrouillet et al. 2009; Schwenck et al. 2009; Maylor und Logie 2010; Knopf et al. 2011).

1. Lebensjahr: Die einfachsten Lernformen, die klassische und die operante Konditionierung, sind bereits bei der Geburt vorhanden. Es sind zudem bereits die grundlegenden Fähigkeiten zur Aufnahme, Verarbeitung und Speicherung vor allem akustischer und olfaktorischer Reize gegeben. Mit der zunehmenden Wahrnehmungsentwicklung im Verlauf des ersten Lebensjahres erweitert sich das Repertoire auch auf optische und taktile Reize. Im Alter von etwa 6 Monaten tritt Lernen durch Nachahmung (Imitation; auch Lernen am Modell genannt) zuverlässig auf. Babys im Alter von 6 bis 9 Monaten können ein bis zwei Handlungsschritte nachahmen; im Alter von 12 Monaten sind es bereits vier Schritte. Im Alter von drei Jahren können Kinder schließlich mehr als 25 Handlungsschritte nachahmen.

2.–4. Lebensjahr: Bereits in der frühen Kindheit entwickelt sich die Fähigkeit Zusammenhänge zu entdecken und (daraus) lernen zu können (Lernen durch Einsicht). Die Fähigkeit flexibel und unabhängig vom Kontext auf deklarative Gedächtnisinhalte zugreifen zu können, stellt einen Meilenstein der Gedächtnisentwicklung dar (Beginn ab 24 Monaten). Diese Flexibilität entwickelt sich im Zusammenhang mit dem immer größer werdenden Wissen über die Umwelt, welches einen zunehmend differenzierten Rahmen zur Einbettung von Lerninhalten bietet. Kinder können von erlebten Ereignissen berichten, doch scheinen sowohl soziale und kognitive Faktoren als auch der elterliche Erziehungsstil in der Entstehung erster (verbalisierbarer) Erinnerungen einen Beitrag zu leisten. Kinder benötigen ein Selbstverständnis um autobiographische Gedächtnisinhalte bilden zu können; zudem können Gespräche z. B. mit der Mutter dem Kind helfen, die eigenen Erinnerungen zu ordnen bzw. einzuordnen.

4.–5. Lebensjahr: Bereits im Alter von 4 Jahren wenden Kinder Lernstrategien an, jedoch verwenden sie weniger effektive Strategien und profitieren weniger als ältere Kinder von einem „Strategietraining". Zwischen dem 4. und 5 Lebensjahr haben Kinder ein recht einheitliches Skriptwissen für interkulturell häufige Ereignisse erworben. Skriptwissen meint Wissen über ein häufig erlebtes und in Grundzügen gleich ablaufendes Ereignis (z. B. Restaurantbesuch).

Grundschulalter: Ab dem 6. Lebensjahr findet eine deutliche Leistungssteigerung des deklarativen Gedächtnis statt, was wahrscheinlich mit einer effektiveren Strategienutzung im Zusammenhang steht. Im Alter von 7 Jahren lässt sich eine deutliche Leistungssteigerung des Arbeitsgedächtnisses beobachten, die vermutlich auf die Steigerung der Fähigkeit zu paralleler Informationsverarbeitung und flexibler Aufmerksamkeitskontrolle zurückzuführen sind. Im Alter von 11 Jahren können Kindern eigene kürzlich erlebte Ereignisse detailliert berichten.

Adoleszenz: Bis zum Alter von 12 Jahren werden die meisten Lern- und Gedächtnisstrategien erworben. Das prospektive Gedächtnis erreicht seine maximale Leistungsfähigkeit in der Adoleszenz.

3.3 Exekutive Funktionen

Denken, Planen und Problemlösen zählen zu den komplexesten Fähigkeiten des Menschen. Die dazu erforderlichen mentalen Funktionen werden unter dem Begriff „exekutive Funktionen" zusammengefasst und repräsentieren eine Vielfalt von Kontroll- und Steuerungsmechanismen. Sie tragen Sorge dafür, dass Handlungen an die jeweilige Situation angepasst und zielgerichtet ausgeführt werden können, was vor allem in neuen oder unerwarteten Situationen eine wichtige Rolle spielt. Zu den daran beteiligten mentalen Funktionen gehören nicht nur verschiedene kognitive Funktionen, sondern auch Motivation und Emotionen (Drechsler 2007). Tabelle 3.1 gibt einen Überblick über wichtige exekutive Funktionen. Aus dieser Tabelle wird ersichtlich, dass Planen und Problemlösen eine Vielzahl von Teilschritten beinhalten. Diese Fähigkeiten ermöglichen es, sich z. B. Situationen vorzustellen und „im Geiste" durchzugehen, Probleme „im Kopf", d. h. durch Denken (Einsicht) und nicht durch langwieriges Probieren (d. h. durch Versuch und Irrtum) bereits im Vorgriff lösen zu können, Tätigkeiten vorauszuplanen, mögliche Schwierigkeiten „geistig" zu antizipieren und somit rechtzeitig Problemlösungen vorzubereiten. Die Überprüfung, ob die gewählte Vorgehensweise erfolgreich war, d. h. der Vergleich des erwarteten Ergebnisses mit den ursprünglichen Aufgabenbedingungen, das Erkennen von möglichen Fehlern und die Flexibilität zur Änderung des eingeschlagenen Lösungsweges gehören ebenso zu den Teilleistungen des Planens und Problemlösens wie das Lernen aus Fehlern und die daraus resultierende Änderung des Plans oder Lösungsweges. Unterstützt wird das Planen und Problemlösen von einer Vielzahl von weiteren Prozessen: Relevante Informationen müssen im Arbeitsgedächtnis behalten und eventuell durch neue Informationen ergänzt werden, die Umsetzung eines gefassten Plans muss auch wirklich gestar-

Tabelle 3.1. Übersicht über Exekutive Funktionen (in Anlehnung an Drechsler 2007)

Funktionen	Beschreibung
Kognitive Regulation	
Initiieren	Handlungen aus eigener Motivation und eigenem Antrieb starten
Wechseln	Aufmerksamkeitsfokus gezielt von einer Information oder Handlung zur anderen verlagern oder zwischen zwei Informationen bzw. Handlungen hin und her wechseln (kognitive Flexibilität)
Inhibieren	Reaktionen bzw. Handlungen unterdrücken
Planen und Problemlösen	Ziele auswählen, Hypothesen generieren, Teilschritte bilden und in eine sinnvolle Reihenfolge bringen, Strategien entwerfen, flexible Ausführung, Evaluation
Monitoring	Überwachung der eigenen Handlungen
Vorübergehende Speicherung („Arbeitsgedächtnis")	Aufrechterhalten und Erneuern von handlungsrelevanten Informationen
Aktivitätsregulation	Balance zwischen Aktivierung und Hemmung des eigenen Aktivitätsniveaus (Wachsamkeit; Konzentration)
Emotionale Regulation	(situationsabhängige) Kontrolle der affektiven Reaktionen und Verhaltensweisen
Soziale Regulation	angemessenes Sozial- und Gesprächsverhalten

tet werden, die Aufmerksamkeit muss flexibel verteilt und irrelevante Reaktionen müssen unterdrückt werden. Auch die Fähigkeit, vom Konkreten zu abstrahieren (z. B. was allen Autos als wesentliche Merkmale gemeinsam sind) und wieder vom Abstrakten (Übergeordneten) zum konkreten Einzelnen zurück zu kehren (z. B. was ein bestimmtes Auto von anderen Autos unterscheidet), gehört zu den komplexen Denkleistungen und wird auch für Enkodier- und Abrufstrategien genutzt. Schließlich werden die eigenen Handlungen nicht nur am Ende überprüft, sondern müssen auch fortlaufend überwacht werden, z. B. um Fehler rechtzeitig entdecken und korrigieren zu können (vgl. Drechsler 2007). Auch wenn Einigkeit über die Komplexität und Bedeutung der Exekutiven Funktionen herrscht, ist es bislang ungeklärt, ob den vielfältigen Teilfunktionen eine gemeinsame Fähigkeit zu Grunde liegt, oder ob die Teilfunktionen zwar verbunden aber eigenständig sind. Bislang liegen Hinweise auf beide Möglichkeiten vor (für eine Übersicht siehe Jurado und Rosselli 2007).

Die Strukturen, die für diese übergeordneten geistigen Tätigkeiten verantwortlich sind, liegen im so genannten präfrontalen Kortex, einer ausgedehnten Region im Stirnhirn. Sie stehen in enger reziproker Verbindung mit praktisch allen anderen kortikalen und subkortikalen Hirnstrukturen, was auf einen intensiven Informationsaustausch hinweist. Es wird angenommen, dass die präfrontalen Strukturen eine übergeordnete Kontrolle über die anderen Hirnstrukturen ausüben, um eine Abstimmung der verschiedenen Informationen, Aktivitäten, Interessen und Erfahrungen zu erreichen und zu gewährleisten (Jurado und Rosselli 2007).

Die Entwicklung der exekutiven Funktionen reicht bis ins frühe Erwachsenenalter. Die Entwicklung der exekutiven Funktionen scheint mit der morphologischen Entwicklung des präfrontalen Kortex einherzugehen, die in bestimmten frühen Lebensabschnitten (Geburt bis 2 Jahre, 7 bis 9 Jahre und 16 bis 19 Jahre) besonders ausgeprägt ist. Das endgültige Leistungsniveau wird also erst im frühen Erwachsenenalter erreicht (Jurado und Rosselli 2007). Tabelle 3.2 fasst diesen Entwicklungstrend zusammen, macht aber gleichzeitig deutlich, dass verschiedene Teilleistungen verschiedene Entwicklungsverläufe aufweisen, wobei Geschlechtsunterschiede nur eine marginale Rolle spielen (Romine und Reynolds 2005).

Nachfolgend werden wichtige Entwicklungsschritte im Bereich der exekutiven Funktionen beschrieben (vgl. Colombo 2001; Anderson 2002; Romine und Reynolds 2005; Siegler et al. 2005; Jurado und Rosselli 2007; Burrage et al. 2008; Garon et al. 2008; Sun et al. 2009):

1. Lebensjahr: Erste Inhibitionsfähigkeiten zeigen sich im Alter von 4 bis 6 Monaten und umfassen kurze Zeitspannen, in denen eine Reaktion unterdrückt wird (ca. 5 sec). Gegen Ende des ersten Lebensjahres werden Inhibitionsfähigkeiten stabiler und Kinder im Alter von 12 Monaten können zuvor gelernte Reaktionen unterdrücken. Auch Ablenkungen zu widerstehen ist eine der ersten und wichtigsten Leistungen um eigenes Verhalten sinnvoll zu lenken. Zudem verlassen sich Kinder in der Emotionsregulation zunehmend weniger auf die Eltern und entwickeln eigene Strategien, die zusätzlich vom individuellen Temperament und dem familiären Umfeld wesentlich mit bestimmt werden. Es finden sich erste Hinweise auf (einfaches) Planen und Problemlösen; das Arbeitsgedächtnis nimmt rasch zu.

3.–5. Lebensjahr: Die Inhibitionskontrolle verbessert sich, die Kapazität des Arbeitsgedächtnisses nimmt zu, explizites Planen nimmt seinen Anfang (z. B. im Rahmen bekannter Ereignisse wie Geburtstag), ebenso entsteht bei Kindern Verständnis für Regelsysteme.

Tabelle 3.2. Größe des Leistungszuwachses in verschiedenen Exekutiven Funktionen (in Anlehnung an Romine und Reynolds, 2005). +++: groß, ++: mittel, +: klein, –: kein Zuwachs

Altersgruppe	Planen	Kognitive Flexibilität	Inhibition	„Arbeitsgedächtnis"
5–8	+++	+++	+++	+++
8–11	++	+++	++	+++
11–14	+	++	+	++
14–17	++		–	–
< 17	++		–	–

Grundschulalter: In diesem Zeitraum fallen bedeutsame Leistungszuwächse in den Exekutiven Funktionen. Interessanterweise verbessern sich exekutive Funktionen nicht nur mit zunehmendem Alter, sondern zusätzlich durch das Üben im Schulunterricht; dies gilt insbesondere für das Arbeitsgedächtnis und die Inhibitionskontrolle. Wie bereits im Abschnitt „Lernen und Gedächtnis" (vgl. Abschnitt 3.2) dargestellt, setzen Kinder ebenso wie Erwachsene Strategien ein, um Aufgaben zu vereinfachen. In diesem Altersbereich entwickeln Kinder die Fähigkeit Strategien übergreifend und effektiv anzuwenden wesentlich weiter.

Adoleszenz: Die Leistungszuwächse in diesem Zeitrahmen fallen kleiner aus, teilweise sind auch Leistungseinbrüche zu verzeichnen. Einige Funktionen haben erst gegen Ende dieses Entwicklungsabschnittes das Niveau von Erwachsenen erreicht (vgl. Tabelle 3.2).

3.4 Sprache

Man unterscheidet zwischen dem auditiven Sprachverständnis, das sich auf das Erkennen der Bedeutung von gesprochenen Wörtern bezieht, und dem visuellen Sprachverständnis beim Lesen (Lesesinnverständnis). Zusätzlich spielt auch die Sprachmelodie (Prosodie) eine wichtige Rolle, da sie Informationen über den „inneren" (emotionalen) Zustand des Sprechers enthält. Die besondere Art mit Babys in einer bestimmten Sprachmelodie (höhere Stimmlage, größerer Tonumfang) zu kommunizieren, unterstützt seinen Spracherwerb (Siegler et al. 2005).

Tabelle 3.3. Meilensteine der sprachlichen Entwicklung (in Anlehnung an Straßburg et al. 1997; Siegler et al. 2005). LM: Lebensmonat, LJ: Lebensjahr

Alter	Fähigkeiten
1. LM	Produktion kurzer gutturaler Laute
2. LM	Produktion langer anhaltender vokalischer Laute („oooh", „aaah")
3. LM	Spontanes Vokalisieren
6. LM	Vokalisieren auf Ansprache
7. LM	Plappern (Bildung von Silbenketten mit Konsonant und darauf folgendem Vokal)
8. LM	„Antwortet" fortlaufend, Erlernen und wochenlanges Behalten neuer Wörter
9. LM	Silbenketten mit „a" („wawa")
10. LM	Passiver Wortschatz zwischen 11–145 Wörtern
11. LM	Verstehen von Worten während der Pflege
12. LM	Gezielter Einsatz von Doppelsilben und erster Worte („Mama"), Imitation von Sprachlauten, Reaktion auf einfach verbale Aufforderungen und Verbote

Tabelle 3.3. (Fortsetzung) Meilensteine der sprachlichen Entwicklung (in Anlehnung an Straßburg et al. 1997; Siegler et al. 2005). LM: Lebensmonat, LJ: Lebensjahr

Alter	Fähigkeiten
1,5. LJ	Sinngemäße Verwendung einzelner Worte (ca. 50), Beginn des Vokabelspurts (tägliches Erlernen mehrere neuer Wörter)
2,5. LJ	Gebrauch von Zwei-Wort-Sätze
4. LJ	Verwendung ganzer Sätze, Bezeichnung der eigenen Person mit „ich"
5. LJ	Sprache ist erlernt, Nachsprechen von Antwortsätzen, Verwendung übergeordneter Begriffe
6. LJ	Zunehmend bessere Sprachanalyse, weiteres Erlernen neuer Wörter
7. LJ	Nachsprechen eines Antwortsatzes, Erzählen einer Dreibildgeschichte, verständliche Lautbildung, flüssige Sprache, gutes Sprachverständnis
> 7. LJ	Erlernen von Lesen und Schreiben

Tabelle 3.3 stellt wichtige „Meilensteine" der sprachlichen Entwicklung dar, das heißt in welchem Alter ein bestimmter Entwicklungsschritt in der Regel von einem großen Teil der Kinder erreicht ist. Das erste Lebensjahr ist bestimmt von einer zunehmend besseren Beherrschung des Sprechapparates. Am Ende des ersten Lebensjahres können Kinder bereits erste Worte sprechen und einfache Aufforderungen verstehen. Gegen Ende des zweiten Lebensjahres verwenden Kinder bereits Zwei-Wort-Sätze. Im vierten bis sechsten Lebensjahr verfügen Kinder über ein gutes Sprachverständnis, sprechen in ganzen Sätzen und können diese Fähigkeit auch nutzen, um beispielsweise kleine Geschichten zu erzählen.

3.5 Emotionen

Unter Emotionen versteht man Gefühle und Stimmungen, die sich in unserem offenkundigen Verhalten (Mimik und Gestik, Stimme oder Körperhaltung) und in den Reaktionen unseres Körpers (z.B. Anstieg der Herz- und Atemfrequenz) ausdrücken. Typische Emotionen sind z.B. Freude, Trauer, Angst, Wut oder Ekel. Emotionen haben auch verhaltensrelevante Funktionen, z.B. Annäherung an „angenehme" und Vermeidung von „unangenehmen" Reizen. Emotionen entstehen teilweise durch Bewertungen und beruhen daher auch auf Wahrnehmung, Erfahrung und Erinnerung. Überdauernde Emotionen werden als emotionale Befindlichkeiten oder „Grundstimmungen" bezeichnet. Eine positive Befindlichkeit stellt eine sehr wichtige emotionale Voraussetzung für die Motivation und für alle kognitiven Aktivitäten dar. Die Befindlichkeit beeinflusst nicht nur die Bewertung des Wahrgenommenen, sondern wirkt auch wie ein „Filter", d.h. es werden je nach Stimmungslage bevorzugt positive oder negative Informationen ausgewählt und aufgenommen. Auch werden diejenigen Informationen besser abgerufen, die in der Stimmungslage enkodiert wurden, welche äquivalent zur aktuellen Stimmung ist (vgl. Siegler et al. 2005).

Für die Emotionsentwicklung sind zwei Dimensionen von Bedeutung: Einerseits die zunehmende Ausdifferenzierung eigener Emotionen, andererseits das Emotionsverständnis. Zur Untersuchung der ersteren ist es notwendig Gesichtsausdrücke und Verhaltensweisen beim Säugling bzw. Kleinkind zu deuten (was sich sehr schwierig gestalten kann). Tabelle 3.4 nennt einige Beispiele für kindliche Emotionsäußerungen, wobei es zu beachten gilt, dass sich die Ursachen/Anlässe ändern, die bestimmte Emotionen hervorrufen. Allgemein erscheint das Empfinden etwas kontrollieren zu können bzw. ein Kontrollverlust / Verlust der Sicherheit sehr bedeutsam.

Das Emotionsverständnis beruht wesentlich auf der Wahrnehmung von Emotionen und lässt sich im Kontext der Gesichterwahrnehmung gut überprüfen (vgl. Abschnitt 2.3.6). Fähigkeiten zur sozialen Wahrnehmung und zu Sozialverhalten sind angeboren und entwickeln sich teils früher als kognitive Funktionen (für einen Überblick siehe Zihl et al. 2009). Wie aus Tabelle 3.5 ersichtlich wird, können bereits Säuglinge zwischen verschiedenen Gesichtsausdrücken unterscheiden. Ein „rudimentäres" Verständnis für Unterschiede im Gesichtsausdruck entwickelt sich ab dem Alter von 2 Monaten: Gesichter ohne mimische Bewegungen beenden das Lächeln des Kindes und lösen Wegblicken aus.

Tabelle 3.4. Ausdifferenzierung kindlicher Emotionen (in Anlehnung an Siegler et al. 2005). LM: Lebensmonat, LJ: Lebensjahr

Alter	Emotionale Äußerung
2. LM	Freude bei Kontrolle über ein Ereignis; undifferenziertes Missbehagen in negativen Situationen
3. LM	Soziales Lächeln, häufig in der Interaktion mit den Eltern
4. LM	Lächeln/Lachen bei „Spielen" mit den Eltern (auf den Knien reiten, herumwirbeln)
6.–7. LM	Anzeichen von Angst treten auf (vor Fremden, vor lauten Geräuschen)
8.–13./15. LM	Trennungsangst
Ende 1. LJ	Freude über unerwartete/ungewöhnliche Ereignisse (Mutter macht lustige Geräusche); Ausdruck von Wut in entsprechenden Situationen
2. LJ	Freude wenn andere zum Lachen gebracht werden; Wut (vor allem bei Kontrollverlust) und Traurigkeit sind klar unterscheidbar; Verlegenheit, wenn im Mittelpunkt der Aufmerksamkeit; Entstehen von Schuld/Schamgefühlen
3. LJ	Stolz ist stark mit eigener positiver Leistung verbunden
4.–6. LJ	Freude an Witzen und Wortspielen

Tabelle 3.5. Übersicht über die Entwicklung der visuellen Unterscheidungsfähigkeiten von verschiedenen Gesichtsausdrucksformen während des ersten Lebensjahres (in Anlehnung an de Haan und Nelson 1998). LM: Lebensmonat; Alter: zum Zeitpunkt der ersten Auftretens der Unterscheidungsfähigkeit

Ausdruckspaar	Alter
fröhlich – überrascht	Geburt
fröhlich – traurig	Geburt
fröhlich – verärgert	3. LM
fröhlich – ängstlich	7. LM
traurig – überrascht	Geburt
traurig – ängstlich	5. LM
verärgert – traurig	5. LM
verärgert – ängstlich	5. LM
verärgert – überrascht	5. LM
ängstlich – überrascht	6. LM

Die Unterscheidungsfähigkeit von Gesichtsausdrücken ist der erste wichtige Schritt in der Entwicklung des Emotionsverständnisses; zusätzlich nutzen Kinder auch die Sprechmelodie (Prosodie) um Emotionen zu identifizieren. Eine Integration von Informationen aus der Gesichterverarbeitung und aus der Stimmverarbeitung – also über verschiedene Modalitäten hinweg – beginnt ab einem Alter von 7 Monaten (Grossmann und Johnson 2007). Ab dem Alter von 3 Jahren können Kinder Emotionen auch benennen. Freude kann bereits früh zuverlässig benannt werden, im späten Vorschulalter gelingt dann auch die Differenzierung von Wut, Angst und Traurigkeit. Stolz, Schuld und Scham können erst im mittleren Grundschulalter sicher benannt werden (Siegler et al. 2005).

3.6 Antrieb, Motivation und Sozialverhalten

Antrieb bedeutet die grundlegende, eher unspezifische Aktivierung von Verhaltensweisen; unter Motivation fasst man gerichtete aktivierende und modulierende Einflüsse auf das Handeln zusammen, die dazu dienen, ein (aktuelles) Bedürfnis zu befriedigen. Üblicherweise unterscheidet man primäre (z. B. Hunger, Durst) und sekundäre Motive (z. B. Leistungsstreben, soziale Anerkennung). Für unsere Betrachtung ist wichtig, dass ohne Motivation keine intentionalen Verhaltensaktivitäten und somit auch keine Wahrnehmungsaktivitäten auftreten können. Die Neugierde stellt für die Wahrnehmung die zweifellos wichtigste Motivation dar; sie dient der Befriedigung des Bedürfnisses nach Informationen (Wissen, Erfahrungen) und ist wohl primär eine interne und vermutlich angeborene Motivation, die durch externe Faktoren gesteigert oder vermindert werden kann. Neugierde lässt uns unsere physikalische und soziale Umgebung aufmerksam und interessiert beobachten. Der Anblick einer schönen Landschaft, bunter Blumen oder eines besonderen Baums, des Lieblingsspielzeugs (oder Lieblingssportgerätes), aber auch eines Tellers mit köstlichen Speisen löst in uns Freude, also eine positive Stimmung aus, und initiiert häufig entsprechendes Handeln. Die Befriedigung der Neugierde stellt somit auch eine Belohnung dar. Belohnungen sind nicht nur Rückmeldungen über ein erfolgreiches Verhalten, sondern stellen außerdem für sich genommen eine Wahrnehmungserfahrung mit hohem positivem emotionalem Wert dar. Belohnungen können von außen z. B. in Form von mimischer, gestischer, sprachlicher, aber auch taktiler (z. B. Streicheln, Umarmen) Zuwendung erfolgen; in jedem Fall kann sie nur über die Wahrnehmung wirksam werden. Es gibt daneben noch die Selbstbelohnung, die darin besteht, sich selbst Anreize zu schaffen. Antrieb und Motivation sind bereits bei der Geburt vorhanden und differenzieren sich im Zusammenspiel mit der Entwicklung anderer kognitiver Funktionen weiter aus. Die zunehmend längere Daueraufmerksamkeit ermöglicht die längere Beobachtung und „Untersuchung" eines optischen Reizes (Objekts); dabei unterstützt die zunehmend bessere Inhibitionsfähigkeit störende Reaktionen zu unterdrücken. Antrieb und Motivation sind also – ebenso wie andere psychische Funktionen – in ein komplexes Netzwerk eingebunden.

Da das menschliche Gehirn wesentlich darauf ausgelegt ist, sich in einem sozialen Kontext zu entwickeln (Grossmann und Johnson 2007), soll nun auf einige „typische menschliche" Fähigkeiten und Verhaltensweisen im Rahmen der sozialen Interaktion eingegangen werden. In die Kategorie „Sozialverhalten" fallen eine ganze Menge von unterschiedlichsten Fähigkeiten und Verhaltensweisen. Als Beispiele seien Selbstständigkeit, Beachtung sozialer Regeln und soziale Interaktion, soziale Anpassung, Perspektivenübernahme, Wettbewerb und Kooperation genannt. In der Entwicklung dieser Fähigkeiten spielt die Familie mit dem elterlichen Erziehungsstil, der elterlichen Partnerschaft und der Bindungsqualität zwischen Eltern und Kind als „Umwelt" eine entscheidende Rolle (Reichle und Gloger-Tippelt 2007). Tabelle 3.6 fasst „Meilensteine" der sozialen Entwicklung zusammen. Die Beispiele in der Tabelle umfassen Fähigkeiten der sozialen Kontaktaufnahme und Interaktion, der Selbstständigkeit und des Spielverhaltens.

Für die soziale Interaktion ermöglicht eine intakte visuelle Wahrnehmung die genaue Analyse von Handlungen anderer Personen (Handlungswahrnehmung) und die differenzierte Verarbeitung von Blickrichtungen anderer Personen. Diese Erfahrungen beeinflussen dann wiederum das Verhalten der Kinder. Einige Beispiele sollen dies verdeutlichen.

Kleinkinder im Alter von 9 Monaten bevorzugen es mit Objekten zu spielen, die zuvor von einer anderen Person benutzt wurden. Dies wurde mit folgendem Versuch überprüft: Zunächst wurde den Kindern ein Video gezeigt, auf dem zwei

Tabelle 3.6. Meilensteine der sozialen Entwicklung (in Anlehnung an Straßburg et al.1997; Aschersleben 2007). LM: Lebensmonat, LJ Lebensjahr

Alter	Entwicklungsschritt
1. LM	Lässt sich durch Aufnehmen und Ansprechen beruhigen
3. LM	Lächelt Gesicht an
6. LM	Freut sich über Zuwendung, Ansprechen, Anlachen; Verstehen von einfachen und zielgerichteten Handlungen anderer Personen
7. LM	Öffnet bei Anblick des Löffels den Mund; erste Nachahmungsversuche (z. B. beim Füttern, Anziehen)
9. LM	Unterscheidet zwischen bekannten und fremden Personen
12. LM	Enge emotionale Bindung an Bezugspersonen; Nachahmung von Erwachsenen; beginnt mit Versteckspielen
1,5 LJ	Trinkt selbstständig aus einem Glas; macht Wünsche deutlich; regt ein Spiel an; Verständnis der Intention einer Handlung von anderen Personen, auch wenn diese nicht beendet wurde
2. LJ	Isst selbstständig mit dem Löffel; spielt Verstecken; spielt selbstständig mit einem Ball
2,5 LJ	Zieht einige Kleidungsstücke aus; führt einfache Aufgaben aus; Freude über Versteck-/ Fiktionsspiele
3. LJ	Zieht einige Kleidungsstücke an, wäscht sich die Hände
4. LJ	Befolgt Regeln; erkennt Zusammenhänge von Verhalten und Konsequenzen; nimmt leicht Kontakt auf, zeigt angemessene Interaktion mit Erwachsenen und Gleichaltrigen; Dominanz von Konstruktionsspielen (Bauen, Malen); Verständnis, dass Überzeugungen anderer Personen nicht mit der Realität übereinstimmen müssen
5. LJ	Entwickelt Gefühl für Gruppenzugehörigkeit; ausdauerndes Spielen, Rollen- und Gesellschaftsspiele

Personen mit einem Objekt spielten und ein anderes ignorierten. Anschließend wurden den Kindern beide Objekte zum Explorieren angeboten, wobei die Kinder signifikant öfter das Spielzeug wählten, das im Video bereits in die Handlung eingebunden war (Hauf 2009). Mit 14 Monaten verwenden Kinder die Blickrichtung und den emotionalen Ausdruck eines Akteurs, um auf das Handlungsziel zu schließen (Henning et al. 2009). Gegen Ende des ersten Lebensjahres etabliert sich auch die Fähigkeit, den Fokus der eigenen Aufmerksamkeit im sozialen Austausch zu steuern und aufrecht zu erhalten. Aus der Blickrichtung einer anderen Person kann erschlossen werden, welcher Reiz sich in deren Aufmerksamkeitsfokus befindet, womit der Reiz auch in den eigenen Aufmerksamkeitsfokus gelangt (sogenannte *Joint Attention*). Umgekehrt können Kinder auch die Aufmerksamkeit einer anderen Person auf ein Objekt in ihrem Aufmerksamkeitsfokus lenken. So wird es möglich, dass zwei Personen wissentlich das gleiche Objekt in ihrem

Aufmerksamkeitsfokus haben und sich beide in ihrer Interaktion auf dieses Objekt beziehen (z. B. entdeckt ein Kind ein Tier und macht seine Mutter darauf aufmerksam; die Mutter nennt den Namen des Tieres, kommentiert sein Aussehen usw.). Dies ist vor allem für das Erlernen von Wörtern wichtig: Das Kind lernt ein Objekt mit einem Namen zu verknüpfen, wenn es verstanden hat, dass die Blickrichtung auf ein Objekt und die gleichzeitige Namensnennung eines Erwachsenen assoziiert sind (Grossmann und Johnson 2007; Tasker und Schmidt 2008).

Es sei noch angemerkt, dass der Begriff *Joint Attention* nicht für den Prozess und das Ergebnis gleichermaßen verwendet werden sollte, sondern zwischen Initiierung, Aufbau, Aufrechterhaltung und Beendigung des sozialen Austausches zu unterscheiden ist (Tasker und Schmidt 2008).

4

Sehstörungen

4.1 Vorbemerkungen

Abhängig vom Zeitpunkt der pathologischen Einwirkung auf die Gehirnentwicklung spricht man von pränatalen (vor der Geburt), perinatalen (im Zeitraum der Geburt) und postnatalen (nach der Geburt) Funktionsstörungen des ZNS. Solche Funktionsstörungen können sich als fehlende, unvollständige oder verzögerte Entwicklung oder als Beeinträchtigung einer bis zum jeweiligen Zeitpunkt normal entwickelten Funktion oder Leistung (bzw. Teilleistung) manifestieren. Der Einfachheit halber werden Funktionsstörungen, die während dieser drei Zeitperioden auftreten, unabhängig von ihrer Ätiologie (Entwicklungsstörung oder Schädigung des ZNS) nachfolgend auch unter dem Begriff „frühkindliche Entwicklungsstörung" subsumiert.

Frühkindliche Entwicklungsstörungen können sich auf ein Funktionssystem (z. B. das visuelle System) auswirken, aber auch mehrere Funktionssysteme betreffen, wie dies etwa nach chronischem Sauerstoffmangel der Fall ist. Bei einer „lokalen" Entwicklungsstörung des ZNS ist die von der betroffenen Hirnstruktur abhängige Funktion oder Leistung (bzw. Teilleistung) beeinträchtigt. Wenn mehrere Funktionssysteme betroffen sind, sind häufig auch die von diesen Hirnstrukturen abhängigen Funktionen beeinträchtigt; im Extremfall findet sich eine allgemeine Entwicklungsverzögerung bzw. -störung. Im Nachfolgenden werden zuerst einige allgemeine Auswirkungen zentralnervöser Entwicklungsstörungen bei Kindern mit zerebralen visuellen Wahrnehmungsstörungen beschrieben; es schließt sich die Darstellung der verschiedenen Sehstörungen an.

4.2 Allgemeine Auswirkungen von Entwicklungsstörungen des ZNS und ihr Einfluss auf die visuelle Wahrnehmung

Kinder mit zerebralen Sehstörungen und zusätzlichen Funktionsbeeinträchtigungen insbesondere im Bereich der Kognition stellen eine besondere Herausforderung für Diagnostik und Behandlung dar, da diese Begleitstörungen die zuverlässige diagnostische Erfassung und Einordnung vor allem von komplexen Sehstörungen oft erschweren (vgl. Kapitel 6 und 7). Man schätzt, dass etwa 60 % aller Kinder mit einer Entwicklungsstörung zusätzlich zur Beeinträchtigung von visuellen Wahrnehmungsleistungen kognitive Einbußen bzw. Störungen der Feinmotorik aufweisen (Spreen et al. 1995; Dutton und Jacobson 2001). Es handelt sich dabei vor allem um Störungen von Aufmerksamkeitsfunktionen, der Lern- und Merkfähigkeit und der Motivation (Neugierde). Störungen in diesen Bereichen können den Grad der visuellen Wahrnehmungsstörung verstärken und eine sichere Einschätzung der eigentlichen Sehstörung erschweren bzw. „normale" Sehleistungen sekundär beeinträchtigen. Da die genannten Funktionsstörungen als Sehstörung imponieren, werden sie oft auch fälschlicherweise als Sehstörung diagnostiziert. Man kann davon ausgehen, dass alle, d. h. auch einfache, visuelle Leistungen bzw. Teilleistungen, wie z. B. die Entdeckung eines optischen Reizes oder das Unterscheiden von Reizen etwa im Kontrast oder Farbton, ein Mindestmaß an Aufmerksamkeit benötigen (Brown 1990). Ein Kind mit einer Störung des Antriebs und damit einer Minderung der visuellen Neugierde wird (zu) wenig Interesse an der visuellen Welt zeigen; dies wird sich ebenfalls als Beeinträchtigung des Entdeckens und Unterscheidens von optischen Reizen manifestieren. So kann z. B. im Extremfall einer fehlenden Zuwendereaktion auf Lichtreize oft nicht ausreichend zuverlässig entschieden werden, ob es sich um eine hochgradige Sehbehinderung, eine fehlende visuelle Aufmerksamkeit (Weiss et al. 2001) bzw. eine verminderte Neugierde oder eine Kombination dieser drei Störungsbereiche handelt.

4.3 Das Konzept CVI (Cerebral Visual Impairment)

Sehstörungen nach einer Schädigung des zentralen, d. h. postchiasmatischen Sehsystems werden bei Erwachsenen unter dem Sammelbegriff „zerebrale Sehstörungen" („cerebral visual disorders") zusammengefasst, wobei dieser Begriff keinen Rückschluss darauf zulässt, welche Sehfunktionen bzw. Sehleistungen von der Hirnschädigung betroffen sind und welche nicht (vgl. Zihl 2006, 2011a). Für die meisten Ätiologien gilt, dass der periphere (prächiasmatische) Anteil des Sehsystems nicht betroffen ist; eine Ausnahme bildet die traumatische Schädigung, bei der es auch zu einer Augenverletzung oder einer Sehnervenschädigung kommen kann. Für die diagnostische Einordnung zerebral verursachter Sehstörungen bei Kindern wurde der Begriff „cerebral visual impairment", abgekürzt „CVI" eingeführt. Der Begriff ist allerdings aus verschiedenen Gründen umstritten (vgl. Frebel 2006; Colenbrander 2009, 2010; Lueck 2010):

- die rein anatomische Bezugnahme wird als zu einseitig kritisiert, da sich die Bezeichnung „zerebral" nicht ausschließlich auf das zentrale visuelle System bezieht und zudem viele Kinder mit CVI auch eine peripher bedingte Störung der visuellen Informationsverarbeitung aufweisen;

- aufgrund der fehlenden differentialdiagnostischen Spezifität erlaubt die Bezeichnung CVI keinen Rückschluss darauf, welche Sehfunktionen bzw. Sehleistungen betroffen und welche erhalten sind;

- CVI lässt offen, ob eine Sehstörung primär oder sekundär verursacht ist;

- CVI berücksichtigt nicht die Unterscheidung in elementare (z. B. Visus, Gesichtsfeld, Kontrastsehen) und kognitive Anteile der visuellen Wahrnehmung (z. B. visuelle Raumwahrnehmung, visuelles Erkennen);

- CVI erlaubt keinerlei Aussagen über die möglichen funktionellen Folgen der Einbußen in der „Sehfähigkeit" im Sinne einer individuellen Sehbehinderung;

- für eine valide Verwendung der Bezeichnung CVI als diagnostische Kategorie ist eine verbindliche, standardisierte Liste von Sehfunktionen und -leistungen erforderlich, die im Einzelfall untersucht werden sollten; einen solchen verbindlichen Standard gibt es aber bis heute nicht. Manche Autoren beschränken sich auf Angaben zur Sehschärfe als Maß für die visuelle Wahrnehmungsfähigkeit, weil die dazugehörigen Messinstrumente am weitesten verbreitet sind. Der Nachweis einer normalen Sehschärfe berechtigt jedoch nicht zur Annahme, es bestünde kein visuelles Wahrnehmungsproblem (Colenbrander 2009), da die Sehschärfe zwar eine wichtige, aber nur *eine* visuelle Wahrnehmungsfunktion darstellt, die zudem besser sein kann als die visuelle Wahrnehmungsfähigkeit (Lim et al. 2005; vgl. auch Kapitel 6). Zudem ist zu berücksichtigen, dass für die valide Visusbestimmung die genaue Fixation des betreffenden Sehschärfezeichens und eine ausreichende Konzentration auf das Zeichen voraussetzt. Außerdem stellen Okulomotorik und Kognition auch für einfache visuelle Wahrnehmungsfunktionen kritische Voraussetzungen dar; da viele Kinder mit zerebral verursachten Sehstörungen aber in beiden Funktionsbereichen zusätzlich Auffälligkeiten zeigen, müssen diese in der Diagnostik auch entsprechend berücksichtigt werden.

An der Diagnostik und Förderung von Kindern mit CVI sind in der Regel medizinische und nicht-medizinische, vor allem pädagogische Fachgebiete beteiligt. Die medizinisch orientierte Diagnostik konzentriert sich auf visuelle („Messsystem", z. B. Sehschärfe, Gesichtsfeld, Farbsehen, Stereopsis) und okulomotorische („Stellsystem", z. B. Vergenz, Akkommodation, Fixation, Blickbewegungen, Folgebewegungen) Funktionseinbußen; hinzu kommt die Abklärung der Ätiologie einschließlich der Analyse der morphologischen Veränderungen des Gehirns mittels Bildgebung. Die diagnostische Erfassung und Analyse der funktionellen Folgen der zerebral verursachten Störungen im Sinne einer Sehbehinderung im Kontext der Gesamtentwicklung des Kindes und seiner individuellen physikalischen und sozialen Umwelt bilden die Grundlage für entsprechende Behandlungsprogramme in der Frühförderung sowie später in der schulischen Förderung und Unterstützung. Es ist somit nicht verwunderlich, dass ein zugegebenermaßen allgemein gehaltener Begriff wie CVI den sehr unterschiedlichen Anforderungen verschiedener Fachgebiete nicht in der Differenziertheit gerecht werden kann, wie man sich dies zu Recht für eine einfache und trotzdem ausreichend zuverlässige Kommunikation über die Fachgrenzen hinweg wünscht.

Trotzdem sprechen einige Gründe dafür, CVI als diagnostische Bezeichnung zu verwenden, wobei der jeweils fachspezifische Blickwinkel in der Bedeutung von CVI durchaus Berücksichtigung finden sollte:

(1) Eine ein- bzw. beidseitige Entwicklungsstörung oder Schädigung des zentralen visuellen Systems führt zu einem anderen Muster an Sehstörungen als eine entsprechende Störung oder Schädigung des peripheren visuellen Systems: die Störungen sind immer binokulär; dies gilt auch für den Visus und das Gesichtsfeld. Die Tatsache, dass bei Kindern mit CVI auch das periphere Sehsystem betroffen sein kann und entsprechende Folgen vor allem für die (monokuläre) Sehschärfe und das (monokuläre) Gesichtsfeld haben kann (vgl. Lerner et al. 2006), spricht nicht gegen die Verwendung des Begriffs CVI; in diesem Fall enthält der medizinische Befundbericht sowohl die periphere als auch die zentrale Ursache. Allerdings sollte das C in CVI „cerebral" („zerebral") und nicht „cortical" („kortikal") bedeuten, da eine rein kortikale Schädigung, also eine ausschließliche Schädigung der Hirnrinde ohne subkortikale Beteiligung (z. B. Marklager) bei Kindern ebenso wie bei Erwachsenen kaum vorkommt und die Bezeichnung „cortical visual impairment" deshalb zu restriktiv wäre (Frebel 2006; Colenbrander 2010; Lueck 2010).

(2) Der diagnostische Sammelbegriff CVI sollte immer spezifiziert werden, d. h. im Einzelfall sollte zusätzlich angegeben werden, welche (Teil-) Funktionen und (Teil-) Leistungen der visuellen Wahrnehmung betroffen und welche erhalten sind. Dieses so genannte positive und negative visuelle „Leistungsbild" erlaubt gerade über Fachgrenzen hinweg einen ausreichend vollständigen und zuverlässigen Infor-

mationsaustausch. Die dafür wesentliche Voraussetzung ist die gemeinsame Verwendung von verbindlich definierten Fachbegriffen. Dabei sollten die Fachbegriffe, wie sie in der medizinischen und orthoptischen Diagnostik etabliert sind und verwendet werden, auch in anderen Fachbereichen entsprechende Verwendung finden. Es macht wenig Sinn, Begriffe wie Sehschärfe, Gesichtsfeld oder visuelle Raumwahrnehmung, visuelles Erkennen oder visuelle Aufmerksamkeit in jeder Fachdisziplin jeweils anders zu definieren; natürlich gilt dies auch für die Verwendung von Begriffen aus den Bereichen Frühförderung oder Behindertenpädagogik oder Psychologie in der Medizin und Orthoptik. Zur Verbesserung der fachlichen Kommunikation zwischen den verschiedenen Fachdisziplinen, die sich mit Kindern mit CVI befassen, ist deshalb auch eine (möglichst) eindeutige Verwendung von Fachbegriffen aus dem jeweils anderen Fachgebiet mehr als wünschenswert.

(3) Es gibt mittlerweile umfangreiche Vorschläge, welche Sehfunktionen bzw. Sehleistungen bei Kindern mit Verdacht auf CVI untersucht werden sollten (vgl. Tabelle 4.1). Die Untersuchung der verschiedenen okulomotorischen Funktionen sowie Verhaltensbeobachtungen zur (visuellen) Neugierde und zur Aufmerksamkeitszuwendung bzw. -aufrechterhaltung unter definierten (d.h. standardisierten Bedingungen) sollten zusätzlich zum diagnostischen Standardrepertoire gehören (vgl. Radner und Priglinger 1993).

Tabelle 4.1. Gestörte Funktionen bei Kindern mit CVI (modifiziert nach Dutton 2002; Dutton et al. 2006; Roman et al. 2010)

Funktion	Störung(en)
Sehfunktionen/Leistungen	
Gesichtsfeld	homonyme Gesichtsfeldausfälle (Hemianopsien) bilaterale untere Quadrantenanopsie
Sehschärfe	meist reduziert, kann auch unbeeinträchtigt sein
Kontrastsehen	oft reduziert, kann auch unbeeinträchtigt sein
Farbsehen	kann reduziert, aber auch unbeeinträchtigt sein
Raumsehen	Tiefensehen kann gestört sein visuelle Navigation kann gestört sein
Bewegungssehen	Entdecken von bewegten Reizen kann erschwert sein
visuelles Erkennen	Gegenstände, Gesichter und Gesichtsausdruck, Orte und Wege können nur teilweise oder gar nicht unterschieden bzw. identifiziert werden (z. B. Verwechseln aufgrund von Ähnlichkeiten)

Tabelle 4.1. (Fortsetzung) Gestörte Funktionen bei Kindern mit CVI (modifiziert nach Dutton 2002; Dutton et al. 2006; Roman et al. 2010)

Funktion	Störung(en)
Sehfunktionen/Leistungen	
Überblick	kann eingeschränkt sein (nur lokale Verarbeitung von Szenen möglich; siehe auch Aufmerksamkeit)
Figur-Grund-Unterscheidung	häufig erschwert
Okulomotorik	
Akkommodation	reduziert
Vergenz	Strabismus
Fixation	instabil; Spontannystagmus
Sakkaden	ungenau, dysmetrisch (hypo-, hypermetrisch)
Folgebewegungen	ungenau (sakkadiert)
visuelle Exploration	eingeschränkt und unsystematisch
Sonstige Funktionen	
Aufmerksamkeit	Aufmerksamkeitsfeld ist häufig eingeengt (➜reduzierter Überblick; siehe auch Überblick, oben) Visuelle Aufmerksamkeit kann reduziert sei (visuelle Neugierde?) Teilung der Aufmerksamkeit oft erschwert (➜ Vernachlässigung visueller Reize)
visuelles Gedächtnis	Orte bzw. Positionen von Gegenständen werden ungenau gespeichert
Greifen, Zeigen	bei visueller Steuerung oft ungenau

(4) Für die diagnostische Einordnung in primär oder sekundär verursachte zerebrale Sehstörungen sind in jedem Fall zusätzliche Untersuchungen erforderlich, welche die Abschätzung des Einflusses zusätzlicher Funktionsstörungen insbesondere der Okulomotorik, der Kognition und der (visuellen) Neugierde erlauben. Bei Verdacht auf eine Störung komplexer visueller Leistungen, wie z. B. der Raum- oder Objektwahrnehmung, die manchmal auch als visuell-kognitive Leistungen („cognitive vision") bezeichnet werden (vgl. Dutton 2002, 2009), sollte immer geklärt werden, ob sich die komplexe Sehstörung durch die Einbuße von einfachen Sehfunktionen (z. B. bei hochgradig reduziertem Visus, bilateralen Gesichtsfeldausfällen, Fixationsunruhe) oder durch eine Kombination aus mehreren visuellen bzw. okulomotorischen Funktionsstörungen erklären lässt.

(5) Informationen zu den funktionellen Folgen im Sinne einer Sehbehinderung sind in der Bezeichnung CVI nicht enthalten, sondern müssen mit

entsprechenden Untersuchungsinstrumenten einschließlich systematischer Anamnese und Beobachtung in definierten Alltagssituationen gewonnen werden.

Obwohl zusammenfassend kritisch anzumerken bleibt, dass die Bezeichnung CVI in der entsprechenden Fachliteratur weder diagnostisch zuverlässig definiert noch einheitlich verwendet wird (Boot et al. 2010) lässt sich zusammenfassend festhalten, dass die Verwendung der Bezeichnung „CVI" für zerebrale Sehstörungen bei Kindern durchaus vertretbar und für den Alltagsgebrauch sinnvoll erscheint, um die zerebrale „Natur" der Sehstörungen unabhängig von der Ätiologie der Hirnentwicklungsstörung oder Hirnschädigung zu charakterisieren und damit auch den Unterschied im Vergleich zu peripher verursachten Sehstörungen hervorzuheben. Der Schweregrad des CVI kann dabei von leicht bis schwer variieren. In der beschriebenen, allgemeinen Form wird „CVI" auch in diesem Buch für zerebrale Sehstörungen bei Kindern verwendet; leider gibt es im Deutschen keine entsprechend griffige Bezeichnung bzw. Abkürzung.

4.4 Visuelle Teilleistungsstörungen

In den ersten Lebensjahren sind Kinder mit Sehstörungen nicht oder kaum in der Lage, ihre Störungen mitzuteilen oder auf entsprechende Fragen zu antworten. Somit fehlt eine „Seheigenanamnese"; die detaillierte und systematische Verhaltensbeobachtung und -analyse erlaubt jedoch gerade in diesem Alter wichtige Rückschlüsse auf betroffene und nicht betroffene Sehleistungen. Dabei kann die sog. Bedingungsanalyse wertvolle Hinweise liefern. Die Bedingungsanalyse ist ein Instrument aus der Verhaltensdiagnostik und ermöglicht durch Manipulation der Untersuchungsbedingungen Rückschlüsse darüber, unter welchen Bedingungen eine Störung auftritt bzw. ob eine Funktionsstörung in einer definierten Bedingung zu- oder abnimmt. Die Bedingungsanalyse stellt auch eine wichtige Informationsquelle für die Behandlungsindikation dar, weil die Abnahme einer Funktionsstörung in einer der gewählten Bedingungen wertvolle Hinweise für das therapeutische Vorgehen liefern kann.

In den folgenden Abschnitten werden die verschiedenen zerebralen Sehstörungen bei Kindern nach den betroffenen Funktionsbereichen dargestellt. Für eine Reihe von komplexen Störungsbildern liegen nur wenige Untersuchungen vor. Da aber die prinzipielle Qualität der Störungsbilder von Kindern und Erwachsenen sehr ähnlich sein dürfte, werden auch Befunde bei Erwachsenen mit einer Schädigung für ihre Darstellung und verständliche Charakterisierung herangezogen. [Im Text wird jeweils speziell darauf hingewiesen.] Ein wesentlicher Unterschied besteht natürlich darin, dass Kinder bis zum Alter von ca. 2 Jahren noch keine ausreichende visuelle Wahrnehmungserfahrung und damit auch noch nicht über eine ausreichende Repräsentation der visuellen Welt in ihrem Gedächtnis verfügen, wie dies bei Erwachsenen der Fall ist. Eine Schädigung des zentralen visuellen Systems in diesem frühen Zeitraum trifft somit auf ein noch unvollständig entwickeltes visuelles Wahrnehmungssystem.

Störungen der visuellen Wahrnehmung sind abhängig vom Ort und Ausmaß der Beeinträchtigung des zentralen visuellen Systems. Die erhaltene Sehfähigkeit (so genannte Restsehleistung) wird danach beurteilt, ob sie im Alltag brauchbar ist; nicht jede nachgewiesene Restsehfähigkeit kann im Alltag auch tatsächlich (sinnvoll) genutzt werden.

In Tabelle 4.2 sind typische Sehstörungen nach einer unilateralen postchiasmatischen Schädigung in Abhängigkeit vom Schädigungsort in einer Übersicht zusammengefasst. In Abhängigkeit vom Ausmaß der Hirnschädigung können mehrere (subkortikale und/oder) kortikale Strukturen des zentralen visuellen Systems betroffen sein; in diesem Fall finden sich häufig assoziierte Störungen (z. B. Gesichtsfeldeinbußen, Visusverlust und Störungen der Okulomotorik nach Schädelhirntrauma).

Sehstörungen reichen von elementaren sensorischen Einbußen (z. B. Gesichtsfeldstörungen) bis hin zu sog. höheren, visuell-kognitiven Störungen des

---

Tabelle 4.2. Sehstörungen in Abhängigkeit vom Schädigungsort (vgl. Abb. 2.3 in Kapitel 2)

Chiasma opticum

- Monokuläre Gesichtsfeldstörungen und –ausfälle (Anopsien oder Amblyopien)
- Visus und Kontrastsehen können auf dem ipsilateralen Auge bzw. auf beiden Augen reduziert sein

Tractus opticus

- Homonyme Gesichtsfeldausfälle (Anopsien oder Amblyopien)
- Visus und Kontrastsehen können beidseits herabgesetzt sein (ipsilaterales Auge > kontralaterales Auge)

Sehstrahlung, area striata (Area 17; V1)

- Homonyme Gesichtsfeldausfälle (Anopsien oder Amblyopien)

Visueller Assoziationskortex

- **Okzipito-temporale Areale (ventrale Verarbeitungsroute; WAS-Pfad):** Störungen der Kontrastsensitivität, der Form- und Farbwahrnehmung und der Stereopsis; Störungen der Objekt- und Gesichterwahrnehmung und -erkennung
- **Okzipito-parietale Areale (dorsale Verarbeitungsroute; WO-Pfad):** Störungen der visuellen Raumwahrnehmung und der Bewegungswahrnehmung; Störungen der visuell-räumlichen Orientierung und der visuellen Steuerung der Augenbewegungen im Raum (Folgebewegungen und Sakkaden)

Erkennens. Zu berücksichtigen ist dabei, dass eine strikte Einteilung visueller Wahrnehmungsstörungen in „sensorische", „perzeptive" und „kognitive" Beeinträchtigungen schwierig ist, da die gegenseitigen Abhängigkeiten ausgesprochen vielfältig sind. Eine Unterteilung in sensorische bzw. perzeptive und kognitive Störungen der visuellen Wahrnehmung erfolgt deshalb im Wesentlichen aus didaktischen Gründen.

Bei der Einordnung und Betrachtung der einzelnen Teilleistungsstörungen ist außerdem zu berücksichtigen, dass sie selten isoliert, sondern typischerweise in Kombination vorkommen. Tabelle 4.3 gibt einen Überblick über zerebral bedingte visuelle Wahrnehmungsstörungen bei insgesamt 401 Kindern aus sechs verschiedenen Studien. Auffallend ist dabei der hohe Anteil (ca. 50 %) an Kindern mit einer Kombination aus reduziertem Visus, Strabismus und/oder Nystagmus. Im Einzelfall kann diese Störungskombination die zuverlässige Diagnose einer Visusstörung erschweren oder (aus methodischen Gründen) auch bis zu einem bestimmten Untersuchungsalter unmöglich machen.

Die zum Teil erheblichen Schwankungen in den Angaben zur Häufigkeit von zerebralen Sehstörungen in den nachfolgenden Abschnitten sind unter anderem auf die unterschiedlichen Untersuchungsmethoden bzw. auf die unterschiedliche Zusammensetzung der untersuchten Kinder hinsichtlich Ätiologie, Begleitstörungen, Alter und Anzahl zurückzuführen.

In Tabelle 4.4 sind die Ergebnisse von 82 Kindern mit einer zerebralen Störung der visuellen Wahrnehmungsfähigkeit zusammengefasst, die im Zeitraum von 1994 – 2005 in der Abteilung Sehschule und SehfrühförderZentrum im Krankenhaus der Barmherzigen Brüder in Linz (Österreich) untersucht worden sind (nachstehend als „Linzer Studie" bezeichnet). In der gleichen Zeit wurden auch 104 Kinder mit peripher bedingten Sehstörungen untersucht; der Anteil der Kinder mit CVI an der Gesamtgruppe von 186 betrug somit 44 %. Nielsen et al. (2007) fanden CVI in 48 von 97 Fällen mit visuellen Störungen; dies entspricht einem Anteil von 49.5 %. Die häufigsten Ursachen für die zerebral bedingten visuellen Wahrnehmungsstörungen in der Linzer Gruppe waren Sauerstoffmangel während

Tabelle 4.3. Übersicht über häufige Störungen des Sehens und der okulomotorischen Funktionen bei 401 Kindern mit größtenteils kongenitaler Hirnschädigung (Untersuchungsalter: 1–16 Jahre) (in Anlehnung an Groenendal et al. 1989; Dutton et al. 1996; Jacobson et al. 1996; Mercuri et al. 1997; Stiers 1998; Fazzi et al. 2007)

Störung	
Gesichtsfeldausfälle	32.4 %
reduzierte Sehschärfe	48.6 %
Strabismus	8.6 %
Nystagmus	3.9 %
Kombination	*50.1 %*

Tabelle 4.4. Zusammenfassung der Linzer Studie (A) und der Studie von Fazzi et al. (2007; B). Ätiologie (Mehrfachnennungen möglich), Zeitraum der Hirnschädigung, wichtige Zusatzdiagnosen und Alter zum Zeitpunkt der Untersuchung (LJ: Lebensjahr). CV: cerebrovaskulär (Infarkt, Blutung). S: Standardabweichung

	A (n = 82)	B (n = 121)
Ätiologie		
Hypoxie	9 (35.4 %)	81 (66.9 %)
Morpholog. Entwicklungsstörungen	23 (28.0 %)	15 (12.3 %)
Frühgeburt	17 (20.9 %)	63 (52.1 %)
CV	08 (9.7 %)	
Enzephalitis	06 (7.3 %)	
Schädelhirntrauma	02 (2.4 %)	
Tumor (operiert)	01 (1.2 %)	02 (1.7 %)
andere	23 (19.1 %)	
Zeitraum der Hirnentwicklungsstörung bzw. -schädigung		
pränatal	23 (28.0 %)	28 (23.1 %)
perinatal	50 (61.0 %)	81 (66.9 %)
postnatal	09 (11.0 %)	12 (10.0 %)
Zusatzdiagnosen		
allg. Entwicklungsstörung	80 (97.6 %)	90 (74.4 %)
reduziertes Neugierdeverhalten	61 (74.4 %)	
motorische Störungen	74 (90.2 %)	88 (72.7 %)
Tetraparese/-plegie	19 (25.6 %)	42 (34.7 %)
Hemiparese/-plegie; Diplegie	06 (08.2 %)	46 (52.3 %)
mot. Entwicklungsrückstand	49 (66.2 %)	
Opticusatrophie (bilateral)	45 (54.9 %)	17/53 (32.1 %)
Epilepsie	26 (31.7 %)	55 (45.5 %)
Alter zum Zeitpunkt der Untersuchung		
≤ 3. LJ	22 (26.8 %)	
4. LJ	23 (28.0 %)	4.5 (S: 3.3)
5. LJ	19 (23.2 %)	
6.– 7. LJ	18 (22.0 %)	

der Geburt oder im Rahmen einer Frühgeburt (insgesamt 56.3 %) sowie morphologische Entwicklungsstörungen des ZNS (ca. 28 %). Die Ursachen sind in ca. 30 % der Fälle als pränatal, in ca. 60 % als perinatal, und in ca. 10 % der Fälle als postnatal einzuordnen. Zum Zeitpunkt der Untersuchung waren ca. 10 % der Kinder jünger als zwei Jahre; nahezu 70 % der Kinder waren zwischen 3 und 5 Jahre alt; der Rest (ca. 20 %) war älter als 5 Jahre. In knapp mehr als der Hälfte der Kinder (55 %) fand sich eine beidseitige Opticusatrophie; bei etwa einem Drittel fand sich zusätzlich eine Epilepsie. Nahezu alle Kinder mit CVI wiesen eine allgemeine (kognitive) Entwicklungsstörung auf; bei den beiden Kindern ohne zusätzliche allgemeine Entwicklungsstörung war die zerebrale Sehstörung auf eine bilaterale occipitale Zyste bzw. auf eine im Alter von zwei Jahren durchgeführte Entfernung eines einseitigen occipitalen Tumors zurückzuführen. Das visuelle Neugierdeverhalten (spontanes Abtasten der Umgebung durch Blickbewegungen) war nur in ca. 25 % der Kinder sicher gegeben; hingegen zeigten alle Kinder eine reproduzierbare Zuwendereaktion auf einen peripher präsentierten Lichtreiz. Etwa 90 % der Kinder wiesen zusätzliche eine motorische Störung (Zerebralparese) oder einen motorischen Entwicklungsrückstand auf. Die meisten Kinder hatten somit eine zerebrale Sehstörung aufgrund einer perinatalen Hirnschädigung (meist wegen Sauerstoffmangel) und wiesen zum Zeitpunkt der Untersuchung neben der Sehstörung einen allgemeinen Entwicklungsrückstand und zusätzlich eine motorische Störung bzw. einen motorischen Entwicklungsrückstand auf. Die Kombination aus (kognitivem und motorischen) Entwicklungsrückstand bzw. kognitiven und motorischen Funktionsstörungen und CVI kann als typische Symptomkonstellation nach chronischem Sauerstoffmangel des Gehirns angesehen werden (Dutton und Jacobson 2001). Die Ergebnisse stimmen mit denen in der Arbeit von Fazzi et al. (2007) teilweise gut überein; die ätiologische Diagnose „zerebrale Hypoxie" und das Vorhandensein einer Epilepsie kommt in der Studie von Fazzi et al. (2007) häufiger vor, die Diagnosen „allgemeine Entwicklungsstörung", „motorische Beeinträchtigungen" und „Opticusatrophie" finden sich hingegen in der Studie von Fazzi et al. (2007) seltener.

Tabelle 4.5 zeigt für dieselbe Gruppe von Kindern aus der Linzer Studie die häufigsten Diagnosen visueller und okulomotorischer Funktionsstörungen. Der Anteil von Kindern mit homonymen Gesichtsfeldausfällen liegt in dieser Gruppe bei knapp 60 %. Ein hoher Anteil der Kinder (ca. 75 %) wies eine Beeinträchtigung der Farbtonunterscheidung und der visuell-räumlichen Orientierung auf; knapp 90 % der Kinder hatte Schwierigkeiten, Muster und Figuren bzw. Objekte richtig und reproduzierbar zu unterscheiden. Strabismus (convergens oder divergens) wurde bei ca. 60 % der Kinder festgestellt; nur wenige Kinder (< 5 %) wiesen einen angeborenen Nystagmus auf. Etwa 60 % der Kinder zeigten eine unsichere, instabile Fixation. Bei etwa der Hälfte der Kinder (52 %) fand sich eine Kombination aus reduziertem Visus und okulomotorischer Störung; dieser Anteil gleicht der in anderen Studien berichteten Häufigkeit (vgl. Tabelle 4.3). In einer Untersuchung von 121 Kindern mit meist perinataler (hypoxisch-ischämischer) Hirnschädigung (65 %) fanden Fazzi et al. (2007) nur in 7 Fällen (5.8 %) einen homonymen Gesichtsfeldausfall, aber bei 86.8 % der Kinder eine reduzierte Sehschärfe und bei 48 % eine gestörte Fixation.

Tabelle 4.5. Visuelle und okulomotorische Dysfunktionen bei 82 Kindern mit CVI (Linzer Studie, vgl. Tabelle 4.4). Kombination: Visusminderung (< 0.30), Fixationsstörung, Strabismus oder Nystagmus	
Homonyme Gesichtsfeldausfälle	48 (58.5 %)
unilateral	09 (18.7 %)
bilateral	39 (81.3 %)
Visusminderung	82 (100 %)
Farbsehstörungen	63 (76.8 %)
Adaptation (Photophobie)	18 (22.0 %)
Raumwahrnehmung (Orientierung)	61 (74.4 %)
Objektwahrnehmung	76 (92.7 %)
Gestörte Fixation	48 (58.5 %)
Strabismus	50 (61.0 %)
Kongenitaler Nystagmus	03 (03.6 %)
Kombination	*43 (52.4 %)*

In den folgenden Abschnitten werden die Störungsbilder der verschiedenen Funktionen und Leistungen der visuellen Wahrnehmung sowie der Okulomotorik ausführlich dargestellt.

4.4.1 Gesichtsfeld

Der vollständige oder teilweise Verlust der Sehfähigkeit in umschriebenen Gesichtsfeldbereichen stellt die häufigste Form zerebraler Sehstörungen dar. Aufgrund der anatomischen Gegebenheiten (Kreuzung der Fasern der nasalen Netzhauthälfte) sind jeweils die beiden rechten (bei linksseitiger) bzw. linken Gesichtsfeldhälften (bei rechtsseitiger) postchiasmatischer Schädigung betroffen; die resultierenden Gesichtsfeldausfälle werden deshalb als homonym bezeichnet. Typische unilaterale Gesichtsfeldeinbußen sind Hemianopsien, Quadrantenanopsien und parazentrale Skotome (vgl. Abb. 4.1).

Eine beidseitige postchiasmatische Schädigung des visuellen Systems kann zur vollständigen Blindheit („zerebrale Blindheit") bzw. zu einem beidseitigen homonymen Gesichtsfeldausfall mit Erhalt des zentralen Gesichtsfeldes (bilaterale Hemianopsie oder Röhrengesichtsfeld; bilaterale obere oder untere Quadrantenanopsie) oder zum Zentralskotom (Verlust des Sehens im zentralen Gesichtsfeldbereich einschließlich der Fovea) führen (Abb. 4.1). Diese Ausfälle sind durch den völligen Verlust aller Sehleistungen im betroffenen Gesichtsfeldbereich charakterisiert. In manchen Fällen bleibt die Lichtwahrnehmung im betroffenen Gesichtsfeldareal erhalten, ist aber reduziert; Farb- und Formwahrnehmung sind hinge-

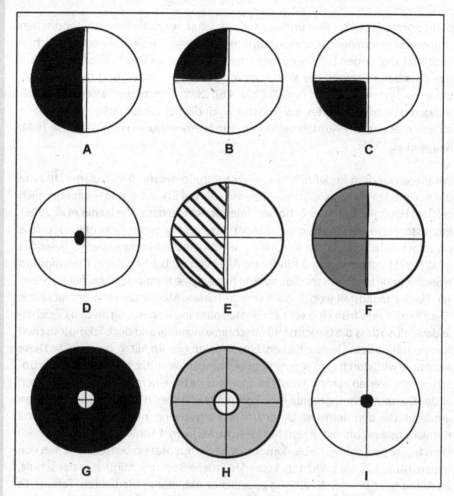

Abb. 4.1. Schematische Darstellung der häufigsten retrochiasmatischen (homonymen) Gesichtsfeldstörungen (binokuläre Bedingung). Die betroffenen Bereiche sind schwarz, grau oder schraffiert dargestellt. **A** linksseitige Hemianopsie, **B** Quadrantenanopsie links oben, **C** Quadrantenanopsie links unten, **D** parazentrales linksseitiges Skotom, **E** linksseitige Farbhemianopsie, **F** linksseitige Hemiamblyopie, **G** bilaterale Hemianopsie (Röhren- oder Tunnelgesichtsfeld), **H** bilaterale Hemiamblyopie, **I** Zentralskotom

gen oft nicht mehr nachweisbar. Diese homonyme Gesichtsfeldstörung wird als (uni- bzw. bilaterale) zerebrale Amblyopie bezeichnet (Zihl 2006; 2011a, b).

Homonyme Gesichtsfeldstörungen als Folge postchiasmatischer Schädigung unterschiedlichster Ätiologien sind bei Kindern wiederholt beschrieben worden (vgl. van Hof-van Duin und Mohn 1984; Flodmark et al. 1990; Dutton et al. 1996; Jongmans et al. 1996; Mercuri et al. 1997; Fazzi et al. 2007). Dabei handelt es sich in der Regel um uni- oder bilaterale Hemianopsien; Quadrantenanopsien und parazentrale Skotome sind im frühen Kindesalter vermutlich aus methodischen Gründen sehr schwierig nachweisbar. Interessanterweise sind bilaterale Gesichtsfeldeinschränkungen („Röhrengesichtsfeld") häufiger vertreten; dies weist darauf hin, dass beim Großteil der Kinder eine beidseitige Schädigung des zentralen visuellen Systems vorliegt (vgl. Tabelle 4.6). Zwar kommen unilaterale Schädigungen des striären Kortex auch nach frühkindlicher Hirnschädigung vor, doch scheint dies eher die Ausnahme zu sein (van Nieuwenhuizen und Willemse 1984; Ragge et al. 1991).

Bei älteren Kindern findet sich hingegen aufgrund der meist vaskulären Ursache der occipitalen Hirnschädigung – ebenso wie bei Erwachsenen – eine deutlich größere Häufigkeit einseitiger homonymer Gesichtsfeldausfälle (Kedar et al. 2006). Interessanterweise scheinen sich Kinder ihres homonymen Gesichtsfeldausfalls oft selbst nicht bewusst zu sein, wenn sie ihn effizient kompensieren. Bajandas et al. (1975) untersuchten 3 Kinder im Alter von 10 bis 14 Jahren, die aufgrund einer kongenitalen Hirnschädigung eine homonyme Hemianopsie aufwiesen, diesen Halbseitenausfall jedoch nie bemerkt hatten. Möglicherweise entwickelten diese Kinder sehr früh eine sehr effiziente spontane Anpassung an den Gesichtsfeldausfall, so dass die Gesichtsfeldeinschränkung aufgrund der blickmotorischen Kompensation keine (wesentlichen) Einschränkungen im Alltag verursachte. Diese Annahme wird durch eine eigene Beobachtung unterstützt. Im Rahmen einer Untersuchung wegen Verdachts auf Epilepsie wurde bei einem 11-jährigen Mädchen in der Computertomographie eine kongenitale Zyste im linken Okzipitallappen entdeckt. Die perimetrische Untersuchung ergab eine inkomplette homonyme Hemianopsie rechts mit einem Restgesichtsfeld von 4 Sehwinkelgrad. Das Mädchen zeigte eine sehr gute okulomotorische Kompensation beim Betrachten von Bildern (Abb. 4.2). Sie berichtete keinerlei visuelle Beeinträchtigung in der Schule, im Alltag oder bei der Ausübung sportlicher Aktivitäten (Radfahren, Tennis). Es ist zu vermuten, dass die effiziente spontane Anpassung, d. h. die selbständige

Tabelle 4.6. Häufigkeit des Vorkommens uni- und bilateraler homonymer Ausfälle im Kindesalter. N: Anzahl der in der jeweiligen Studie untersuchten Kinder; UNI, BIL: uni- bzw. bilaterale Ausfälle. Die Prozentangaben (in Klammern) beziehen sich auf den Anteil bilateraler Ausfälle

Studie	N	UNI	BIL
Van Hof-van Duin und Mohn (1984)	07	01	06
Jacobsen et al. (1996)	13	00	13
Mercuri et al. (1997)	15	07	08
Gesamt	35	08	27 (77.1 %)
Linzer Studie	48	09	39 (81.3 %)

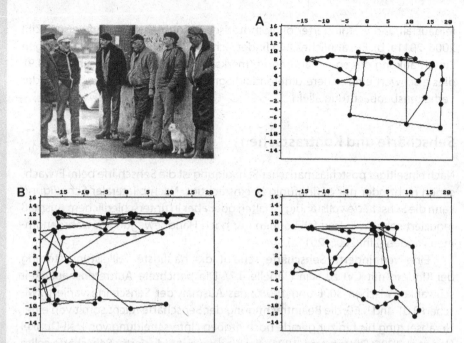

Abb. 4.2. Blickbewegungsmuster beim Betrachten einer Szene einer zwanzigjährigen weiblichen Normalperson (**A**), eines 24-jährigen Patienten mit einer rechtsseitigen homonymen Hemianopsie nach Entfernung eines occipitalen Tumors (**B**), und eines elfjährigen Mädchens mit einer rechtsseitigen kongenitalen Hemianopsie (**C**). Die Zeiten für das genaue Betrachten der Szene betrugen 17.7 sec (**A**), 43.3 sec (**B**), und 19.3 sec (**C**). Die Punkte stellen Fixationsorte, die Linien Sakkaden dar

Entwicklung von blickmotorischen Kompensationsstrategien, kritisch davon abhängig ist, ob das visuelle Neugierdeverhalten und wichtige kognitive Funktionen (Aufmerksamkeit, Lernen, Verhaltenskontrolle) ausreichend erhalten sind.

Erwachsene ohne effiziente spontane Kompensation des unilateralen homonymen Gesichtsfeldausfalls vernachlässigen manchmal Reize auf der betroffenen Seite; bei beidseitiger Gesichtsfeldeinschränkung werden entsprechend Reize auf beiden Seiten „übersehen". In beiden Fällen ist jedoch die Zeit für das Gewinnen eines Überblicks über eine Vorlage oder eine Szene deutlich erhöht. Die Blickbewegungsmuster dieser Patienten sind durch eine hohe Anzahl sehr kleiner Blickbewegungen (Sakkaden) und eine hohe Anzahl von Fixationen gekennzeichnet; bei hochgradiger konzentrischer Gesichtsfeldeinengung ist der Suchbereich der Blickbewegungen zusätzlich eingeengt (Zihl 2006, 2011a, b). Dutton et al. (2004) fanden bei Kindern mit occipito-parietaler Schädigung und homonymer Quadrantenanopsie unten auch eine Einschränkung der Blickbewegungen nach unten, d. h. Kinder können ebenso wie Erwachsene nach einer Schädigung der dorsalen Route eine Kombination aus homonymem Gesichtsfeldausfall und verminderter okulomotorischer Kompensation aufweisen (Zihl 2006, 2011a, b). Ein ähnliches Bild findet sich allerdings auch bei der einseitigen Einschränkung des so genannten Aufmerksamkeitsfeldes (vgl. Abschnitt 4.4.9); dies erschwert eine sichere differentialdiagnostische Einordnung aufgrund der Verhaltensbeobachtung allein.

4.4.2   Sehschärfe und Kontrastsehen

Nach einseitiger postchiasmatischer Schädigung ist die Sehschärfe beim Erwachsenen nicht oder nur geringfügig beeinträchtigt. Nach bilateraler Schädigung kann die Sehschärfe vollständig erhalten oder aber in unterschiedlichem Ausmaß reduziert sein; im Extremfall können nur noch Handbewegungen wahrgenommen werden (Zihl 2006, 2011a).

Eine verminderte Sehschärfe scheint die häufigste Teilleistungsstörung bei Kindern mit CVI zu sein (Tabelle 4.7). Die berichtete Auftretenshäufigkeit schwankt zwischen 30% und 100%; das Ausmaß der Sehschärfe variiert zwischen 0.01 und 0.60; die Beeinträchtigung der Sehschärfe reicht somit von einer Herabsetzung bis hin zur gerade noch groben Unterscheidung von Hell-Dunkel (Jan et al. 1986; Dutton et al. 1996). Bei Kindern mit reduzierter Sehschärfe sollte beachtet werden, dass manche Kinder zusätzlich eine Hyperopie, eine Myopie oder einen Astigmatismus aufweisen. In der Linzer Studie, in der für alle Kinder eine reduzierte Sehschärfe gefunden wurde, wiesen 31 Kinder (37.8%) eine Hyperopie, 32 Kinder (39.0%) eine Myopie und 54 Kinder (65.8%) einen Astigmatismus auf. Refraktionsanomalien wurden von Khetpal und Donohue (2007) in 20% der untersuchten 98 Kinder gefunden; Fazzi et al. (2007) berichteten solche Anomalien bei 80% der untersuchten 121 Kinder.

Die gemessene Sehschärfe ist natürlich vom Messverfahren abhängig; die Ergebnisse sind deshalb nicht immer direkt vergleichbar. Außerdem ist zu berücksichtigen, dass das Ergebnis der Sehschärfemessung wesentlich von der Aufmerksamkeit und Mitarbeit des Kindes abhängig ist; ein zuverlässiges Mess-

Tabelle 4.7. Reduzierte Sehschärfe bei Kindern mit CVI. N: Größe der untersuchten Gruppe

Studie	N	Häufigkeit
Jan et al. (1986)	236	82%
Schenk-Rootlieb et al. (1994)	49	73%
Dutton et al. (1996)	90	30%
Fazzi et al. (2007)	121	87%
Linzer Studie	82	100%

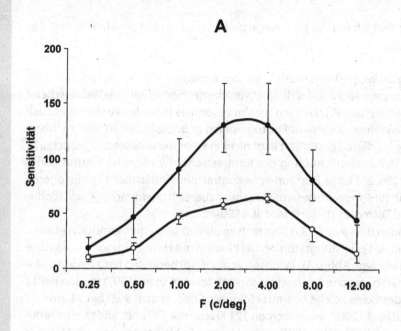

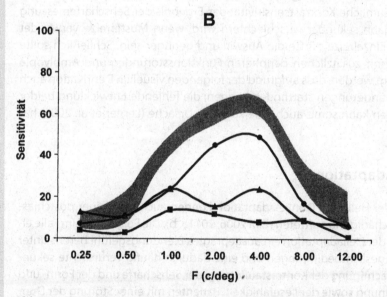

Abb. 4.3. Binokuläre räumliche Kontrastsensitivität bei gesunden Erwachsenen (n = 5, geschlossene Kreise) und bei gesunden Kindern (n = 5) im Alter von 5–6 Jahren (**A**) und (**B**) verminderte räumliche Kontrastsensitivität bei einem 5-Jährigen mit peripherer Amblyopie und einem Visus von 0.9 (Werte für das bessere Auge; Kreise), einer 4-Jährigen mit exzentrischer Fixation des linken Auges und einem Visus von 0.1 (Dreiecke), und einem 5-Jährigen mit einer Amblyopie des rechten Auges und einem Visus von 0.1 (Quadrate)

ergebnis ist deshalb nur möglich, wenn beides ausreichend gegeben ist (vgl. Abschnitt 6.4.2).

Bei Störungen des Kontrastsehens berichten erwachsene Patienten mit uni- oder bilateraler posteriorer Hirnschädigung „Verschwommensehen"; die Welt erscheint „wie durch einen Nebel". Das Lesen scheint besonders betroffen zu sein; aber auch das Erkennen feiner Details auf Photographien (z. B. Gesichter) ist oft erschwert. Die Ursache für diese Sehstörung liegt nicht in einer herabgesetzten Sehschärfe, sondern in der Beeinträchtigung des Kontrastsehens (räumliche Kontrastauflösung; Zihl 2006, 2011a, b). Die räumliche Kontrastempfindlichkeit kann im oberen (Bulens et al. 1989) oder im gesamten Frequenzbereich beeinträchtigt sein (Bodis-Wollner und Diamond 1976; Hess et al. 1990).

Störungen der räumlichen Kontrastsensitivität sind eine vermutlich ebenso häufige visuelle Teilleistungsstörung bei Kindern mit Hirnschädigung wie solche der Sehschärfe (vgl. Abb. 4.3). Jacobsen et al. (1996) berichten bei 11 von 13 Kindern eine herabgesetzte Kontrastsensitivität; Mercuri et al. (1997) fanden bei 12 von 31 Kindern eine solche Beeinträchtigung; Stiers et al. (1998) bei 21 ihrer 22 Kinder. Fazzi et al. (2007) untersuchten 121 Kinder mit CVI und fanden eine reduzierte Kontrastsensitivität bei 58 Kindern (47.9 %). Es bleibt anzumerken, dass eine reduzierte räumliche Kontrastsensitivität das Ergebnis der Sehschärfemessung zumindest dann sekundär verschlechtern wird, wenn Musterreize verwendet werden; für Einzelreize dürfte die Auswirkung geringer sein. Schließlich sollte bei Kindern mit zusätzlichen peripheren Funktionsstörungen und Amblyopie berücksichtigt werden, dass aufgrund der folgenden visuellen Deprivation auch kortikale Veränderungen stattfinden können; die fehlende Entwicklung beider Sehfunktionen kann somit auch eine kortikale Ursache (Lerner et al. 2006) haben.

4.4.3 Visuelle Adaptation

Störungen der Hell- und Dunkeladaptation können auch nach einer postchiasmatischen Schädigung auftreten (Zihl 2006, 2011a, b). Die Folgen sind im Falle einer Störung der Helladaptation ein ausgeprägtes Blendungsgefühl bereits unter normalen Tageslichtbedingungen und eine dadurch häufig verursachte sekundäre Beeinträchtigung der Kontrastauflösung, der Sehschärfe und der Form- und Objekterkennung sowie der Lesefähigkeit. Patienten mit einer Störung der Dunkeladaptation hingegen klagen bereits unter normalen Tageslichtbedingungen, dass das Licht nicht ausreiche, um z. B. Gesichter zu erkennen oder Texte lesen zu können; bessere Lichtverhältnisse können hier Abhilfe schaffen. Besonders unangenehm ist die Störung sowohl der Hell- als auch der Dunkeladaptation; diese Patienten klagen über ein ausgeprägtes Blendungsgefühl bereits bei normalen

Lichtverhältnissen; gleichzeitig aber reicht das Licht für eine effiziente Wahrnehmung von Gesichtern, Bildern und Textmaterial nicht aus.

Aus methodischen Gründen kann der Verlauf der Hell- bzw. Dunkeladaptation bei Kleinkindern nicht direkt bestimmt werden. Störungen der Helladaptation sind jedoch aufgrund der damit verbundenen Lichtscheu (sog. zentrale Photophobie) leichter zu beobachten. Jan et al. (1993) fanden in ihrer Gruppe von 83 Kindern mit Hirnschädigung bei 35 Kindern (42 %) einer Photophobie. Der Großteil der Kinder (77 %) zeigte dieses Symptom seit der Geburt, d. h. es handelte sich wohl um die Folge einer prä- oder perinatalen Schädigung. Diese zentrale Photophobie fand sich sowohl isoliert als auch in Assoziation mit anderen zerebralen Sehstörungen. In der Linzer Studie zeigten 22 von 82 Kindern mit CVI (26.8 %) eine zentrale Photophobie. Störungen der Hell-Dunkel-Adaptation können auch als Folge einer (leichten) Retinopathie auftreten; in diesen Fällen handelt es sich jedoch um eine retinale periphere Dysfunktion auf der Ebene der Photorezeptoren (Hansen und Fulton 2000).

4.4.4 Farbsehen

Beeinträchtigungen der Farbwahrnehmung nach erworbener Hirnschädigung können eine Gesichtsfeldhälfte betreffen (Hemiachromatopsie), oder, nach bilateraler posteriorer Schädigung, das gesamte Gesichtsfeld (Achromatopsie). Die übrigen Sehfunktionen (Lichtsinn; Formsehen) bleiben im betroffenen Halbfeld intakt; dies gilt zumindest für die Hemiachromatopsie. In diesem Fall berichten Patienten meist, dass eine Hälfte der Welt normal, die andere hingegen „wie in einem Schwarz-Weiß-Fernseher" aussehe. Nach einseitiger Schädigung kann die Unterscheidung von feinen Farbtönen betroffen sein (Zihl 2006, 2011a, b). Im Gegensatz zu peripher bedingten, kongenitalen Farbsinnesstörungen finden sich bei der zerebralen Dyschromatopsie keine typischen Muster z. B. in Form einer Rot-Grün-Schwäche. Nach beidseitiger posteriorer Schädigung kann die Farbwahrnehmung völlig ausfallen. Patienten mit einer zerebralen Achromatopsie beschreiben selbst sehr satte Farben als „fahl", „ausgebleicht", „wie ausgewaschen". Infolge dieses Verlusts können Farben oft auch nicht mehr richtig benannt werden; Objekte, für deren visuelle Erkennung die Farbe eine wichtige Rolle spielt (z. B. Obst, Blumen), werden nicht mehr korrekt identifiziert.

Störungen der Farbwahrnehmung sind bei Kindern mit CVI bisher kaum berichtet worden. Dies mag zum einen darauf zurückzuführen sein, dass die Untersuchung der Farbwahrnehmung im frühen Kindesalter sehr schwierig ist. Zum anderen aber könnte es auch sein, dass die Farbwahrnehmung seltener als andere visuelle Teilleistungen betroffen ist (vgl. Jacobson et al. 1996; Korkman et al. 1996). Connolly et al. (2008) haben bei Erwachsenen, die eine „leichte" zerebrale Hypoxie erlitten hatten, eine Herabsetzung der Farbtonunterscheidung gefunden. Chronischer Sauerstoffmangel stellt eine der häufigsten perinatalen Ursachen für CVI dar; es ist somit nicht auszuschließen, dass Störungen der Farbtonunterscheidung im Sinne einer zerebralen Dyschromatopsie häufiger vorkommen als es die bisher vorliegenden Erfahrungen und Beobachtungen nahe legen (vgl. Adams et al. 2005). Es gibt erste Hinweise darauf, dass das Erkennen von Farben trotz erhaltener Farbtonunterscheidung seit Geburt beeinträchtigt sein kann; diese Störung wird als kongenitale Farbagnosie bezeichnet und auf eine genetische Ursache zurückgeführt (Nijboer et al. 2007; van Zandvoort et al. 2007). Die Folgen bleiben auch im Erwachsenenalter bestehen und sind z. B. mit Schwierigkeiten in der Zuordnung von Farbtönen zu Objekten bzw. zu Namen verbunden; auffallend sind vor allem Störungen des Benennens von Farbtönen. Es ist davon auszugehen, dass eine leichte bis mittelgradige zerebrale Dyschromatopsie, bei der die Unterscheidung der Hauptfarbtöne erhalten bleibt, erst auffällt, wenn sich das Kind mit feinen Farbtönen beschäftigt. In der Linzer Studie, in der die Farbtonunterscheidung systematisch mit der Methode des „preferential looking" (PL; siehe Abschnitt 6.2) untersucht wurde, fanden sich auffällige Ergebnisse bei 63 von 82 Kindern (76.8 %), allerdings war die Farbwahrnehmung in keinem Fall isoliert betroffen.

4.4.5 Stereopsis

Der Schweregrad der Beeinträchtigung des stereoskopischen Sehens hängt davon ab, ob ein Patient eine uni- oder bilaterale posteriore Hirnschädigung erlitten hat (vgl. Miller et al. 1999). Nach einseitiger posteriorer Hirnschädigung kann die Stereopsis leicht bis mittelgradig betroffen sein; ein völliger Ausfall des stereoskopischen Sehens setzt eine beidseitige posteriore Hirnschädigung voraus. Patienten erleben dann die Welt „flach wie auf einem Bild": Treppenstufen erscheinen wie ein zweidimensionales Muster aus kurzen, schmalen vertikalen und längeren und breiteren horizontalen Balken; Gesichter erscheinen verändert bis verzerrt, weil der „plastische Ausdruck" fehlt. Dreidimensional gezeichnete Objekte (z. B. Würfel) werden nur noch zweidimensional (z. B. als Sechseck) wahrgenommen. Solche Patienten haben typischerweise Einbußen sowohl in der beid- als auch in der einäugigen Tiefenwahrnehmung; sie finden es sehr schwierig, Entfernungen in der Tiefe einzuschätzen und Abstände zwischen Objekten in der Tiefe wahrzunehmen. Typische Folgen sind die Über- oder Unterschätzung von Entfernungen. Dies wirkt sich auch auf die visuell gesteuerte Motorik aus: Greifbewegungen sind zu kurz oder zu weit, Schritte beim Treppensteigen fallen meist zu groß aus, perspektivisches Zeichnen gelingt nicht mehr. Auch die Objektwahrnehmung kann betroffen sein; Objekte erscheinen deutlich größer (Makropsie) oder kleiner (Mikropsie). Daneben gibt es nach einseitiger posteriorer Hirnschädigung auch leichtere Störungsformen, die sich z. B. in einer Herabsetzung der Stereosehschärfe manifestieren. Patienten mit dieser leichteren Störungsform können aber Abstände und Entfernungen von Objekten in der Regel mit Hilfe der ausreichend intakt gebliebenen einäugigen Tiefenwahrnehmung richtig einschätzen. Anzumerken ist, dass die Reduzierung der räumlichen Kontrastsensitivität bzw. der Sehschärfe ebenfalls eine Verminderung der stereoskopischen Wahrnehmung bewirken kann (Zihl 2006, 2011a, b).

Systematische Untersuchungen zur stereoskopischen Wahrnehmung bei sehr jungen Kindern mit CVI liegen kaum vor; dies liegt im Wesentlichen daran, dass diese binokuläre Leistung erst ab etwa dem 4. LM zuverlässig bestimmt werden kann. Es ist jedoch anzunehmen, dass – ähnlich wie bei Erwachsenen – auch bei Kindern die Verminderung der Kontrastempfindlichkeit und der Sehschärfe sowie die Reduktion der Akkommodationsfähigkeit keine normale stereoskopische Wahrnehmung zulassen. Hinzu kommt, dass jede Beeinträchtigung der binokulären Wahrnehmung (z. B. aufgrund von Fusions- und Konvergenzstörungen bzw. bei Vorliegen einer Fixationsstörung) sowie eine verminderte Konzentration auch die stereoskopische Wahrnehmung beeinträchtigen können. Bezüglich der monokulären Tiefenwahrnehmung gilt ebenfalls, dass Störungen der Kontrastsensitivität, der Sehschärfe und der Akkommodation die Auswertung von Konturmerkmalen beeinträchtigen können, die als Tiefeninformationen dienen. Dutton et al. (1996) fanden bei 4 von 90 Kindern mit einer kongenitalen Hirnschädigung auffallende Schwierigkeiten, nach Objekten in der Tiefe richtig zu greifen, ohne dass ein motorisches Problem vorlag. Die Auffälligkeit bestand in einer systematischen Über- bzw. Unterschätzung der Entfernung in der Tiefe; entsprechend waren die Greifbewegungen zu kurz oder zu weit. Fazzi et al. (2007) fanden eine fehlende bzw. verminderte Stereopsis bei 74 von 82 untersuchten Kindern; dies entspricht einem Anteil von 90.2 %.

4.4.6 Visuelle Raumwahrnehmung

Störungen der visuellen Lokalisation sind vor allem nach einer rechtsseitigen occipito-parietalen Schädigung (bei Rechtshändern) beschrieben worden, wobei die Ungenauigkeiten in der Gesichtsfeldperipherie größer sind als im Gesichtsfeldzentrum. Eine bilaterale Schädigung dieser Strukturen kann zu einer Störung der visuellen Lokalisation von Reizen im gesamten Gesichtsfeldbereich führen; im Extremfall kann die Fähigkeit der visuellen Lokalisation völlig ausfallen (so genannte Ortsblindheit). Die Folgen einer gestörten visuellen Lokalisation sind eine sehr ungenaue visuelle Steuerung der Fixation und der Greifbewegungen nach einem Objekt (Zihl 2006, 2011a, b; vgl. Abb. 4.4).

Eine weitere Störung der visuellen Raumwahrnehmung betrifft die Verschiebung der visuellen Hauptraumrichtungen. Vor allem nach rechtsseitiger (occipitoparietaler) Hirnschädigung kann eine Verschiebung der Vertikalen zur Gegenseite der (d. h. nach links) auftreten; die Horizontale wird in der Regel in der gleichen

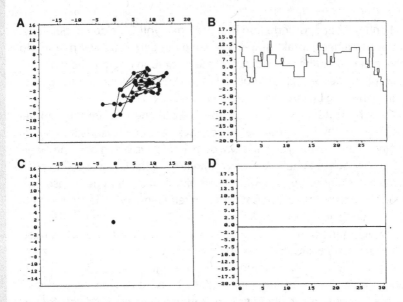

Abb. 4.4. Verlust der visuellen Lokalisation bereits eines einzelnen visuellen Reizes (im Dunkeln) nach einer beidseitigen Blutung im hinteren Parietallappen (42-jährige Patientin). **A** zeigt die Originalaufzeichnung der Fixationsversuche (Punkte: Fixationen), **B** den zeitlichen Verlauf (Dauer der Aufzeichnung: 30 Sekunden) der Fixation (unten: links, oben: rechts). Im registrierten Zeitraum fixierte die Patientin zweimal kurz den Lichtpunkt, der genau in Geradeausrichtung in einem Abstand von 114 cm gezeigt wurde. Die Abweichungen nach rechts erreichen ein Ausmaß von 15 Grad. Zum Vergleich ist in **C** die Fixation einer gesunden gleichaltrigen Versuchsperson in derselben Untersuchungsbedingung dargestellt. **D** zeigt die präzise Fixation während 30 Sekunden. Die subjektive Geradeausrichtung und damit auch die dazugehörige Blickrichtung sind bei der Patientin um etwas 7 Grad nach links verschoben

Richtung mit verschoben. Die subjektive Geradeausrichtung kann sich ebenfalls ändern; die Verschiebung erfolgt immer in die Gegenrichtung, d. h. nach linksseitiger Schädigung nach rechts, und nach rechtsseitiger Schädigung nach links (vgl. Abb. 4.5). Die Verschiebungen der subjektiven Geradeausrichtung sind typischerweise mit einem homonymen Gesichtsfeldausfall assoziiert.

Störungen der visuell-räumlichen Orientierung können sich als Beeinträchtigung der Steuerung von okulomotorischen Aktivitäten beim Abtasten der Umwelt (Szene) auswirken. Bei Erwachsenen sind homonyme Gesichtsfeldausfälle in ca. 50 % der Fälle mit einer Störung der visuellen Orientierung und damit auch einer Beeinträchtigung des Überblicks assoziiert; die Ursache dafür liegt in der (zusätzlichen) Schädigung occipito-parietaler Areale und Faserverbindungen (Zihl 2006, 2011a, b). Solche Patienten zeigen typischerweise beim Abtasten von Szenen ein sehr unökonomisches Blickbewegungsmuster mit deutlich erhöhtem Zeitbedarf, das durch Sakkaden mit kleiner Amplitude und eine deutlich erhöhte Zahl von

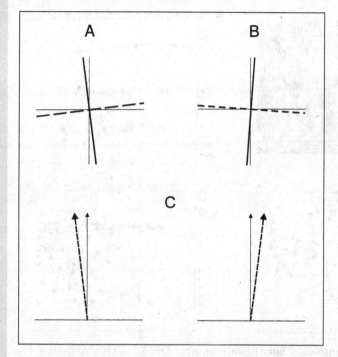

Abb. 4.5. Verschiebung der subjektiven visuellen Raumrichtungen nach rechts- (**A**) bzw. linksseitiger posteriorer Hirnschädigung (modifiziert nach Kerkhoff 2000) und der Geradeaus-Richtung (**C**) nach links bzw. nach rechts (modifiziert nach Zihl 2011a)

Fixationen gekennzeichnet ist (Abb. 4.6). Patienten mit dieser Störung „verirren" sich leicht auf komplexen, wenig strukturierten Reizvorlagen und „verlieren" oft die Zeile beim Lesen.

Bei Kindern mit CVI sind „reine" Störungen der visuellen Raumwahrnehmung bisher nur selten beschrieben worden. Zu berücksichtigen ist allerdings, dass solche Störungen aus methodischen Gründen erst im Alter von etwa 3–4 Jahren ausreichend zuverlässig untersuchbar sein dürften. Riva und Cazzaniga (1986) fanden Störungen der Unterscheidung der Länge und Orientierung von Objekten bei 6 bis 12-jährigen Kindern, die eine frühkindliche Hirnschädigung erlitten hatten. Ähnliche Ergebnisse berichteten Meerwaldt und van Dongen (1988) bei Kindern mit einer frühkindlichen Hirnschädigung, die sie im Alter zwischen 7 und 12 Jahren untersucht hatten. Das Ausmaß der Störung nahm allerdings bei einigen Kindern mit zunehmendem Alter ab. Die Ergebnisse beider Studien weisen darauf hin, dass eine frühe Hirnschädigung bleibende Defizite verursachen kann; das Ausmaß der Störung kann aber offensichtlich mit zunehmender Wahrnehmungserfahrung abnehmen. In der Linzer Studie (vgl. Tabelle 4.5) zeigten knapp 75 % der Kinder eine Beeinträchtigung der visuellen Raumwahrnehmung, die sich in ungenauen

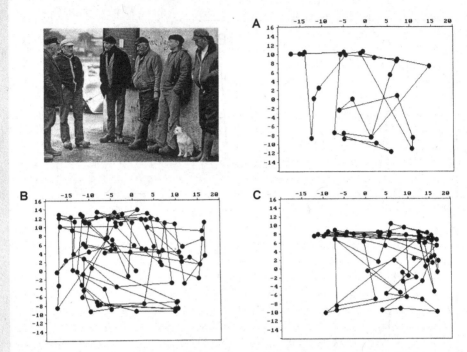

Abb. 4.6. Blickbewegungsmuster beim Betrachten einer Szene einer Normalperson (**A**), eines Patienten mit einer Schädigung im Bereich des rechten posterioren Parietallappens (**B**) und eines Patienten mit einer Schädigung im Bereich des rechten Frontallappens (**C**). Die Zeiten für das genaue Betrachten der Szene waren 19.2 sec für **A**, 44.8 sec für **B**, und 33.2 sec für **C**. Die Punkte stellen Fixationsorte, die Linien Sakkaden dar. Man beachte die große Zahl von Fixationen und die insgesamt aufwendigen Blickbewegungsmuster für die beiden Patienten

visuellen Greif- und Zeigebewegungen sowie in einer gestörten Raumorientierung manifestierte. Dutton et al. (1996) fanden bei 6 von 90 Kindern eine deutliche Beeinträchtigung der Fähigkeit, sich in Räumen oder einer (gewohnten) Umgebung eine zuverlässige räumliche bzw. topographische Orientierung zu erwerben. Diese, als topographische Orientierungsstörung bezeichnete Beeinträchtigung, ist zusätzlich durch eine verminderte bzw. fehlende Fähigkeit im Erwerb bzw. der Speicherung von Wissen über Wege gekennzeichnet. Pavlova et al. (2006) untersuchten die visuelle Navigation bei 14 Jugendlichen im Alter von 13–16 Jahren mit periventrikulärer Leukomalazie bei Frühgeburt mit Hilfe von sog. Labyrinthtests und fanden deutliche Defizite in der räumlichen Orientierung.

Es gibt Hinweise, dass das Lernen so genannter Landmarken, die für eine zuverlässige Orientierung erforderlich sind, gestört ist (Brunsdon et al. 2007), weil Landmarken räumlich nicht zuverlässig eingeordnet werden können. Die ungenaue oder fehlende visuell-räumliche Orientierung bzw. räumliche Einordnung von Landmarken unter Verwendung der drei Hauptraumachsen (Senkrechte,

Waagrechte, Geradeaus-Richtung) behindert den Erwerb eines zuverlässigen und damit brauchbaren räumlichen Bezugssystems (McCloskey 2004).

4.4.7 Formsehen, Objekt- und Gesichterwahrnehmung

Die Formwahrnehmung ist eine wichtige Voraussetzung für das visuelle Erkennen, da Objekte, Gesichter, aber auch Buchstaben aus Formen bzw. Formteilen bestehen. Die Differenzierung von Formen und Figuren stellt auch eine wichtige Voraussetzung für die Figur-Grund-Unterscheidung dar, die ihrerseits die Grundlage für die räumliche Strukturierung von Reizvorlagen und Szenen bildet. Patienten mit Störungen der Form- und Figurwahrnehmung bzw. der Figur-Grund-Unterscheidung können Objekte nicht mehr sicher voneinander abgrenzen. Ähnliche Formen werden verwechselt und sich überlappende Objektteile vermengt; manchmal werden nur Teile aus der Reizvorlage zur Identifizierung benützt.

Der Verlust des visuellen Erkennens wird als visuelle Agnosie bezeichnet und ist durch den Verlust der Fähigkeit charakterisiert, optische Reize (Formen, Objekte, Gesichter; Buchstaben) trotz ausreichender visueller (Gesichtsfeld, Sehschärfe, Kontrastsehen, Stereopsis, Farb- und Formsehen) und okulomotorischer Funktionen (Fixation, Akkommodation, Vergenz) sowie kognitiver Fähigkeiten (Aufmerksamkeit, Ergebniskontrolle) nicht richtig identifizieren bzw. wieder erkennen zu können. Das Erkennen in einer anderen Modalität (Hören von Stimme oder von Geräuschen; Abtasten von Gegenständen) ist dabei erhalten; es handelt sich also um eine modalitätsspezifische Störung des Erkennens. Im Rahmen entwicklungsbedingter Störungen des visuellen Wiedererkennens ist zu klären, ob ein Kind vor der Hinschädigung ausreichende visuelle Erfahrung mit optischen Reizen sammeln konnte; ist dies nicht der Fall, so fehlt die Möglichkeit des Abgleichs des aktuell wahrgenommenen Reizes mit einem im visuellen Gedächtnis gespeicherten Abbild, da die Repräsentation des Reizes im visuellen Gedächtnis erst durch Wahrnehmungserfahrung, d. h. durch perzeptuelles Lernen gewonnen werden kann.

Visuelle Agnosien werden zweckmäßig nach der betroffenen visuellen Reizkategorie eingeteilt. Störungen des visuellen Erkennens von Objekten werden als Objektagnosie, solche von (bekannten und vertrauten) Gesichtern als Prosopagnosie bezeichnet. Der Verlust des visuellen (Wieder-) Erkennens vertrauter Orte, Wege und Gegenden heißt topographische Agnosie, und die Störung des visuellen Erkennens von Buchstaben wird als reine Alexie bezeichnet. Jede dieser Agnosieformen kann isoliert auftreten, häufiger ist jedoch eine Kombination (Farah 2000). Bereits Lissauer (1890), von dem der erste ausführliche Fallbericht zur visuellen Agnosie stammt, hat darauf hingewiesen, dass die visuelle Agnosie durch Verwechslungsfehler gekennzeichnet ist, d. h. Patienten verwenden visuelle Merkmale, wie z. B. Größe, Form, Farbe, Formen oder Form- und Figurdetails, die zwar vorhanden, aber nicht ausreichend charakteristisch für ein bestimmtes Objekt, Gesicht usw. sind. Die Folge ist ein Verkennen („Verwechseln") von Objekten, weil gemeinsame Merkmale vorhanden sind und Erkennen (oder Wiedererkennen) nur dann gelingt, wenn die dafür entscheidenden Merkmale (manchmal ist es nur ein Merkmal) richt erkannt und überprüft worden sind. Bei ungenauer oder fehlender visueller Wahrnehmungserfahrung fehlt das Wissen um diese spezifischen, individuellen Merkmale; Objekte, Gesichter usw. können entsprechend auch nicht wieder erkannt werden. Störungen des visuellen Erkennens können auch sekundär durch unzureichende Sehleistungen und/oder okulomotorische Funktionen bzw. durch kognitive Funktionseinbußen verursacht sein, insbesondere im Bereich der Aufmerksamkeit, aber auch durch fehlende visuelle Erfahrungsbildung aufgrund einer Beeinträchtigung des perzeptuellen Lernens oder verminderter visueller Neugierde. Deshalb ist die differentialdiagnostische Absicherung der Diagnose einer visuellen Agnosie sehr wichtig und es empfiehlt sich in unklaren Fällen von einer Störung des visuellen Erkennens z. B. aufgrund einer hochgradig reduzierten Sehschärfe, einer unzureichenden Fixation oder im Rahmen einer allgemeinen kognitiven Entwicklungsstörung zu sprechen. Da die meisten Kinder mit CVI häufig zusätzlich okulomotorische und kognitive Störungen aufweisen, sollte im Einzelfall unbedingt abgeklärt werden, ob die Störung des visuellen Erkennens das Ausmaß der visuellen, okulomotorischen und kognitiven Funktionsstörungen deutlich überschreitet. Dabei ist wichtig darauf hinzuweisen, dass Kinder mit solchen Funktionsstörungen durchaus in der Lage sein können, optische Reize visuell zu identifizieren, wenn auch nur in dem Maße, wie es ihre visuellen (z. B. Sehschärfe) und okulomotorischen (z. B. Fixation) Funktionen zulassen.

Störungen der visuellen Formunterscheidung bzw. des visuellen Erkennens bei Kindern mit kongenitaler bzw. frühkindlicher Hirnschädigung sind vor allem im Zusammenhang mit Beeinträchtigungen der Sehschärfe und des Fixationsverhaltens zu erwarten (sog. sekundäre visuelle Erkennungsstörungen), zumal beide häufig kombiniert vorkommen (vgl. Tabelle 4.3). Es existieren jedoch auch primäre Störungen des visuellen Erkennens. In ihrer Untersuchung von 90 Kindern mit frühkindlicher Hirnschädigung fanden Dutton et al. (1996) eine Kombination aus Gesichtsfeldausfällen und visuellen Erkennungsstörungen bei mehr als der Hälfte (52 %) der Kinder; hinzukommen 20 % mit einer deutlich reduzierten Sehschärfe, und 10 % mit einer hochgradigen Beeinträchtigung aller Sehleistungen. Dies bedeutet, dass in dieser Gruppe insgesamt über 80 % der Kinder eine primäre oder sekundäre Störung des visuellen Erkennens aufwiesen, so dass die betroffen Kinder Schwierigkeiten hatten, Objekte, Gesichter und Szenen zu erkennen. Am häufigsten fand sich eine Störung des visuellen Erkennens von Gesichtern, und zwar auch von vertrauten Menschen (Eltern, Geschwister). Stiers et al. (1998) fanden Störungen des visuellen Erkennens von Objekten bei 17 von 22 Kindern mit frühkindlicher Hirnschädigung, die sie im Alter von 4–14 Jahren untersuchten. Die Störung des Erkennens war dabei unabhängig vom Visus; betroffen waren sowohl die Synthese (ganzheitliche Erfassung) von Figuren und Objekten als auch die Objektkonstanz (Erkennen von Objekten z. B. aus unterschiedlicher Perspektive oder bei unterschiedlichen Umgebungsbedingungen) und die kognitiven Operationen zur Überprüfung des Erkennungsprozesses (Plausibilitätskontrolle) durch Einbeziehung des Kontexts. Die Hirnschädigung betraf in der Regel typischerweise okzipito-temporale Regionen in beiden Hemisphären; allerdings dürfte, ähnlich wie bei Erwachsenen, eine einseitige (links- oder rechtsseitige) Schädigung auch ausreichend sein, um Störungen des visuellen Erkennens z. B. von Gesichtern zu verursachen (Landis et al. 1988; Barton 2008). In der Linzer Studie (vgl. Tabelle 4.5) wurde bei 76 von 82 Kindern (92.7 %) eine beeinträchtige visuelle Objektwahrnehmung festgestellt. Da aber alle Kinder zusätzlich eine reduzierte Sehschärfe und/oder eine gestörte Fixation aufwiesen, ist davon auszugehen, dass es sich bei einem Großteil der Kinder um eine sekundär verursachte Störung der visuellen Objektwahrnehmung handelte.

Einen sehr aufschlussreichen Fall von kongenitaler visueller Agnosie und Prosopagnosie veröffentlichen Ariel und Sadeh (1996). Es handelt sich dabei um den zum Zeitpunkt der Untersuchung 8 Jahre alten Normalschüler LG, der eine normale motorische, sprachliche und kognitive Entwicklung aufwies, aber im Alter von etwa 6 Jahren über eigenartige „Probleme mit den Augen" besonders in der Schule (erstes Schuljahr) klagte. Nach Angaben der Mutter hatte LG bereits seit früher Kindheit Schwierigkeiten, die Großeltern aufgrund ihres Gesichtes wieder zu erkennen und einfache Puzzles zusammenzubauen. Die detaillierte neuroophthalmologische und neuropsychologische Untersuchung ergab keinen Hinweis auf Störungen visueller Teilleistungen und okulomotorischer Funktionen; die kognitiven Leistungen (Aufmerksamkeit, visuelles und verbales Gedächtnis, logisches Denken usw.) waren altersentsprechend. Es fanden sich allerdings Schwierigkeiten im visuellen Erkennen von Buchstaben (siehe unten) und teilweise auch von Wörtern. Schreiben und Rechnen (schriftlich und Kopfrechnen) waren hingegen unauffällig. Die Formwahrnehmung war nicht beeinträchtigt, die Unterscheidung von Farb- und Grautönen gelang gut; allerdings benötigte LG deutlich mehr Zeit dafür als seine gleichaltrigen Mitschüler. Es fanden sich keine Hinweise auf eine Störung der visuellen Raumwahrnehmung. Die visuelle Objekt- und Gesichtererkennung war hingegen deutlich beeinträchtigt; die Ergebnisse sind in Tabelle 4.8 zusammengefasst.

Die Synthese von Objekten aus Teilen bereitete LG ebenso Schwierigkeiten wie das visuelle Erkennen bekannter realer Objekte, die taktil jedoch sofort korrekt erkannt und auch benannt werden konnten. Besonders beeinträchtigt waren das Erkennen von Objekten auf Strichzeichnungen sowie die Objektkonstanz. LG hatte große Schwierigkeiten im Unterscheiden und Erkennen von Gesichtern auf Fotografien, einschließlich seines eigenen Gesichts, und auch im Erkennen von Alter, Geschlecht und Gesichtsausdruck (Freude, Trauer, Wut). Auf die Frage, warum ihm Gegenstände, Gesichter, usw. solche Schwierigkeiten bereiten, antwortete er:

„Ich weiß nicht (genau), was dies (d. h. das gezeigte Objekt oder Bild) bedeutet". Typische Fehler waren die Verwechslung von ähnlichen Objekten (kleiner Ball und Apfel; Meeresmuschel und Blume). Das Abzeichnen von Gegenständen oder Figuren war gekennzeichnet durch ein fast „sklavisches" Vorgehen; dabei wurde jeder Strich genauestens kopiert. Ganz selbstverständlich und spontan benutzte er jedoch auditive und taktile Informationen sehr effizient, um Personen und Objekte zu erkennen.

Die hervorragende Anpassung an die alltäglichen visuellen Anforderungen ist LG sicherlich aufgrund der Tatsache gelungen, dass er auf andere, intakte Wahrnehmungsmodalitäten ausweichen konnte und für den Erwerb entsprechender Kompensationsstrategien die erforderlichen kognitiven Fähigkeiten zur Verfügung hatte. Die Anpassungsfähigkeit des Gehirns ist in diesem Fall erstaunlich; allerdings muss auch eine ausreichende Lernfähigkeit gegeben sein und die entsprechenden Voraussetzungen dafür (z. B. visuelle Neugierde, Konzentrationsfähigkeit, visuelles Gedächtnis, Problemlösefähigkeit usw.) zur Verfügung stehen. Trotz bester Bedingungen kann das Defizit selbst aber offensichtlich nicht beeinflusst, d. h. reduziert werden.

Tabelle 4.8. Störungen des visuellen Erkennens bei einem 8-jährigen Jungen (LG) mit einer kongenitalen Agnosie (modifiziert nach Ariel und Sadeh 1996). Die Zahlen beziehen sich auf die Anzahl gezeigter Objekte; die Prozentzahlen in Klammern geben die Leistungen von 4 Gleichaltrigen an (*: nicht untersucht)

Stimulusmaterial	Anzahl	richtig erkannt (%)
reale Objekte	45	77.8 (100)
Objektzeichnungen	30	90.0 (100)
Tiere aus Plastik	22	63.6 (100)
Einzelbuchstaben	23	60.9 (96.7)
Objekte auf Abbildungen	30	56.6 (100)
komplexe Szenen	28	53.6 (96.4)
Objekte aus unterschiedlichem Blickwinkel	23	30.4 (100)
Synthese von Objekten	30	13.3 (73.3)
sich überlappende Objekte	20	10.0 (100)
vertraute Gesichter (Familie)	26	38.5 (*)
Gesichterunterscheidung	15	87.7 (66.7)
Gesichterkonstanz	78	30.8 (92.0)
Unterscheidung von Alter und Geschlecht	25	28.0 (92.0)
Erkennen von Gesichtsteilen	10	00 (100)
Erkennen von Gesichtsausdruck	21	02.1 (*)

Ähnliche Fälle sind auch in späteren Studien berichtet worden. Ein gemeinsames Merkmal der betroffenen Kinder ist ihre Schwierigkeit, Gesichtsteile auf Abbildungen zu identifizieren, wobei aber nicht immer alle Gesichtsteile davon betroffen sein müssen (Brunsdon et al. 2006). Andere Kinder können Gesichtsteile richtig identifizieren, aber häufig gesehene Gesichter nicht wieder erkennen (Joy und Brunsdon 2002). Manche Kinder mit Entwicklungsprosopagnosie haben auch Schwierigkeiten in der Unterscheidung und Verwendung abstrakter Formen und Symbole; zusätzlich kann auch die räumliche Kontrastauflösung reduziert sein (Barton et al. 2003). Eine besondere Schwierigkeit stellt zudem für manche Kinder das Erfassen der globalen Konfiguration eines Gesichts dar (Behrmann et al. 2005); das Gesicht kann nicht ganzheitlich wahrgenommen, sondern muss aus den Details mühsam zusammengesetzt werden. Die Synthese von globalen und lokalen Merkmalen scheint für das (Wieder-) Erkennen von Gesichtern eine wichtigere Rolle zu spielen als z. B. von Objekten (Behrmann et al. 2005). Diese Annahme wird durch die Beobachtung gestützt, dass das visuelle Erkennen von Objekten bei Kindern mit Entwicklungsprosopagnosie unauffällig sein kann (Duchaine und Nakayama 2005). Interessanterweise scheinen Kinder mit Entwicklungsprosopagnosie seltener als Erwachsene mit erworbener Prosopagnosie Schwierigkeiten im Erkennen des Gesichtsausdrucks aufzuweisen (Humphreys et al. 2007). Die Entwicklungsprosopagnosie wird als genetisch bedingt angesehen, wenn keine Hinweise auf eine Hirnschädigung vorliegen (Wilson et al. 2010).

4.4.8 Lesen

Die sog. visuelle Entwicklungsdyslexie ist definiert als Störung des Erwerbs der Fähigkeit, die Bedeutung von Schriftzeichen (Buchstaben) visuell zu erkennen. Dabei wird davon ausgegangen, dass alle erforderlichen visuellen Teilleistungen und okulomotorischen Funktionen (ebenso wie die erforderlichen kognitiven Fähigkeiten) ausreichend gegeben sind, die Entwicklungsdyslexie somit nicht durch eine unvollständige Entwicklung oder Störung dieser Leistungen und Funktionen erklärbar ist. Es handelt sich also um eine spezifische und selektive visuelle Agnosie ähnlich wie die sog. (erworbene) reine Alexie bei Erwachsenen (Valdois et al. 2004).

In den letzten Jahren hat sich die Forschung zur visuellen Entwicklungsdyslexie vermehrt mit der Frage der Spezifität dieser Entwicklungsstörung beschäftigt, d. h. ob Kinder mit sog. visueller Entwicklungsdyslexie ausschließlich Schwierigkeiten im Erwerb der Assoziation zwischen Form und Buchstabe bzw. Buchstaben und Wort haben, oder ob visuelle Teilleistungen oder kognitive Funktionen, die dafür wichtig sind, betroffen sind, und der Erwerb der Fähigkeit zur visuellen Textverarbeitung dadurch verursacht bzw. erschwert wird. Das Lernen der Bedeutung von Formen als Schriftzeichen ist unter anderem von der sicheren Unterscheidung von Formen und der Fähigkeit zur ganzheitlichen Verarbeitung von Schriftzeichen (sog. Wort- oder Textverarbeitung) abhängig; eine Entwicklungsstörung auf diesen Verarbeitungsstufen könnte somit ebenfalls eine visuelle Entwicklungsdyslexie verursachen. Sollte diese Annahme zutreffen, so hätte dies auch Auswirkungen auf die Art der Behandlung der visuellen Entwicklungsdyslexie, da bei Kindern mit Störungen der Buchstaben- bzw. Textverarbeitung auf dieser Analysestufe auch die Behandlung auf dieser Stufe stattfinden sollte. Die bisher vorliegenden Untersuchungen haben sich mit der Formunterscheidung, der Rolle der Aufmerksamkeit, insbesondere der Steuerung der räumlichen Aufmerksamkeit, der parallelen (ganzheitlichen) Verarbeitung von optischen Reizen und der am Lesen beteiligten okulomotorischen Funktionen beschäftigt. Jones et al. (2008) untersuchten die visuelle Suchleistung und die Verarbeitungsgüte für visuelle Symbole bei Kindern mit Entwicklungsdyslexie und fanden, dass sie in diesen beiden Aufgaben deutlich mehr Fehler machten als Kinder mit normaler Leseentwicklung. Es gibt Hinweise, dass Kinder mit Entwicklungsdyslexie eine beeinträchtigte parallele, aber durchaus intakte serielle Verarbeitung von optischen Reizen aufweisen (Lassus-Sangousse et al. 2008); es können aber auch beide Verarbeitungsformen betroffen sein (Sireteanu et al. 2006, 2008). Eine besondere Rolle beim Leseerwerb spielt der räumliche Wechsel der selektiven Aufmerksamkeit (Konzentration) innerhalb eines Wortes oder Satzes, der vor oder zumindest gemeinsam mit dem Wechsel der Fixation erfolgen muss, um eine flüssige Textverarbeitung zu erreichen. Störungen dieser attentionalen und okulomotorischen Funktionen und Prozesse können den Erwerb einer effizienten Textverarbeitung und damit des Lesenlernens behindern (Boden und Giaschi 2007; Bosse et al. 2007; Shaywitz und Shaywitz 2008). Der systematische Wechsel der Fixation ist ebenfalls eine wesentliche Voraussetzung für die flüssige Texterverarbeitung; erfolgt der Fixationswechsel zu langsam, so wird dadurch die Textverarbeitung beeinträchtigt. Für das erfolgreiche Lesenlernen ist der Erwerb eines regelrechten Blickbewegungsmusters von links nach rechts (also vom Beginn zum Ende eines Wortes oder einer Zeile) ebenfalls eine wichtige Voraussetzung. Ferretti et al. (2008) haben bei Kindern mit Entwicklungsdyslexie im Vergleich zu Kindern ohne diese Entwicklungsstörung ein verlangsamtes Wechseln der Fixation in Leserichtung festgestellt. Zur effizienten Texterverarbeitung ist schließlich auch ein funktionsfähiges visuelles Arbeitsgedächtnis erforderlich, da Buchstaben und Textteilinformation so lange gespeichert werden müssen, bis sie ein Ganzes bilden, also ein Wort oder einen Textteil (z.B. Satzteil oder Satz). Ein unzureichend entwickeltes oder gestörtes visuelles Arbeitsgedächtnis kann somit ebenfalls den Erwerb der Textverarbeitung und das Lesenlernen behindern (Smith-Spark und Fisk 2007). Schließlich sollte noch darauf hingewiesen werden, dass Kinder mit einer Entwicklungsdyslexie zusätzlich eine unzureichende z.B. fusionale Konvergenz aufweisen können, die den Erwerb einer flüssigen Textverarbeitung ebenfalls erschweren kann (Ponsonby et al. 2009). Die unzureichende

Konvergenz behindert die für die Textverarbeitung erforderliche präzise und rasche Weiterführung der binokulären Fixation in Leserichtung.

4.4.9 Aufmerksamkeitsfeld

Visuelle Wahrnehmung und visuelle Aufmerksamkeit sind, wie bereits mehrfach ausgeführt, nicht trennbar (vgl. Abschnitt 2.3.8). Dies gilt insbesondere für die Verteilung und Steuerung der Aufmerksamkeit im Gesichtsfeld; nur die gleichmäßige Verteilung der Aufmerksamkeit erlaubt die Entdeckung von Reizen an jedem beliebigen Ort. Die selektive Zuwendung (Konzentration, und damit in gewisser Weise auch Einengung) der selektiven Aufmerksamkeit zu diesem Ort erleichtert dann eine genauere Analyse des dort vorhandenen Reizes. Das Aufmerksamkeitsfeld lässt sich mit dem Überblick gleichsetzen, der im Falle der größten Ausweitung mehr oder weniger identisch ist mit der Gesichtsfeldausdehnung. Der große Überblick erlaubt die ganzheitliche Erfassung einer Szene oder Reizvorlage (sog. globaler Verarbeitungsmodus); er kann aber auch eingeengt werden auf einen sehr kleinen Bereich, im Extremfall auf einen Einzelreiz oder ein Formdetail (sog. lokaler Verarbeitungsmodus). Die globale, also ganzheitliche Erfassung („Gesamtaufnahme") einer Szene erfolgt vor der Detailanalyse; dadurch werden die räumliche Orientierung und die genaue Steuerung der lokalen Verarbeitung innerhalb der aufgenommenen Szene sichergestellt (Hochstein und Ahissar 2002). Zusätzlich gewährleistet die (vorübergehende) Speicherung der räumlichen Struktur der Szene (z. B. Positionen und räumliche Verteilung der Reize) die Steuerung der Aufmerksamkeit und der Fixation innerhalb der Szene. Die Einengung des Aufmerksamkeitsfeldes hat somit nicht nur eine Einengung des Überblicks zur Folge, sondern wird auch die räumliche Orientierung beeinträchtigen. Nach erworbener Hirnschädigung kann das Aufmerksamkeitsfeld auf der Gegenseite (sog. halbseitiger visueller Neglect) oder – nach beidseitiger Hirnschädigung – in beiden Halbfeldern eingeschränkt sein (sog. Balint Syndrom) (Zihl 2011a, b). Man geht davon aus, dass durch eine uni- (rechtsseitige) oder bilaterale parietale bzw. parieto-frontale Schädigung die Repräsentation einer oder beider Raumhälften verloren geht und zusätzlich auch die intentionale Aufmerksamkeits- bzw. Blickzuwendung zur betroffenen Seite nicht mehr möglich ist. In diesen Fällen ist das Gesichtsfeld häufig erhalten; trotzdem können Patienten Reize im betroffenen Bereich nicht bemerken und somit wahrnehmen; sie führen auch kaum Blickbewegungen zu dieser Seite aus (vgl. Abb. 4.7). Reize werden im (nun nicht mehr vorhandenen) Außenraum nicht mehr wahrgenommen; aber auch die intentionale Hinwendung der Aufmerksamkeit gelingt nicht mehr, weil dieser Teil des Raumes „im Kopf" nicht mehr existiert. Die Folge ist die Verminderung oder gar der Verlust aller Aktivitäten im betroffenen Bereich, nicht nur der Augen-, sondern auch der Greifbewegungen (vgl. Karnath 2006). Bei Rechtshändern wird nach

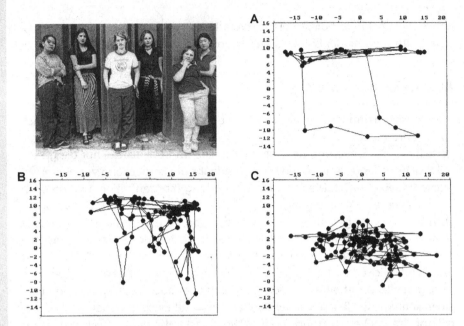

Abb. 4.7. Blickbewegungsmuster beim Betrachten einer Szene einer Normalperson (**A**), eines Patienten mit einem linksseitigen visuellen Neglect (**B**) und einer Patientin mit einem Balint-Syndrom (**C**). Die Zeiten für das genaue Betrachten der Szene waren 15.2 sec für **A**, 49.2 sec für **B** und 71 sec für **C**. Man beachte die Vernachlässigung der linken Szenenhälfte bei **B** und die Konzentration der visuellen Suchaktivitäten auf die Bildmitte bei **C**. Die Punkte stellen Fixationsorte, die Linien Sakkaden dar

rechtshemisphärischer Schädigung typischerweise ein visueller Neglect für die linke Raumhälfte beobachtet, weil der rechte Parietallappen nach abgeschlossener morphologischer Hirnentwicklung für die Hinlenkung und Steuerung der Aufmerksamkeit in beide Raumhälften verantwortlich ist. Linke und rechte Raumhälfte werden dabei durch die aktuelle Blickrichtung bestimmt. Eine linksseitige Schädigung führt bei Rechtshändern nur zu einem vorübergehenden visuellen Neglect für die rechte Raumhälfte; für Linkshänder sind die Verhältnisse in der Regel umgekehrt.

Bei Kindern mit kongenitaler Hirnschädigung sind verschiedene Störungen der visuell-räumlichen Aufmerksamkeit beschrieben worden, die grundsätzlich mit den oben beschriebenen Formen bei Erwachsenen vergleichbar sind. Im Gegensatz zu Erwachsenen findet sich bei Kindern häufiger eine bilaterale Einengung des Aufmerksamkeitsfeldes, verbunden mit verminderten oder fehlenden Zuwendereaktionen zu optischen Reizen und auch wenig spontanen (d. h. selbständig generierten) Aufmerksamkeits- und Blickwechseln in beide Raumhälften; die Folge ist ein entsprechend eingeschränktes visuelles Such- bzw. Explorationsverhalten (Craft et al. 1994; Mercuri et al. 1997). Erst wenn optische Reize in der aktuellen Blickrichtung des Kindes gezeigt werden, kommt es zu eindeutigen Zuwendereaktionen, meist auch mit Fixationsaufnahme.

Neben dieser beidseitigen Einengung des Aufmerksamkeitsfeldes sind bisher auch wenige Einzelfälle von einseitiger visueller Vernachlässigung berichtet worden (z. B. Ferro et al. 1984; Billingsley et al. 2002; Laurent-Vannier et al. 2003; Trauner 2003; Kleinman et al. 2010; vgl. Abb. 4.8). Dabei handelt es sich meist um Kinder, die erst nach dem 3. Lebensjahr eine fokale Hirnschädigung erlitten haben (Infarkt, Tumor, Blutung) und als Folge unter anderem eine halbseitige visuelle Vernachlässigung zeigten. Die visuelle Vernachlässigung bildete sich in allen berichteten Fällen innerhalb von wenigen Wochen spontan zurück. Es blieb jedoch eine Aufmerksamkeitsschwäche insofern bestehen, als die Latenz für die Aufmerksamkeits- bzw. Blickzuwendung zum betroffenen Halbfeld (d. h. kontralateral zur Seite der Hirnschädigung) erhöht war. Die visuelle Vernachlässigung einer Raumhälfte kann aber offensichtlich auch nach einer früheren Hirnschädigung auftreten und sich im Verhalten durch fehlende Blick- und Greifbewegungen zur betroffenen Seite hin zeigen. Laurent-Vannier et al. (2003) haben bei 4 Kindern nach traumatischer Hirnschädigung, die sie im Alter von 7 bis 27 Monaten untersucht haben, eine Vernachlässigung optischer Reize im rechten Halbraum festgestellt; auf akustische Reize reagierten die Kinder hingegen prompt. Allerdings wiesen zwei der Kinder auch eine homonyme Hemianopsie rechts auf, sodass es sich auch um eine nicht kompensierte Halbseitenblindheit gehandelt haben könnte. Trauner (2003) untersuchte 59 Kinder im Alter von 6 bis 48 Monaten (jüngere Gruppe) bzw. 28–75 Monate (ältere Gruppe) mit Hirnentwicklungsstörungen oder perinataler Hirnschädigung (Hirninfarkte oder Hirnblutungen) und fand eine visuelle Vernachlässigung (fehlende Zuwendebewegungen zu op-

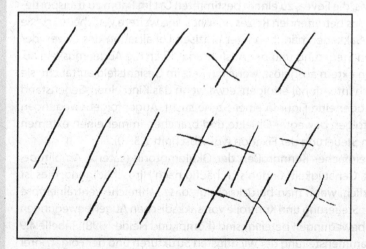

Abb. 4.8. Vernachlässigung von Linien in einem Durchstreichtest bei einem 9-jährigen mit einem linksseitigen visuellen Neglect (modifiziert nach Ferro et al. 1984)

tischen Reizen) bzw. fehlende spontane Exploration einer Raumhälfte in 37 Fällen (62.7 %). Das zusätzliche Vorhandensein eines homonymen Gesichtsfeldausfalls erwies sich in dieser Untersuchung nicht als signifikanter Einflussfaktor; es ist aber nicht auszuschließen, dass die visuelle Vernachlässigung dadurch verstärkt wurde. Der Anteil einer linksseitigen bzw. rechtsseitigen visuellen Vernachlässigung betrug in der jüngeren Gruppe 59 % bzw. 82 %; in der älteren Gruppe 54 % bzw. 62 %. Dies weist auf einen Trend zum Anstieg der Häufigkeit der linksseitigen Vernachlässigung mit zunehmendem Alter hin, d. h. die besondere Rolle der rechten Hirnhälfte für die visuelle Raumwahrnehmung und das visuelle Raumgedächtnis scheint zumindest bis zum Alter von 6 Jahren noch nicht eindeutig festgelegt zu sein (vgl. auch Johnston und Shapiro 1986).

Der Vollständigkeit halber sei angefügt, dass eine einseitige oder beidseitige visuelle Vernachlässigung auch bei Kindern mit einem so genannten Aufmerksamkeitsdefizitsyndrom (attention-deficit disorder; ADD) beschrieben wurde (Voeller und Heilman 1988; Ben-Artsy et al. 1996). In diesen Fällen liegt vermutlich eine Einschränkung der räumlichen Aufmerksamkeit in der visuellen Modalität vor; als Ursache wird eine parietale Funktionsstörung vermutet.

4.5 Blickmotorik

Die Blickmotorik umfasst Augenbewegungen, die im Wesentlichen der Fixation von ruhenden (stationären) und bewegten optischen Reizen (Folgebewegungen) dienen. Blicksprünge (Sakkaden) erlauben schnelle Positionsänderungen im Raum und werden eingesetzt, um das Zentrum des Gesichtsfeldes und damit die Stelle des besten Sehens, die Fovea, zu einem bestimmten Ort im Raum zu transportieren; die Fixation des betreffenden Reizes erlaubt seine weitere Verarbeitung. Die Genauigkeit der Sakkaden hängt von der präzisen Lokalisation des Reizes, der visuomotorischen Steuerung und der Ausführung durch die Augenmuskeln ab. Sakkaden werden extern ausgelöst, wenn ein Reiz im Gesichtsfeld auftaucht; sie können aber auch intentional erfolgen, etwa wenn das Kind einen Gegenstand auf einem Tisch oder eine Figur in einer Szene sucht. Augenfolgebewegungen dienen dem Verfolgen bewegter Objekte und brauchen immer einen externen Reiz zur genauen Steuerung der Fixation (vgl. Abschnitt 2.3.10).

Störungen einfacher Kenngrößen der Okulomotorik (Latenz, Amplitude, Geschwindigkeit, Genauigkeit) finden sich häufig nach Hirnschädigung; dies ist nicht verwunderlich, wenn man berücksichtigt, dass zahlreiche zentralnervöse Strukturen an der Steuerung und Kontrolle von sakkadischen Augenbewegungen und Augenfolgebewegungen beteiligt sind (Kömpf und Heide 1998). Tabelle 4.9 enthält eine Zusammenstellung der wichtigsten Strukturen und der Folgen ihrer Schädigung für die Blickmotorik. Eine unilaterale Schädigung des Großhirns führt

Tabelle 4.9. Auswirkungen der Schädigung bestimmter Hirnstrukturen auf sakkadische Augenbewegungen und auf Augenfolgebewegungen (modifiziert nach Leigh und Zee 2006)

Struktur	Sakkaden	Augenfolgebewegungen
Kleinhirn	Dysmetrie	sakkadierte langsame Phasen
Mittelhirn	vertikale Begrenzung	vertikale Begrenzung
Großhirn	Hypometrie	Verlangsamung
	Verlangsamung	sakkadierte langsame Phasen
	erhöhte Latenzen	erhöhte Latenzen

in der Regel zu einer Beeinträchtigung der Augenbewegungen zur Gegenseite; nach beidseitiger Schädigung ist die Steuerung bzw. Ausführung der Augenbewegungen nach beiden Seiten betroffen. Vergleichbare Störungen der Okulomotorik sind auch bei Kindern mit kongenitaler bzw. frühkindlicher Hirnschädigung beschrieben worden, wobei in der Regel sowohl die sakkadischen Augenbewegungen als auch die Augenfolgebewegungen und die Fixation beeinträchtigt sind.

4.5.1 Fixation

Zu den primären Formen der Fixationsstörung zählt der Fixationsnystagmus, der besonders bei Fixation eines optischen Reizes auftritt bzw. bei Fixation verstärkt wird, meist rein horizontal schlägt und bei Naheinstellungskonvergenz abnimmt (Kommerell 1998). Bei Kindern mit kongenitalem Fixationsnystagmus findet sich zwar meist ein reduzierter Visus; die Welt scheint jedoch trotz der Fixationsunruhe als ruhig und klar wahrgenommen zu werden (Bedell 2000). Fixationsschwierigkeiten können aber auch indirekt (d. h. sekundär) durch eine unzureichende Sehschärfe, eine verminderte Kontrastsensitivität oder durch eine Störung der Aufmerksamkeit (Konzentration) verursacht sein.

Jacobsen et al. (1996) fanden einen horizontalen Blickrichtungsnystagmus bei 12 von 13 Kindern mit (bilateraler) periventrikulärer Leukomalazie. In der Studie von Stiers et al. (1998) wiesen 10 von 22 Kindern im Alter von 3–14 Jahren mit perinataler Asphyxie einen Fixationsnystagmus auf; es handelt sich somit um eine relativ überdauernde okulomotorische Störung. In der Studie von Fazzi et al. (2007) fanden sich Fixationsstörungen in 58 von 121 Kindern (50 %); Khetpal und Donohue (2007) berichteten einen Spontannystagmus bei 21 % von 98 Kindern. Kinder mit Nystagmus entwickeln oft eine Kopfzwangshaltung (Priglinger und Priglinger 1981); speziell bei hoher Visusanforderung versuchen sie, dadurch den Nystagmus zu unterdrücken (Jacobsen et al. 1996). Diese Art der „Kompensation" sollte unbedingt vermieden bzw. durch operative Maßnahmen therapeutisch behoben werden, nicht nur wegen der ungünstigen Auswirkungen auf Hals- und

Nackenmuskulatur (Verspannungen, Ausbildung eines Schiefhalses), sondern auch, weil die visuelle Raumwahrnehmung und die Körperwahrnehmung (Körperhaltung) durch einseitig veränderte vestibuläre und sensomotorische Einflüsse beeinträchtigt wird und damit die Körperkontrolle behindern kann.

4.5.2 Sakkaden und Folgebewegungen

Jacobsen et al. (1996) fanden bei 5 von 13 Kindern mit periventrikulärer bilateraler Leukomalazie gestörte Sakkaden und Augenfolgebewegungen für beide Horizontalrichtungen. In der Studie von Mercuri et al. (1997) wiesen 19 von 31 Kindern (61 %) mit einer uni- bzw. bilateralen hypoxisch-ischämischen Hirnschädigung eine Störung der Sakkaden und 11 Kinder (35 %) eine Störung der Augenfolgebewegungen auf. Fazzi et al. (2007) fanden in ihrer Gruppe von 121 Kindern eine Störung der Sakkaden bei 41 Kindern (34 %) und beeinträchtigte Folgebewegungen bei 94 Kindern (78 %). Bei diesen Häufigkeiten ist zu berücksichtigen, dass Beeinträchtigungen der Aufmerksamkeit bzw. der visuellen Lokalisation ebenfalls zu einer sakkadischen Dysmetrie und damit zu einer Fragmentierung der Sakkaden sowie zu einer ungenauen Augenfolgebewegung führen können. Für die Genauigkeit der Augenfolgebewegungen ist außerdem ein ausreichendes Kontrastsehen bzw. eine ausreichende Sehschärfe erforderlich (Jan et al. 1986).

Der optokinetische Nystagmus (OKN), der aus einer Sequenz von Folgebewegungen und Blicksprüngen in Gegenrichtung zur Streifenbewegung zur Wiederaufnahme der Fixation besteht, kann entweder infolge beeinträchtigter Augenfolgebewegungen und/oder Sakkaden gestört sein, oder eine eigenständige okulomotorische Störung darstellen. Typischerweise ist der OKN zur Gegenrichtung der betroffenen Hemisphäre (deutlicher) beeinträchtigt (van Hof-van Duin und Mohn 1984; Mercuri et al. 1997). In der Studie von Fazzi et al. (2007) fand sich ein gestörter OKN bei 88 von 121 Kindern (73 %). Diese Häufigkeit übertrifft die Anzahl der Kinder mit einer Fixationsstörung (60; 50 %) oder einer Störung der Sakkaden (41; 34 %); der Prozentsatz der Kinder mit einer Störung der Folgebewegungen lag hingegen noch höher (78 %). In Tabelle 4.10 sind die Häufigkeiten

Tabelle 4.10. Okulomotorische Befunde bei 82 Kindern mit zerebralen Sehstörungen aus der Linzer Studie

	sicher gegeben	teilweise gegeben	nicht gegeben
Fixation	34 (41.5 %)	35 (42.7 %)	13 (15.8 %)
Sakkaden	38 (46.4 %)	27 (32.9 %)	17 (20.7 %)
Folgebewegungen	26 (31.7 %)	25 (30.5 %)	31 (37.8 %)
OKN	37 (45.2 %)	28 (34.1 %)	17 (20.7 %)

okulomotorischer Störungen aus der Linzer Studie (vgl. Tabelle 4.5) zusammen-gefasst. Die Fixation war bei 58 %, die Sakkaden waren bei 54 % und die Folge-bewegungen bei 68 % der Kinder beeinträchtigt. Etwas mehr als die Hälfte der Kinder (55 %) zeigte einen auffälligen OKN-Befund.

Wie bereits früher (siehe Abschnitt 4.4.2) ausgeführt, ist die Sehschärfe unter anderem auch von der gezielten Fixationsaufnahme (Sakkade) und der Genau-igkeit der Fixation abhängig; ähnliches gilt auch für die Güte der Blickfolgebe-wegungen und den OKN. In Tabelle 4.11 sind diese Zusammenhänge für die 82 Kinder aus der Linzer Studie in einer Übersicht zusammengefasst. Für den Zusam-menhang zwischen Sehschärfe und Fixationsgenauigkeit ergibt sich einerseits das erwartete Bild: Kinder mit einer beeinträchtigten oder fehlenden Fixation weisen in der Regel auch einen sehr niedrigen Visus (0.01 bis 0.1) auf. Andererseits aber lässt eine akkurate Fixation nicht immer auch auf einen entsprechend hohen Visus schließen; etwas mehr als die Hälfte (54.3 %) der Kinder mit einer (ausreichend) stabilen Fixation weisen eine Sehschärfe von < 0.1 auf. Dies bedeutet, dass eine hochgradig reduzierte Sehschärfe nicht immer Folge einer unzureichenden Fixa-tionsgenauigkeit ist. Ähnliches gilt auch für die Genauigkeit der Sakkaden. Die Folgebewegungen und der OKN können gegeben sein, auch wenn die Sehschärfe weniger als 0.1 beträgt (ca. 21 %); natürlich spielen dabei die Größe und der Kont-rast des verwendeten optischen Reizes sowie die Aufmerksamkeit und Mitarbeit des Kindes eine wichtige Rolle. Ein besserer Visus (> 0.10) bedeutet hingegen im Einzelfall nicht immer, dass die Folgebewegungen und der OKN erhalten sind.

Tabelle 4.11. Augenbewegungen und Sehschärfe. +: sicher gegeben; (+) teilweise gegeben, –: nicht gegeben. A: Visus ≤ 0.05 (n = 38, 46.3 %); B: Visus 0.06–01.0 (n = 27, 34.9 %), C: Visus > 0.10 (n = 17, 20.7 %). Die Daten stammen aus der Linzer Studie

	n	A (≤ 0.05)	B (0.06 – 0.1)	C (> 0.1)
Fixation +	35	04 (11.4 %)	15 (42.9 %)	16 (45.7 %)
Fixation (+)	32	19 (59.4 %)	12 (37.5 %)	01 (3.1 %)
Fixation –	15	15 (100 %)	00	00
Sakkaden +	39	08 (20.5 %)	16 (41.0 %)	15 (38.5 %)
Sakkaden (+)	24	12 (50.0 %)	10 (41.7 %)	02 (08.3 %)
Sakkaden –	19	18 (94.7 %)	01 (05.3 %)	00
Folgebewegungen +	29	03 (10.3 %)	14 (48.3 %)	12 (41.4 %)
Folgebewegungen (+)	25	10 (40.0 %)	10 (40.0 %)	05 (20.0 %)
Folgebewegungen –	28	25 (89.3 %)	03 (10.7 %)	00
OKN +	40	10 (25.0 %)	15 (37.5 %)	15 (37.5 %)
OKN (+)	27	15 (55.5 %)	10 (37.0 %)	02 (07.5 %)
OKN –	15	13 (86.7 %)	02 (13.3 %)	00

4.5.3 Kopfbewegungen

Blickbewegungen beinhalten meist auch Kopfbewegungen; dies gilt typischerweise für Blickpositionen jenseits von 15 Grad von der Geradeausrichtung aus gemessen (vgl. Übersicht bei Zangemeister 1998). In den ersten Lebensmonaten verwenden Babys mehr Kopf- als Augenbewegungen; zudem folgen die (kleinen) Blickbewegungen meist den Kopfbewegungen, während die Reihenfolge beim Erwachsenen umgekehrt ist (Zangemeister 1998; vgl. auch Abschnitt 2.3.10).

Kinder mit CVI weisen häufig eine veränderte Kopfhaltung auf (vgl. Tabelle 4.12). In der Studie von Jan et al. (1986) waren von 70 Kindern mit ausgeprägtem CVI nur etwa 17% in der Lage, den Kopf aufrecht zu halten. Zwischen der verfügbaren Sehschärfe und der Kopfhaltung scheint ein wichtiger Zusammenhang zu bestehen: je besser die zur Verfügung stehende Sehschärfe ist bzw. eingesetzt werden kann, desto besser kann eine aufrechte Kopfposition gehalten werden und umgekehrt. Die ungenaue Steuerung der Kopfbewegungen bzw. die nur kurzzeitig mögliche Stabilisierung der Kopfbewegung führt zu einem raschen Verlust der Fixation und somit auch zu einem verminderten Einsatz der fovealen Sehleistungen, insbesondere der Sehschärfe und der räumlichen Kontrastempfindlichkeit. Eine aufrechte Kopfhaltung und genaue Kopfbewegungen stellen somit eine wichtige Voraussetzung für die Fixation, aber auch für visuell gesteuerte Augenbewegungen und für komplexe Blickbewegungsmuster dar.

4.5.4 Blickbewegungsmuster

Augenbewegungen dienen nicht nur dem Transport der Fovea zu einem Blickziel und dem Verfolgen eines bewegten Reizes, sondern auch zum visuellen „Abtasten" von Objekten, Gesichtern, Szenen usw. Das Blickbewegungsmuster wird dabei der räumlichen Struktur einer Vorlage bzw. Szene so angepasst, dass eine raum-zeitliche Integration der fortlaufend aufgenommenen Detailinformationen auf dem Hintergrund der globalen Struktur einer Vorlage bzw. Szene und damit ihre ganzheitliche Wahrnehmung gewährleistet werden. Die für die Steuerung der Blickbewegungsmuster wichtigen zentralnervösen Strukturen befinden sich

Tabelle 4.12. Kopfhaltung bei Kindern mit kongenitaler oder in frühester Kindheit erworbener Sehstörung (N = 296; modifiziert nach Jan et al. 1986). Kinder ohne jegliche Kopfkontrolle sind nicht angeführt. A: keine oder keine verwertbaren Sehfunktionen; B: verwertbare Sehfunktionen

Kopfhaltung	A (n = 70)	B (n = 226)
Kopf nach oben	12 (17.1 %)	201 (88.9 %)
Kopf nach unten	45 (64.3 %)	00
variable Kopfhaltung	13 (18.6 %)	25 (11.1 %)

vor allem im hinteren parietalen und im (prä-) präfrontalen Kortex, wobei der hintere Parietallappen besonders für die Kodierung der räumlichen Informationen, präfrontale Strukturen für die darauf beruhende Planung und Organisation des Blickbewegungsmusters verantwortlich sind. Eine Schädigung des hinteren Parietallappens kann beim Erwachsenen zu einer Störung der Verarbeitung der räumlichen Eigenschaften einer Szene führen, während eine präfrontale Hirnschädigung die Anpassung des Blickbewegungsmusters an die globalen und lokalen Merkmale einer Szene beeinträchtigen kann (Zihl und Hebel 1997; vgl. Abb. 4.6).

Es gibt bisher wenige Untersuchungen über die Auswirkungen kongenitaler oder in frühester Kindheit erworbener (posterior) parietaler oder (prä-) frontaler Schädigungen auf die visuelle Steuerung der Blickbewegungen. Es ist jedoch anzunehmen, dass Kinder mit einer Störung in den angegebenen Hirnstrukturen Schwierigkeiten haben zu lernen, ihr okulomotorisches Abtastmuster an die räumliche Struktur der Umwelt bzw. einer Reizvorlage optimal anzupassen und die sukzessiv aufgenommenen Informationen zu einem Ganzen zu integrieren. Salati et al. (2002) fanden bei 48 von 56 (85.7 %) Kindern und Jugendlichen mit CVI eine beeinträchtigte visuelle Exploration der Umgebung. Die Folgen sind ein erhöhter Zeitbedarf beim Abtasten einer Vorlage, Auslassungen von Informationen, eine fehlerhafte Integration von Informationen und damit letztlich eine Beeinträchtigung der Wahrnehmung und des Erkennens einer Szene.

Eine besondere Form der Störung der Blickmotorik ist die sog. „kongenitale okuläre (okulomotorische) Apraxie" (auch Cogan Syndrom genannt), die durch eine Störung, manchmal sogar durch ein Fehlen intentional generierter Sakkaden, aber unauffälliger Blickfolgebewegungen charakterisiert ist (Fielder et al. 1986; Steinlin et al. 1992; Harris et al. 1996). Kinder mit dieser komplexen Störung der Blickmotorik zeigen deshalb anstelle der Augenbewegungen vermehrt Kopfbewegungen, eine sakkadische Hypometrie und manchmal vorübergehend fehlende Sakkaden („intermittent saccade failure").

4.6 CVI in Abhängigkeit von der Ätiologie

In diesem Kapitel sollen die bei Kindern auftretenden zerebralen Sehstörungen unter dem Aspekt der Ätiologie dargestellt werden; dabei sollen vor allem häufiger vorkommende Ätiologien berücksichtigt werden.

4.6.1 Hirnentwicklungsstörungen

Genetisch bedingte Hirnentwicklungsstörungen können visuelle und nicht-visuelle Funktionsstörungen verursachen; häufig sind die visuellen Funktionsstörungen sowohl zerebral (CVI) als auch peripher verursacht. Nachstehend sind die bei einigen Hirnentwicklungsstörungen betroffenen visuellen und okulomotorischen Funktionen angeführt. Da Kinder mit zerebral verursachter Parese (CP) häufig auch Sehstörungen aus dem Spektrum CVI aufweisen, werden am Ende dieses Kapitels häufig auftretende Seh- und Okulomotorikstörungen bei Kindern mit CP gesondert zusammengefasst.

Turner Syndrom: Raumsehen (Kesler et al. 2004); visuell-räumliches Arbeitsgedächtnis (Hart et al. 2006).

Williams Syndrom (Williams-Beuren Syndrom): Sehschärfe, Stereopsis, Raumsehen, Strabismus (Atkinson et al. 2001a; Van der Geest et al. 2005; Palomares et al. 2008); globale visuelle Verarbeitung (Porter und Coltheart 2006), topographische Orientierung (Nardini et al. 2008), Entwicklungsdyslexie (Grinter et al. 2010). Die häufig berichteten visuo-konstruktiven Auffälligkeiten sind nicht immer auf visuell-räumliche Teilleistungsstörungen zurückzuführen (Farran und Jarrold 2003).

Down Syndrom: Visus (Hyperopie; Hypermetropie), Akkommodation, Strabismus (Cregg et al. 2001; Stewart et al. 2007; Creavin und Brown 2009); Kontrastsehen (John et al. 2004).

ADHS (Aufmerksamkeitsdefizit-Hyperaktivitätssyndrom): ein sekundär durch das Aufmerksamkeitsdefizit bedingtes eingeengtes Aufmerksamkeitsfeld und/oder eine instabile Fixation können als konzentrisch eingeengtes Gesichtsfeld und/oder als Visusminderung imponieren (Martin et al. 2008).

4.6.2 Frühgeburt

Die Frühgeburt (< 32. Schwangerschaftswoche) wird als Risikofaktor für CVI angesehen, da bei solchen Kindern entweder die Reifung des zentralen visuellen Systems verzögert ist oder eine (meist bilaterale) Schädigung des postchiasmatischen Anteils des Sehsystems insbesondere im Bereich des Marklagers vorliegt, oder beides (sog. periventrikuläre Leukomalazie, vgl. 4.6.3; Dutton und Jacobson 2001; Bassi et al. 2008). Die Folge ist die verzögerte Entwicklung der Sehfunktionen und/oder ein vielfältiges Muster an Funktionseinbußen im visuellen und okulomotorischen Bereich. Kinder mit einer verzögerten Reifung des zentralen visuellen Systems („delayed visual maturation") zeigen oft gegenüber Kindern mit normaler visueller Reifung ein verspätetes Auftreten von visuell evozierten Potentialen und visuell gesteuerten Verhaltensweisen. Allerdings werden fehlende Aufmerksamkeitsfunktionen ebenfalls als Ursache für die so genannte verzögerte visuelle Reifung angesehen (Mellor und Fielder 1980; Fielder et al. 1985; Lambert et al. 1989).

Tabelle 4.13 fasst die in der Fachliteratur berichteten Störungen von Sehfunktionen und okulomotorischen Funktionen zusammen; zum Zeitpunkt der Untersu-

Tabelle 4.13. Funktionsstörungen im visuellen und okulomotorischen Bereich bei Kindern mit Frühgeburt (nach Dodeswell et al. 1995; Dutton und Jacobson 2001; Jacobson et al. 2002; Rudanko et al. 2003; Cooke et al. 2004; MacKay et al. 2005; Atkinson und Braddick 2007; Hellgren et al. 2007; Fazzi et al. 2009)

Sehen
Homonyme Gesichtsfeldausfälle (häufig bilateral)
Visusminderung (bilateral)
Kontrastsehen (bilateral)
Stereopsis reduziert
Raumwahrnehmung beeinträchtigt
Bewegungssehen beeinträchtigt
Visuelles Erkennen beeinträchtigt
Okulomotorik
Fixation (instabil, Nystagmus); Fixationswechsel
Strabismus

chung war die Mehrzahl der Kinder mindestens 6 Jahre alt; es handelt sich somit um persistierende, d. h. chronische Folgen. Zusätzlich können Kinder mit Frühgeburt kognitive Auffälligkeiten, insbesondere in den Bereichen Aufmerksamkeit, Lernen und exekutive Funktionen sowie motorische Störungen (CP) aufweisen; in Einzelfällen kann auch eine „mentale Retardierung" vorliegen (Dutton und Jacobson 2001; Tommiska et al. 2003; Atkinson und Braddick 2007; Hellgren et al. 2007). Foveale Sehfunktionen (Visus, Kontrastsehen) können auch peripher vor allem durch eine sog. Retinopathia praematurorum (Abkürzung: ROP; Synonyme: retrolentale Fibroplasie oder Frühgeborenenretinopathie) bedingt sein (Dogru et al. 2001), die außerdem als ungünstiger Prädiktor für die weitere Sehentwicklung gilt (O'Connor et al. 2004). Jacobson et al. (2009) fanden in einer Gruppe von 114 Kindern mit Frühgeburt Sehstörungen als Folge von ROP und/oder zerebraler Schädigung (CVI) bei Jungen häufiger (32.6 %) als bei Mädchen (9.2 %).

4.6.3 Periventrikuläre Leukomalazie (PVL)

Unter dieser Bezeichnung werden die Folgen von Durchblutungsstörungen zusammengefasst, die vor allem das Marklager im Bereich der Seitenventrikel, aber auch subkortikale Strukturen (z. B. Thalamus, Basalganglien) und Anteile der Hirnrinde betreffen (Michaelis und Niemann 1999). Neben einer meist bilateralen Beteiligung der postchiasmatischen Sehbahn finden sich auch pathologische Veränderungen in occipito-temporalen und occipito-parietalen visuellen Arealen. Entsprechend dieser Schädigungsorte weisen Kinder mit PVL homonyme, meist bilaterale Gesichtsfeldausfälle, eine reduzierten Visus und/oder eine beeinträchtigte Entwicklung visuell-räumlicher Funktionen bzw. des visuellen Erkennens auf (Lanzi et al. 1998; Cioni et al. 2000; Jacobson et al. 2002; Fazzi et al. 2009; Ortibus et al. 2009). Im Extremfall kann die periventrikuläre Leukomalazie auch zur Blindheit führen; in der Studie von Lanzi et al. (1998) waren 9 von 23 Kindern (26 %) blind, ohne dass periphere Ursachen zusätzlich vorhanden waren. Als okulomotorische Auffälligkeiten sind Strabismus, Nystagmus und ungenaue Sakkaden berichtet worden (Jacobson et al. 2002).

4.6.4 Hypoxie

Tabelle 4.14 enthält eine Übersicht über Störungen von Sehfunktionen und okulomotorischen Funktionen nach zerebraler Hypoxie (Sauerstoffmangel). Sauerstoffmangel im Gehirn verursacht meist eine Schädigung mehrerer Strukturen und damit eine Beeinträchtigung mehrerer Funktionssysteme, insbesondere im Bereich der Kognition und Motorik (Stiers et al. 2002). Die Untersuchungsergebnisse stammen von Kindern im Alter von 2 bis 16 Jahren.

Tabelle 4.14. Funktionsstörungen im visuellen und okulomotorischen Bereich bei Kindern mit zerebraler Hypoxie (nach Salati et al. 2002; Stiers et al. 2002; Atkinson und Braddick 2007; Fazzi et al. 2007)
Sehen
Homonyme Gesichtsfeldausfälle (meist bilateral)
Visusminderung (bilateral)
Kontrastsehen (bilateral)
Stereopsis reduziert
Raumwahrnehmung beeinträchtigt
Visuelles Erkennen beeinträchtigt
Okulomotorik
Fixation (instabil)
Sakkaden (Initiierung, Genauigkeit)
Folgebewegungen (gestört)
visuelle Exploration/visuelle Suche gestört
Strabismus
Störungen in anderen Funktionsbereichen
Aufmerksamkeit, Lernen, exekutive Funktionen, Motorik (CP)

4.6.5 Andere Ätiologien

Hydrocephalus: Sehschärfe (binokulär), Strabismus, Raumsehen und -orientierung, Simultansehen, visuelles Erkennen (Houliston et al. 1999; Andersson et al. 2006).

Kraniopharyngiom: Sehschärfe (uni- oder binokulär), Gesichtsfeld, Strabismus (Caldarelli et al. 2005; Defoort-Dhellemmes et al. 2006).

Neonatale Hypoglykämie: ein- oder beidseitige Gesichtsfeldausfälle; reduzierter Visus (Tam et al. 2008).

Neurofibromatose (Typ 1): Bei postchiasmatischer Lage des Tumors: Visus, Kontrastsehen, Gesichtsfeld, Farbsehen (Balcer et al. 2001; Dalla Via et al. 2007).

Schädel-Hirn-Trauma: Gesichtsfeld, Sehschärfe (binokulär), Okulomotorik (Konvergenz) (Poggi et al. 2000; Barlow et al. 2005).

Schilddrüsenhormonmangel: Bei Kindern mit kongenitaler Schilddrüseninsuffizienz können die Kontrastsensitivität (VEP-Antworten) und die visuelle Aufmerksamkeit reduziert sein (Mirabella et al. 2005; Rovet und Simic 2008).

4.6.6 Sehstörungen bei Kindern mit Zerebralparese (CP)

Betroffen sein können: Sehschärfe, Stereopsis, Gesichtsfeld, Raumsehen, visuelles Erkennen (Fedrizzi et al. 2000; Stiers et al. 2002; Kozeis et al. 2007). Da ausreichende Sehfunktionen (insbesondere Sehschärfe, Gesichtsfeld und Tiefensehen) wichtige Voraussetzungen für den Erwerb der Körperkontrolle (Porro et al. 2005) und des selbständigen Gehens sind (Fedrizzi et al. 2000), kann CVI einen ungünstigen Faktor für die physiotherapeutische Behandlung darstellen, zumal ca. 60 % der Kinder mit CP zusätzlich Sehstörungen aufweisen (Kozeis et al. 2007). Bei Kindern mit leichten Formen der CP finden sich die genannten Sehstörungen seltener (Ghasia et al. 2008).

5

Auswirkungen von Sehstörungen auf andere psychische Funktionen

Ein Großteil der Informationen über unsere physikalische und soziale Umwelt wird über das visuelle System aufgenommen (Goldstein 2007; vgl. Kapitel 2). Die enge Vernetzung zwischen dem visuellen System und den anderen Funktionssystemen und die Wichtigkeit visueller Informationen für Kognition, Sprache, Motorik und für Emotionen lassen deshalb verständlich werden, warum sich eine visuelle Funktionsstörung auch auf andere Funktionssysteme auswirken kann (Lösslein und Deike-Beth 1997). Dies bedeutet, dass die normale Wahrnehmungsentwicklung auf die – für die jeweilige Entwicklungsstufe der visuellen Wahrnehmung erforderlichen – kognitiven, motorischen, motivationalen und emotionalen Komponenten angewiesen ist. Gleichzeitig aber bedürfen diese Funktionssysteme ihrerseits ganz wesentlich der visuellen Wahrnehmung, um sich selbst entsprechend entwickeln zu können (vgl. auch Kapitel 3).

Sehstörungen können die verschiedensten Auswirkungen auf psychische Funktionen haben; oftmals zeigen betroffene Kinder eine kombinierte Beeinträchtigung aus Sehstörungen, sprachlichen, motorischen, kognitiven und sozial-emotionalen Problemen; die genaue Häufigkeit ist nicht bekannt, doch wird sie auf rund 70 % geschätzt (Hyvärinen 1993). Im Alltag können Sehstörungen beispielsweise dazu führen, dass Kinder auf einem gemusterten Untergrund oder in einer Spielzeugbox ein bestimmtes Spielzeug nicht finden können, dass sie Personen in einer Gruppe nicht entdecken können, Probleme beim Lesen lernen haben, bekannte Personen nicht wieder erkennen oder sich leicht verirren (Dutton 2009). Dabei spielt natürlich die Ätiologie der Hirnschädigung eine entscheidende Rolle: je ausgeprägter die Beteiligung zentralnervöser Strukturen ist, desto schwerwiegender ist die resultierende Mehrfachbehinderung einschließlich der Sehstörung (z. B. Van den Hout et al. 1998). Zusätzliche funktionelle Einbußen in den genannten Bereichen verstärken in der Regel nicht nur die Ausprägung der Sehbehinderung, sondern reduzieren unter Umständen auch die Chancen spontaner oder durch Behandlung erzielbarer Verbesserungen bzw. bedingen meist einen höheren Behandlungsaufwand. Dies trifft vor allem zu, wenn es sich um Störungen der Motivation, der Aufmerksamkeit und der Fähigkeit zu lernen und Gelerntes zu speichern und anzuwenden, handelt (vgl. auch Lösslein und Deike-Beth 1997). Eine Untersuchung von Kindern mit periventrikulärer Leukomalazie (PVL; vgl. Abschnitt 4.6.3) ergab, dass die Ausprägung der Sehstörung mit der kindlichen Entwicklung korrelierte; fast alle Funktionsbereiche der Griffiths-Entwicklungsskalen (Motorik, Hören und Sprechen, Auge-Hand-Koordination, Verhaltensweisen) zeigten mittlere bis große bedeutsame Zusammenhänge mit Sehstörungen. Zerebrale Sehstörungen erwiesen sich zudem als wichtigste Faktoren für die Vorhersage der weiteren Entwicklung (Cioni et al. 2000). Ähnliches gilt auch für Kinder mit hypoxisch-ischämischer Hirnschädigung; je größer das Ausmaß der Sehstörung (und der Hirnschädigung) im Alter von fünf Monaten war, desto ausgeprägter war sowohl der motorische als auch der allgemeine Entwicklungsrückstand im Alter von zwei Jahren. Möglicherweise gibt es auch einen kritischen Wert für die Anzahl der beeinträchtigten visuellen Teilfunktionen, bei dessen Überschreitung eine Entwicklungsbeeinträchtigung der psychischen Funktionen sehr wahrscheinlich wird (Mercuri et al. 1999). Tabelle 5.1 fasst verschiedene Funktionsstörungen bei einer Gruppe von 30 Kindern (Alter: 6–15 Jahre) nach perinataler Hirnschädigung zusammen. Auch wenn es sich in dieser Untersuchung um eine eher kleine Gruppe von Kindern handelt, so wird doch offenkundig, dass die Kombination aus Sehstörung und mindestens einer weiteren Art von Funktionsbeeinträchtigung die Regel ist, d. h. die meisten Kinder weisen neben der Beeinträchtigung des visuellen Systems Störungen in einem weiteren Funktionssystem auf.

Die Entwicklungsverläufe von Kindern mit Sehstörungen sind vor allem qualitativ verschieden von gesunden Kindern (z. B. van Braeckel et al. 2010), auch können sich „Schereneffekte" ergeben (größer werdende Verzögerung mit zunehmendem Alter; vgl. Heubrock und Petermann 2000). Bei Kindern mit frühkindlicher Hirnschädigung finden sich außerdem viel häufiger als bei gesunden Kindern (ca. 60 % vs. 7 %) psychopathologische Auffälligkeiten im Sinne einer erhöhten psychischen Vulnerabilität (Spreen et al. 1995).

Tabelle 5.1. Funktionsstörungen bei 30 Kindern (6 – 15 Jahre) nach perinataler Hirnschädigung (in Anlehnung an Fedrizzi et al. 1996)

Feinmotorik (Hand)	100 %
Sehleistungen	80 %
Kognition (Aufmerksamkeit, Lernen)	60 %
Grobmotorik	50 %
Sprache	23 %

Zusammenfassend können also zentrale Sehstörungen andere Funktionssysteme negativ beeinflussen und damit zu sekundären Funktionsstörungen führen. In diesem Fall würde eine Verbesserung der Sehfähigkeit auch zu einer Steigerung anderer Funktionen, z. B. der Sprache oder der Motorik führen. Es bleibt dabei jedoch zu beachten, dass die genannten Funktionssysteme auch primär betroffen sein können und dadurch die Sehstörung sekundär verstärkt wird.

Im Folgenden sollen die sekundären Auswirkungen von zerebralen Sehstörungen auf verschiedene psychische Funktionsbereiche näher dargestellt werden.

5.1 Kognition

Die Beeinträchtigung von Sehleistungen kann dazu führen, dass sich die Ausrichtung und Aufrechterhaltung der visuellen Aufmerksamkeit nicht effizient entwickeln kann, weder in Hinsicht auf die mehr extern, also durch die Umwelt ausgelöste und gesteuerte noch die intentionale Ausrichtung der visuellen Aufmerksamkeit. Die intentionale Steuerung der Aufmerksamkeit ist wesentlich vom bereits vorhandenen Wissen über die visuelle Welt, also über Objekte, Gesichter, Szenen, usw. und somit von einer zuverlässigen visuellen Erfahrung abhängig. Wenn z. B. die visuell-räumliche Erfahrung unzureichend ist, kann die visuelle Aufmerksamkeit intentional nicht oder zumindest nicht zuverlässig auf die Orte im Sehraum gerichtet werden, die besonders wichtige Informationsanteile beinhalten. Aufmerksamkeit kann die visuelle Wahrnehmung und Erfahrungsbildung aber auch sehr unterstützen. Kinder mit noch ausreichenden, also funktionell verwertbaren Seheindrücken, setzen Aufmerksamkeit und Wahrnehmungslernen (d. h. Erfahrungsbildung) oft sehr effizient ein und entwickeln besondere Strategien zur Steuerung der Aufmerksamkeit und zum Erwerb einer verwertbaren visuellen Erfahrung. Das heißt, sie erbringen im Vergleich zu normalsichtigen, gesunden Kindern eine deutlich höhere Leistung, die ihren Preis allerdings oft in einem erhöhten Zeitaufwand, in Aufmerksamkeitsfluktuationen und in einer rascheren Ermüdung hat. Die längerfristige Nichtverwertbarkeit visueller Informationen kann hingegen zu einem Verlust der Nutzung möglicher visueller Eindrücke und zu einer eingeschränkten Beachtung der visuellen Welt führen, weil diese Informationen für das Verhalten und Erleben des betreffenden Kindes keine (besondere) Bedeutung erlangen. Wenn visuelle Informationen fehlerhaft oder unvollständig aufgenommen werden, können die gewonnenen Eindrücke nicht vollständig bzw. korrekt abgespeichert und damit auch nicht vernünftig verwendet werden, z. B. für die visuell-räumliche Orientierung, das sich Merken von Orten, an denen sich bestimmte Objekte befinden, oder das Zeichnen von Objekten aus dem Gedächtnis (Dutton 2002). Für das Lesenlernen ist der Erwerb einer geeigneten Strategie zur Textverarbeitung wichtig, die auch die Steuerung der Blickbewegungen einschließt. Wenn Buchstaben und Wörter nicht ausreichend differenziert unterschieden und verarbeitet werden können, behindert dies die Entwicklung einer effizienten Lesestrategie (vgl. Fellenius et al. 2001).

Auch exekutive Funktionen benötigen visuelle Informationen, um übergeordnete Steuerungsfunktionen ausüben zu können (vgl. Abschnitt 3.3). Ein Fehlen von visuellen Informationen kann sich für Kinder mit zerebralen Sehstörungen auf die Entwicklung von visuellem Problemlösen, Steuerung und Überwachung visuell gesteuerter Handlungen sowie Fehlerentdeckung und -korrektur nachteilig auswirken.

5.2 Sprache und Lesen

Eine sprachliche Leistung, die von einer beeinträchtigten visuellen Wahrnehmung besonders betroffen sein kann, ist das visuelle Benennen von Formen, Farben, Objekten, Gesichtern, Tieren, Szenen, Größen und Orten. Neben dem Benennen kann auch der Erwerb der Schriftsprache durch verminderte Sehleistungen sekundär beeinträchtigt werden (siehe oben und Abschnitt 4.4.8). Dies zeigt sich z.B. bei Kindern mit PVL und Visusminderung (vgl. Abschnitt 4.6.3); zusätzlich haben diese Kinder Schwierigkeiten Symbole zu unterscheiden, z.B. Buchstaben in einer Zeile, wie es in Texten üblich ist (Pike et al. 1994). Dabei spielt möglicherweise auch die beeinträchtigte Organisation der Blickbewegungen (okuläre Apraxie; vgl. Abschnitt 4.5.4) eine Rolle (Lanzi et al. 1998). Die Chancen für Kinder mit PVL Lesen zu lernen, hängen wesentlich von deren verbaler Intelligenz, einem gut entwickelten verbalen Gedächtnis und ausreichenden Aufmerksamkeitsleistungen ab (Fellenius et al. 2001). Lesen erfordert die Verfügbarkeit und ein komplexes Zusammenspiel mehrerer elementarer (Gesichtsfeld, Sehschärfe und Kontrastsehen) und höherer visueller Leistungen (Verarbeiten und Erkennen von Buchstaben und Wörtern). Eine Störung dieser Teilfunktionen der visuellen Wahrnehmung beeinträchtigt deshalb die Lesefähigkeit; am stärksten betroffen sind jüngere Kinder, die die Lesefähigkeit erst noch erwerben müssen.

5.3 Emotionen und Affektivität

Korrekte Emotionserkennung spielt eine große Rolle im sozialen Kontext. Die fehlende oder inkorrekte Wahrnehmung des Gesichtsausdrucks wird auch zu einer falschen Deutung von Gesichtsausdrücken führen; die daraus resultierenden sozial unpassenden Reaktionen können als mangelndes soziales Verständnis (Empathie) oder Desinteresse, d.h. als affektive Störung gedeutet werden. Affektive Störungen können aber auch durch die Hirnschädigung direkt verursacht werden.

Allerdings kann auch die durch die Hirnschädigung bedingte Sehbehinderung in Verbindung mit inadäquaten bzw. unangemessenen Reaktionen der Umwelt die Entwicklung psychopathologischer Auffälligkeiten begünstigen. Meist handelt es sich wohl um eine Kombinationen beider Ursachen, wobei externe Faktoren diese Entwicklung begünstigen und damit zur Chronifizierung psychopathologischer Symptome beitragen können (Max et al. 1998).

Unter den psychopathologischen Auffälligkeiten von Kindern mit einer Entwicklungsstörung bzw. Schädigung des ZNS sind insbesondere eine erhöhte (motorische) Unruhe, eine erhöhte Reizbarkeit bzw. psychische Labilität sowie eine verminderte Neugierde anzuführen (Janssens et al. 2009; Max et al. 1998). Diese Symptome lassen sich bei Neugeborenen und sehr jungen Kindern natürlich nur dann einigermaßen zuverlässig diagnostizieren, wenn sie sehr deutlich ausgeprägt sind. Zudem können auch andere Ursachen für das Auftreten psychopathologischer Auffälligkeiten in Frage kommen. Ein Kind mit CVI benötigt nicht nur mehr Zeit, sich in einer neuartigen Umgebung visuell zurechtzufinden, sondern wird auch länger brauchen, um Sicherheit und Vertrautheit in seiner Umgebung zu gewinnen. Dies zeigt sich selbstverständlich auch im Verhalten des Kindes, das durch fehlende Kontrolle über die Umgebung und durch Unsicherheit, möglicherweise auch Ängstlichkeit geprägt sein kann. Die Schaffung von Vertrautheit und Sicherheit stellt einen wichtigen Aspekt der Therapie dar und sollte sich auch auf den Transfer von Strategien auf neue Situationen (d. h. außerhalb der geschützten Therapiesituation) erstrecken.

5.4 Antrieb, Motivation und Sozialverhalten

Neugierde als Antrieb zur Suche nach Informationen über die Außenwelt und über den eigenen Körper wird durch Informationsgewinn und die Möglichkeit zur effektiven Steuerung eigenen Verhaltens belohnt. Eine Sehstörung schränkt diesen Informationsgewinn ein und kann deshalb auch die visuelle Neugierde reduzieren. Außerdem kann die Ausbildung einer eigenständigen, d. h. auf eigenen Wahrnehmungserfahrungen beruhenden affektiven Bewertung des Gesehenen und das mit der visuellen Wahrnehmung verbundene Erleben der Umwelt reduziert werden. Auch eigene Aktivitäten in dieser Welt werden be- oder sogar verhindert und damit mögliche Aktivitäten zur Informationsbeschaffung und selbstständiges Verhalten eingeschränkt. Allerdings kann man vermuten, dass Kinder mit erhaltener visueller Neugierde trotz ihrer Sehbehinderung genügend Informationen aufnehmen und verarbeiten können, um sich daraus eine für ihre Bedürfnisse und die Bewältigung ihrer individuellen Alltagsanforderungen ausreichend bekannte, eigene visuelle Welt zu schaffen, die so reichhaltig an positiven Eindrücken und Erfahrungen ist, dass sie sich in dieser Welt wohl fühlen und ihre Freude an ihr haben können. Positive Erfahrungen können zusätzlich helfen, die Aufmerksamkeit noch effizienter für visuelle Wahrnehmungstätigkeiten einzusetzen und die „visuelle" Lernbereitschaft zu steigern, so dass dadurch der Grad der Sehbehinderung auch dann abnehmen kann, wenn sich die Teilleistungsstörungen bzw. Funktionseinbußen nur unwesentlich ändern.

5.5 Motorik

Das visuelle System hat wesentlichen Anteil an der Steuerung der Grob- und Feinmotorik: Blicken und Greifen, Krabbeln zu einem bestimmten Ort, Suche nach einem Halt zum Aufstehen, Gehen, Ausweichen von Hindernissen, Besteigen einer Treppe usw. Alle genannten motorischen Aktivitäten verlangen visuelle Informationen bzw. sind von einer genauen und zuverlässigen visuellen Steuerung abhängig. Fehlende oder unzuverlässige visuelle Informationen über die Ausdehnung des Raumes und seine Strukturierung, über Richtung, Entfernung und Tiefe sowie über die Beschaffenheit von Objekten oder Unterlagen (Boden) verursachen zwangsläufig eine Behinderung motorischer Aktivitäten bzw. der Entwicklung der visuomotorischen Abstimmung. Die Folge sind eine Einschränkung der posturalen Kontrolle (Porro et al. 2005), der visuell gesteuerten Greif- und Feinmotorik sowie eine Ungenauigkeit der Blickmotorik, die den effizienten Einsatz von Restsehfähigkeiten weiter vermindern kann (Koeda et al. 1997; Fedrizzi et al. 2000; Kozeis et al. 2007). Kinder mit motorischer Unbeholfenheit und Ungeschicklichkeit („clumsiness") weisen häufig auch visuelle Störungen auf, die die Steuerung der Motorik erschweren können (Sigmundsson et al. 2003). Kinder mit einer sog. Zerebralparese können auch Sehstörungen sowie okulomotorische Störungen aufweisen (7–9 % laut einer Übersicht von Guzzetta et al. 2001; 16 % in der Studie von Ghasia et al. 2008). Dabei zeigt sich ein Zusammenhang zwischen der Art der Sehstörung und dem Typ der Zerebralparese: Eine beeinträchtigte Sehschärfe fand sich vor allem bei Tetraplegie (alle vier Gliedmaßen betroffen) und Diplegie (Beine betroffen), während bei Hemiplegie (eine Körperseite betroffen) eher normale Sehschärfe vorherrscht. Kinder mit Zerebralparese scheinen zudem Schwierigkeiten in der Integration visueller und propriozeptiver Informationen zu haben (Guzzetta et al. 2001). Die Entwicklung der Rumpf- und Kopfkontrolle hängt somit wesentlich von der Verfüg- und Nutzbarkeit visueller Informationen und ihrer Abstimmung mit propriozeptiven Informationen ab (vgl. auch Abschnitte 2.3.9 und 4.6.6.).

Abschließend soll noch darauf hingewiesen werden, dass visuelle Funktionen auch einen Prädiktor für Entwicklungsverläufe darstellen. Dies zeigte eine zweijährige Längsschnitt-Studie mit 21 Kindern mit sog. West-Syndrom (eine Form von Epilepsie, die unter anderem auch nach Hirnschädigungen auftreten kann). Visuelle Leistungen korrelierten signifikant mit der Entwicklung grobmotorischen

Fähigkeiten, der Auge-Hand-Koordination, des Sozialverhaltens und der Kognition. Kinder mit normaler Entwicklung wiesen auch normale visuelle und auditive Funktionen auf (Guzzetta et al. 2008). Bei Kindern mit Zerebralparese zeigen Sehstörungen einen Zusammenhang mit der kognitiven Entwicklung und zwar unabhängig von den motorischen Beeinträchtigungen (Guzzetta et al. 2001).

6

Diagnostik

6.1 Vorbemerkungen

Die Diagnostik zerebraler Störungen bei Kindern ist eine interdisziplinäre Aufgabe; sie erfordert die enge Zusammenarbeit zwischen (Neuro-) Ophthalmologie, Neuropädiatrie, Entwicklungsneuropsychologie, Orthoptik, Frühförderung und Pädagogik. Beobachtungen von Eltern, Geschwistern und anderen Bezugspersonen über „visuell" gesteuertes Verhalten (visuelle Exploration, Greifen nach Gegenständen, Fixationsaufnahme, Reaktionen auf das Zeigen von Spielzeug, Spielverhalten usw.) in der vertrauten Umgebung können wertvolle Hinweise auf erhaltene und betroffene Sehfunktionen geben. Grundsätzlich gilt, dass bei Kindern, die noch über keine ausreichende Sprachkompetenz verfügen und damit keine Auskunft über das geben können, was sie sehen und visuell erkennen können, verhaltensbasierte Verfahren eingesetzt werden. Auch bei älteren Kindern ist nicht immer sichergestellt, dass sie das Gesehene zutreffend beschreiben und berichten können, z.B. kann im Falle einer Verzögerung der visuellen Wahrnehmungsentwicklung auch die Benennung von Farben, Objekten usw. noch nicht (sicher) gegeben sein. Wenn zusätzlich zur Sehbehinderung auch eine Sprachentwicklungsverzögerung oder -störung vorliegt, besitzt ein Kind unter Umständen noch keine ausreichende Sprachkompetenz (Sprachverständnis und Sprachproduktion), um die Aufgabeninstruktion zu verstehen bzw. eine zuverlässige verbale Reaktion abzugeben. Bei solchen Kindern sind verhaltensbasierte Verfahren sprachbasierten Verfahren grundsätzlich vorzuziehen. Die zuverlässige Überprüfung visueller Wahrnehmungsfunktionen und -leistungen und ihrer Störungen setzt zumindest ausreichende kognitive, motorische und motivationale Funktionen voraus; dies gilt insbesondere für die Bereiche Aufmerksamkeit und Antrieb/Neugierde (vgl. Abschnitte 3.1 und 3.6). Nur wenn diese Voraussetzungen vorhanden sind, ist eine ausreichende Untersuchbarkeit gegeben, können Ergebnisse zuverlässig erhoben und interpretiert und damit als Grundlage für Verlaufsuntersuchungen sowie für therapeutische Maßnahmen verwendet werden. Untersuchungsergebnisse sollten zudem immer reproduzierbar sein, d. h. dass bei Wiederholung durch dieselbe oder auch eine andere Person ähnliche Ergebnisse resultieren.

Es ist für das Gewinnen zuverlässiger und aussagekräftiger diagnostischer Befunde und ihre Vergleichbarkeit sowohl für dasselbe Kind (z. B. bei Verlaufsuntersuchungen), als auch zwischen Kindern wichtig, dass die Untersuchungsbedingungen möglichst gleich gehalten werden. Dazu gehört die Gestaltung des Untersuchungsraums, der natürlich einen freundlichen Eindruck machen soll. Viele bunte Bilder an der Wand machen den Raum sicherlich interessanter, lenken aber auch stärker ab. Die Raumhelligkeit sollte nach Möglichkeit mit einem Dimmer regulierbar sein; die für die einzelnen Untersuchungen gewählten Einstellungen sind jedoch unbedingt festzuhalten, damit sie für Vergleiche zuverlässig reproduziert werden können. Ein weiterer Punkt betrifft die Art der Stimulusdarbietung, ihre Dauer und die verbale und mimische Interaktion mit dem Kind. Es ist begrüßenswert, wenn die Untersucherin/der Untersucher mit allen Mitteln versucht, die Aufmerksamkeit des Kindes zu stimulieren und um seine Mitarbeit „wirbt". Gerade aber bei Kindern mit Behinderung kann dies eine Überflutung mit visuellen, auditorischen und taktilen Eindrücken bedeuten; weniger ist hier oft mehr. Ist ein Kind, aus welchen Gründen auch immer, nicht (mehr) in der Lage, ausreichend konzentriert mitzuarbeiten, so sollte eine Pause eingehalten werden. Neue Reize erhöhen die Aufmerksamkeit; es erscheint daher sinnvoll, die Untersuchung so zu planen, dass derselbe Reiz nicht zu oft nacheinander gezeigt wird, da sonst Gewöhnung (Habituation) eintritt (Fantz 1964). Manchmal wird ein Abbruch der Untersuchung unausweichlich bleiben, auch wenn dies für die Eltern einen neuen Untersuchungstermin und oft auch eine erneute Anreise zum Untersuchungsort bedeutet. Diagnostische Ergebnisse, die unter Bedingungen gewonnen werden, die eine ausreichende Untersuchbarkeit nicht gewährleisten oder einschränken, erlauben leider auch keine zuverlässige Einschätzung des Sehvermögens eines Kindes. Damit ist aber auch keine ausreichende Grundlage für eine auf die individuelle Sehbehinderung eines Kindes ausgerichtete Behandlungsindikation gegeben.

Die Untersuchung der Funktionsfähigkeit des visuellen Systems sollte nicht nur den Nachweis der beeinträchtigten Funktionen bzw. Leistungen zum Ziel haben, sondern auch die Erfassung erhaltener Funktionen bzw. Leistungen (sog. negatives und positives Leistungsbild). Besonders für die Einschätzung der spezifischen Behinderung und für die Planung von Behandlungs- und Fördermaßnahmen ist es wichtig zu wissen, über welche visuellen, aber auch kognitiven, sprachlichen und motorischen Fähigkeiten ein Kind verfügt. Dieser Nachweis wird am zuverlässigsten mit standardisierten Untersuchungsverfahren geführt, welche die Erfassung visueller Funktionen und Aktivitäten erlauben und für die entsprechende Vergleichswerte von Gesunden vorliegen.

Es herrscht allerdings nach wie vor ein Mangel an objektiven, reliablen, validen und standardisierten Untersuchungsverfahren vor allem für die visuelle Raum- und Objektwahrnehmung. Außerdem liefern erprobte Untersuchungsverfahren wie z. B. die Bestimmung der Sehschärfe oder der Kontrastwahrnehmung zwar wertvolle Informationen über visuelle Einzelfunktionen; sie erlauben aber keine zuverlässige Einschätzung der visuellen Wahrnehmungsfähigkeit im individuellen Alltag (Colenbrander 2009, 2010; Boot et al. 2010); sie besitzen also nur eine geringe ökologische Validität (vgl. Abschnitt 7.3.1). Der Nachweis erhaltener visueller „Restleistungen" stößt zudem häufig auf methodische Schwierigkeiten, weil die im Standard vorgeschriebene Durchführung diagnostischer Verfahren den Nachweis solcher Restleistungen oft nicht zulässt und Abweichungen vom Durchführungsstandard den Vergleich mit altersentsprechenden Normwerten erschweren. Hier bietet sich ein quasi-experimentelles diagnostisches Vorgehen an. Dabei wird ein einzelner Faktor in systematischer und reproduzierbarer Weise verändert, z. B. die Verwendung von farbigen statt schwarzen Formen zur Bestimmung der Sehschärfe, weil farbige Marken einen höheren Aufmerksamkeitswert besitzen (Ausnahmen: Farbschwäche oder Blindheit). So kann z. B. die Sehschärfe auch mit Hilfe von Augenfolgebewegungen eingeschätzt werden, weil die Genauigkeit der Folgebewegungen von der Sehschärfe kritisch abhängig ist (Atkinson und Braddick 1979; vgl. Abschnitt 6.4.2). Ein solches quasi-experimentelles Vorgehen wird sich immer dann anbieten, wenn mit Hilfe der „normalen" Vorgehensweise keine brauchbaren Ergebnisse erzielt werden können. Allerdings sollten Abweichungen vom Untersuchungsstandard immer entsprechend dokumentiert werden; man sollte sich zudem klar darüber sein, dass die erhaltenen Werte nur Schätzwerte darstellen und nicht die diagnostische Güte der Standardverfahren erreichen können. Die in diesem Kapitel dargestellten Untersuchungsverfahren, für die keine Standardisierung vorliegt, orientieren sich an Entwicklungsergebnissen von gesunden Kindern (vgl. z. B. Granrud 1993; Slater 1998).

6.2 Die Methode des Preferential looking (PL)

Die Methode des „bevorzugten Blickens" (engl.: preferential looking; abgekürzt: PL) wurde von Fantz und Ordy (1959) entwickelt, um die Sehfähigkeit (Sehschärfe, Kontrastsehen) von Säuglingen und Kleinkindern auf Verhaltensebene erfassen zu können. Diese Methode beruht auf der Beobachtung, dass bereits Neugeborene natürliche Präferenzen für bestimmte Reize zeigen, d. h. diese Reize gegenüber anderen bevorzugen und sie deshalb länger fixieren (vgl. Abschnitt 2.3.3). Dieses Präferenzverhalten wurde zur Grundlage für zahlreiche Untersuchungsverfahren im Bereich der visuellen Wahrnehmungsentwicklung. Das typische Vorgehen besteht dabei in der Präsentation eines Reizpaares (z. B. ein Kreis mit einem Muster aus schwarzen und weißen vertikalen Streifen, der andere Kreis ist ungemustert homogen grau mit gleicher mittlerer Leuchtdichte wie der Musterreiz) in Blickrichtung des Kindes (d. h. frontal zum Kind); die Dauer der Präsentation beträgt in der Regel 20 Sekunden. Im Anschluss wird das Stimuluspaar erneut gezeigt, wobei die Position der Reize getauscht wird. Die Abschätzung der Sehfähigkeit erfolgt auf der Basis der längeren Fixationsdauer des Kindes für einen der beiden Reize, wobei im gemusterten Reiz die Breite der Streifen und/oder der Kontrast zwischen den schwarzen und den weißen Streifen solange variiert wird (Streifenbreite und Kontrast nehmen in Stufen ab), bis die Präferenz für den Musterreiz ausbleibt, weil das Kind die beiden Reize nicht mehr unterscheiden kann. Das Muster mit der Streifenbreite bzw. dem Kontrastwert, das von mindestens 75 % der Kinder als letztes länger betrachtet worden ist, wird als Grenzwert für die „normale" visuelle Auflösung in der jeweiligen Altersgruppe gesunder Kinder angesehen (Fantz 1964). Dieses Messprinzip wurde auch für die Untersuchung der Unterscheidungsfähigkeit für Farben (Clavadetscher et al. 1988), komplexe Muster und Formen (Miranda 1970), und Größe und Anzahl von Reizen (Fantz und Fagan 1975) verwendet. Bei diesen (und allen ähnlichen) Untersuchungsverfahren ist es wichtig zu vermeiden, dem Kind denselben Reiz zu häufig nacheinander zu zeigen. Durch diese Art der Präsentation (z. B. denselben Reiz 10 Mal für je 1 Minute; Fantz 1964) geht der Charakter des Neuen verloren; Aufmerksamkeit und somit auch Orientierungs- und Zuwendereaktionen nehmen ab, eine längere Fixation ist nicht mehr zu beobachten. Auf einen regelmäßigen Wechsel des optischen Reizes sollte daher unbedingt geachtet werden.

Die PL-Methode hat sich auch bei Kindern mit Hirnschädigung und bei Kindern mit Mehrfachbehinderung zur Untersuchung der Sehschärfe bewährt (Chandna et al. 1989; Birch und Bane 1991; Schmidt 1994). In allen Fällen, in denen Verhaltensreaktionen eingesetzt werden (z. B. Orientierungsreaktionen, Fixationswechsel beim PL), sollte darauf geachtet werden, dass die geforderten Reaktionen alters- bzw. entwicklungsentsprechend möglich sind. Tabelle 6.1 fasst typische visuelle Aktivitäten des gesunden Kleinkindes zusammen, die als Orientierungs- bzw. Richtlinie auch für die diagnostische Untersuchung von Kindern mit CVI verwendet werden können.

Neben der direkten Inspektion des Blick- und Greifverhaltens ermöglichen Videoaufzeichnungen eine zuverlässige Dokumentation und können wichtige und hilfreiche diagnostische Informationen liefern. Zugleich eignet sich die Videodokumentation aber auch für Verlaufsuntersuchungen, um das individuelle Entwicklungsbild eines Kindes (intraindividueller Vergleich) zu erfassen und dieses mit dem anderer Kinder mit ähnlichen oder unterschiedlichen Störungen zu vergleichen (interindividueller Vergleich).

Tabelle 6.1. Normales visuelles Verhalten in den ersten 12 Monaten (modifiziert nach Hyvärinen 2000; vgl. Tabelle 2.15).

0 – 1 Monat

- Schaut zu Lichtquellen, dreht Augen und Kopf
- Blinken als Abwehrreaktion
- Aufnahme von Augenkontakt
- Langsame und ruckartige horizontale Folgebewegungen

2 – 3 Monate

- Intensiver Augenkontakt
- Interesse an Mobiles
- Vertikale Folgebewegungen

4 – 6 Monate

- Greifen nach bewegten Objekten
- Beobachten des Fallens und Wegrollens von Objekten
- Wechsel der Fixation über die Mittellinie
- Allmähliche Ausdehnung des visuellen Suchfeldes
- Beginnende Abkoppelung der Augen- von den Kopfbewegungen
- Glatte Augenfolgebewegungen

7 – 10 Monate

- Bemerken/Entdecken von kleinen Objekten (z. B. Brotbrösel)
- Berührung von („Schlagen" nach) und später Greifen nach stationären Objekten
- Interesse an Bildern
- Erkennt teilweise versteckte Objekte
- Augenkontakt mit Erwachsenen über mehrere Meter Distanz

11 – 12 Monate

- Gute visuelle Orientierung in gewohnter Umgebung zu Hause
- Schaut durch das Fenster und erkennt andere Menschen
- Visuelles Wiedererkennen von Bildern; Versteck spielen
- Betrachtet und untersucht Objekte genau
- Effiziente visuelle Kommunikation (Mimik, Gestik)

Als weitere Untersuchungsmöglichkeiten werden die systematische Beobachtung des visuell gesteuerten Alltagsverhaltens der Kinder und der Einsatz elektrophysiologischer Methoden empfohlen (Lundh 1989; Hartmann et al. 1990; Bane und Birch 1992; Bravarone et al. 1993; Katsumi et al. 1995, 1997; Lewis et al. 1995).

6.3 Visuell evozierte Potentiale (VEP)

Die Registrierung visuell evozierte Potentiale erlaubt die Bestimmung der Qualität und Geschwindigkeit der Übertragung optischer Reize (z. B. Schwarz-Weiß-Muster) von der Netzhaut in die primären kortikalen visuellen Areale (V1), wo sie generiert werden (Barnikol et al. 2006). Aufgrund der Latenz und Größe vor allem der ersten positiven Welle (oft auch P1 oder P100 genannt) des visuell evozierten Potentials (VEP) lassen sich Rückschlüsse auf die physiologische Funktionsfähigkeit des visuellen Systems von der Netzhaut bis zu V1 ziehen. Dabei ist jedoch zu berücksichtigen, dass Amplitude und Form der ersten positiven Welle (P1) von der Fixationsgenauigkeit und der Konzentration während der Fixation des optischen Musters kritisch abhängen. Aber selbst bei guter Ausprägung und Reproduzierbarkeit der Antworten bleibt ein grundsätzliches Interpretationsproblem: die elektrophysiologische Antwort erlaubt nur Aussagen über physiologische Funktionen (Güte und Geschwindigkeit der Reizleitung), nicht aber über die Sehfähigkeit bzw. Sehleistung (z. B. Sehschärfe, Kontrastsehen) selbst. In Einzelfällen kann selbst bei bilateraler Zerstörung der primären Sehrinde (z. B. nach einem Posteriorinfarkt beidseits) und resultierender Blindheit bzw. hochgradiger Sehbehinderung (Visus < 0.05) nach Musterreizung ein VEP abgeleitet werden; offensichtlich reicht eine geringe Anzahl noch intakter Neurone im visuellen Cortex dazu aus (vgl. Celesia et al. 1982; Wyganski-Jaffe et al. 2009). Eine erhaltene P1-Antwort erlaubt somit keine valide Aussage über eine erhaltene visuelle Wahrnehmungsfähigkeit, da diese Potentiale lediglich das elektrophysiologische Korrelat der zugrunde liegenden neuronalen Prozesse im (primären) visuellen Kortex darstellen (Arroyo et al. 1997). Ohne Zweifel ist die Prognose bei erhaltener elektrophysiologischer Antwort grundsätzlich günstiger als bei fehlendem VEP, da damit zumindest die physiologische Voraussetzung für die Aufnahme und Übertragung visueller Reize und deren zentrale Verarbeitung gegeben ist. Da so genannte blitzevozierte Potentiale bereits von subkortikalen Strukturen generiert werden können (vgl. Schroeder et al. 1989), erlauben sie keinerlei Aussagen über visuell evozierte kortikale Aktivitäten. Schließlich bleibt die diagnostische Bedeutung des musterevozierten Potentials auf den zentralen Gesichtsfeldbereich (Fovea, Makula) beschränkt, da die Amplitude von P1 größtenteils von der Funktionsfähigkeit dieser Region abhängt (vgl. Cannon 1983; Priglinger 1990). Trotz der genannten Einschränkungen in der diagnostischen Aussagekraft bezüglich der tatsächlichen Sehfähigkeit hat sich das VEP nach Musterreizung als wichtige und hilfreiche diagnostische Methode bei Kindern erwiesen (van Genderen et al. 2006). In manchen Fällen ist es das einzig anwendbare Diagnostikverfahren (Taylor und McCulloch 1992), das zudem auch eine Prognose über die spätere Sehschärfeentwicklung bei Frühgeburt und bei CVI erlaubt (Atkinson et al. 2002a; Watson et al. 2010).

6.4 Diagnostisches Vorgehen bei CVI

In diesem Abschnitt sollen Untersuchungsverfahren zu Sehfunktionen und -leistungen dargestellt werden, die einerseits eine herausragende Rolle für die visuelle Wahrnehmung und ihre Entwicklung spielen, und andererseits mit Hilfe geeigneter Verfahren zuverlässig untersuchbar sind. Dazu gehören das Gesichtsfeld, die räumliche Kontrastauflösung und Sehschärfe, die Form- und Farbunterscheidung, die räumliche Lokalisation von Reizen, die Entfernungswahrnehmung, die Objekt- und Gesichterwahrnehmung sowie okulomotorische Funktionen einschließlich der visuellen Exploration. Hinsichtlich der Altersgruppen liegt der Schwerpunkt der Darstellung in den ersten Lebensjahren, da für ältere Kinder teilweise standardisierte Verfahren zur Verfügung stehen (vgl. Lorenz 2004) bzw. neuropsychologische Untersuchungsverfahren ähnlich wie bei Erwachsenen eingesetzt werden können (Groh-Bordin und Kerkhoff 2009; Zihl 2009, 2011a). In Fällen schwerer (Mehrfach-) Behinderung älterer Kinder, in denen standardisierte Verfahren aufgrund fehlender oder unzureichender Untersuchungsvoraussetzungen nicht einsetzbar sind, können die beschriebenen Verfahren ebenfalls verwendet werden. Hinzuzufügen ist, dass nicht alle Verfahren ausreichend standardisiert sind; zum Teil fehlen auch entsprechende Vergleichswerte von gesunden Kindern. Aus diesem Grund ist es notwendig, für solche Untersuchungsverfahren eigene Vergleichswerte zumindest bei einer kleinen Gruppe gesunder Kinder zu erheben, um auch Einflüsse durch die jeweiligen Untersuchungsbedingungen abschätzen zu können. Nur eine eindeutige Abweichung von diesen altersentsprechenden Vergleichswerten kann dann als sichere Normabweichung und damit als visuelle Wahrnehmungsstörung bzw. visuelle Funktionsbeeinträchtigung akzeptiert werden.

Die Diagnostik bei Verdacht auf CVI sollte zweckmäßigerweise einem vorgegebenen Schema folgen. Nach der Kontaktaufnahme, die meist schon erste Hinweise auf den Grad der Untersuchbarkeit liefert, und der Anamnese folgt die Inspektion der Kopf- und Körperhaltung, der Lider, der Augenstellung und möglicher spontaner Augenbewegungen (z. B. Spontannystagmus).

Nach Überprüfung der Untersuchbarkeit und diagnostischen Abklärung der vorderen Augenabschnitte, der Pupillenfunktion, der Akkommodation und Konvergenz sowie der Augenbeweglichkeit und der Augen-, Kopf- und Handbewegungen z. B. zu einem Lichtreiz, kann mit der eigentlichen Untersuchung der verschiedenen Teilfunktionen bzw. -leistungen der visuellen Wahrnehmung begonnen werden. In Abb. 6.1 sind die verschiedenen diagnostischen Schritte für die Untersuchungen von Kindern mit (Verdacht auf) CVI schematisch zusammengestellt, die für die Klassifizierung von primären und sekundären Störungen sowie von peripher und zentral verursachten visuellen bzw. okulomotorischen Funktionseinbußen relevant sind.

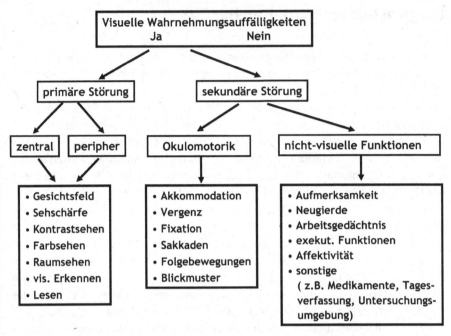

Abb. 6.1. Schema zur diagnostischen Vorgehensweise bei Verdacht auf eine zerebrale Sehstörung unter Berücksichtigung der Okulomotorik und nicht-visueller Einflüsse (Kognition, etc.)

6.4.1 Anamnese

Die Befragung der Eltern bzw. Bezugspersonen zur allgemeinen und insbesondere zur „visuellen" Biographie eines Kindes ist ein wichtiger Bestandteil jeder Untersuchung. Sie steht am Beginn der Diagnostik und sollte nicht nur allgemeine gesundheitliche bzw. medizinische Aspekte beinhalten, sondern auch visuelle Aktivitäten in typischen Alltagssituationen (z. B. Spielen), aber auch mögliche allgemeine Verhaltensauffälligkeiten, z. B. hinsichtlich allgemeiner Neugierde, Konzentration auf Reize und Aktivitäten, Umgang mit anderen Kindern usw. Dabei ist es sehr hilfreich, wenn sich die Fragen auf spezifizierte visuelle Aktivitäten des Kindes beziehen, damit die Eltern bzw. Bezugspersonen eine faire Möglichkeit haben, detaillierte Antworten und Beschreibungen zu geben. Zur Vermeidung von Missverständnissen erscheint dabei die Vorgabe von geeigneten Beispielen sinnvoll, an denen sich die Eltern in ihren Antworten orientieren können. Ein Modell für einen Anamnesebogen findet sich im Abschnitt 6.6.1

6.4.2 Visuelle Funktionen und Leistungen

Gesichtsfeld

In den ersten Lebensjahren wird das Gesichtsfeld verhaltensperimetrisch untersucht. Dabei wird ein optischer Reiz in unterschiedlichen Abständen von der (aktuellen) Geradeausrichtung, d. h. in der Peripherie des Gesichtsfeldes gezeigt bzw. analog zur dynamischen (kinetischen) Perimetrie langsam von der Peripherie zum Zentrum bewegt. In der Regel werden kreisförmige Reize ausreichender Größe (z. B. 3 Grad Durchmesser) und Helligkeit bzw. Kontrast zum Hintergrund verwendet. Als Gesichtsfeldgrenze gilt die jeweilige Entfernung vom Zentrum des Gesichtsfeldes (Exzentrizität), an dem der Reiz entdeckt wird; dieses Entdecken wird anhand der Blickzuwendung zum Ort des Reizes festgestellt. Dabei sollte darauf geachtet werden, dass der Reiz in etwa gleicher Distanz vom Zentrum in zufälliger Reihenfolge zumindest auf den vier Hauptmeridianen (Horizontalachse links und rechts; Vertikalachse oben und unten) gezeigt wird, und dass jede Messung mindestens einmal, bei Unklarheit auch mehrmals (aber nicht unmittelbar nacheinander) vorgenommen wird, um einen ausreichend zuverlässigen Schätzwert für die Gesichtsfeldausdehnung zu erhalten.

Eine einfache Möglichkeit zur quantitativen Bestimmung der Gesichtsfeldgrenzen wurde von Nef entwickelt (Beschreibung in Hyvärinen 2000). Dieses „Perimeter" besteht aus einem großen durchsichtigen Schirm; als Reizquelle dient eine helle Lichtpunktquelle, die an der Außenseite von der Peripherie zum Zentrum bewegt wird. Alternativ kann die Lichtquelle auch stationär an verschiedenen Orten aufleuchten. In beiden Fällen wird die motorische Reaktion des Kindes (okulomotorische Zuwendebewegung; Zeigen auf den Lichtpunkt) als Verhaltensmaß für das Entdecken des Lichtpunkts verwendet.

Mit Hilfe einer speziellen Darbietungsmethode (276 einzelne gelbe Leuchtdioden im Abstand von 7 Grad; 4 rote Leuchtdioden als Fixationsort in der Mitte einer Halbkugel) bestimmten Cummings et al. (1988) das monokuläre Gesichtsfeld von 12 gesunden Kindern im Alter von 2 und 5 Jahren und zum Vergleich bei 5 Erwachsenen (17–38 Jahre). Der Abstand zwischen Halbkugel und Betrachter betrug 33 cm; die Testreize hatte einen Durchmesser von 42 Bogenminuten und eine Leuchtdichte von 1.2 log cd/m^2 (Hintergrund: 0.2 log cd/m^2). Als Verhaltenreaktion wurde die okulomotorische Zuwendebewegung (Sakkade) gewählt. Die Fixation auf die roten Leuchtdioden in der Mitte der Reizanordnung vor dem Aufleuchten der gelben Leuchtdioden in der Peripherie wurde sorgfältig kontrolliert. Der Ort in der Halbkugel, an dem der Reiz eine okulomotorische Zuwendebewegung (Sakkade) auslöste, definierte die jeweilige Gesichtsfeldgrenze. Zum Vergleich wurden 10 Kinder (älter als 2 Jahre 9 Monate) sowie 5 Erwachsene am Goldmann Perimeter (Marke III$_{4e}$, 26 Bogenminuten; Leuchtdichte: 2.5 log cd/m^2; Hintergrund: 1.0 log cd/m^2) untersucht. Die Kinder zeigten bereits im Alter von 2 Jahren eine den Erwachsenen vergleichbare Gesichtsfeldausdehnung; es fanden sich keine wesentlichen Unterschiede in den Ergebnissen beider verwendeten perimetrischen Messmethoden. Messwiederholungen an den Kindern zeigten, dass ihre Reaktionen ausreichend zuverlässig waren, d. h. beide Arten der Gesichtsfeldbestimmung können als ausreichend reliabel angesehen werden. Andere Autoren nehmen jedoch aufgrund ihrer Untersuchungsergebnisse mit der kinetischen (dynamischen) Perimetrie an, dass die Ausdehnung des Gesichtsfelds erst im Alter von 6 Jahren dem eines Erwachsenen entspricht (Hargadon et al. 2010; vgl. auch Abschnitt 2.3.1).

Bei Kindern, die nur über eine Hell-Dunkel-Wahrnehmung verfügen, hat sich die Bestimmung des „Attraktivitätsminimums" als Maß für die Sehfähigkeit bewährt. Darunter wird die geringste Intensität eines Lichtreizes verstanden, die eine visuelle Aufmerksamkeitsreaktion zuverlässig auszulösen vermag. Da diese Methode hohe Anforderungen an die rasche und flexible Verfügbarkeit von Reizparametern (Größe, Helligkeit) während der Untersuchung erfordert, scheint eine PC-gestützte Methode für diese Untersuchung am besten geeignet (Radner et al. 1995).

Kontrastsehen und Visus

Die räumliche Kontrastsensitivität ist ein Maß für die Auflösungsfähigkeit bzw. -genauigkeit des visuellen Systems; zu dieser Funktion tragen periphere und zentrale Funktionen gemeinsam bei (vgl. Abschnitt 2.3.3). In der Regel werden vertikale Schwarz-Weiß-Streifenmuster unterschiedlicher Breite (räumliche Frequenz) und mit unterschiedlichem Schwarz-Weiß-Verhältnis (Kontrast) z. B. in Form von Karten (z. B. LEA gratings; Hyvärinen 2000; Cambridge Low Contrast Grating Test) oder auf einem Monitor gezeigt und die Wahrnehmungsfähigkeit mit Hilfe der Methode des „preferential looking" (vgl. Abschnitt 6.2) bestimmt. Im frühen Kindesalter ist dies das einzige Verfahren, das eine Abschätzung der Sehschärfe („Streifensehschärfe") ermöglicht. Wichtige Voraussetzungen für den Einsatz dieser diagnostischen Methode sind eine ausreichende Fixationsleistung, ein ausreichendes zentrales Gesichtsfeld, und eine ausreichende Konzentration. Gesunde Kinder bevorzugen Streifenmuster, die sie (gerade) noch auflösen können und schenken Mustern unterhalb ihrer Wahrnehmungsschwelle kein oder zumindest deutlich weniger Interesse, weil diese als graue Flächen erscheinen. Eine einfache Methode zur Abschätzung der räumlichen Kontrastauflösung ist die Verwendung einer Streifentrommel oder eines Streifenbandes, deren Bewegung nach links bzw. rechts den sog. optokinetischen Nystagmus (OKN) auslöst (vgl. Abschnitt 2.3.10). Das Streifenmuster besteht aus vertikalen Schwarz-Weiß-Streifen, deren Durchmesser variiert werden kann. Der OKN setzt sich aus einer langsamen Folgebewegung und einem Rücksprung (Sakkade) zusammen; die

Folgebewegung beruht auf der Fixation der Streifen. Eine höhere Streifendichte (entspricht dünneren Streifen) erfordert auch eine höhere räumliche Auflösung, um die Streifen fixieren und deren Bewegung folgen zu können. Allerdings darf aus der Streifenbreite, die gerade noch eine Folgebewegung zuverlässig auszulösen vermag, nicht direkt auf die Sehschärfe für Einzelzeichen geschlossen werden, weil zumindest bei Kindern mit Myopie, Hyperopie oder Astigmatismus kein systematischer Zusammenhang zwischen beiden Werten zu bestehen scheint (Cetinkaya et al. 2008). Tabelle 6.2 fasst einige wichtige Punkte für die Messung der Kontrastsensitivität zusammen.

Tabelle 6.2. Punkte, die bei der Messung der räumlichen Kontrastauflösung bei Kindern berücksichtigt werden sollten (modifiziert nach Hyvärinen 2000)

- Der Abstand zwischen Auge und Reizmuster sollte so gewählt werden, dass sich das Muster innerhalb des Suchfelds des Kindes befindet.

- Das Testmuster sollte in einer Gesichtsfeldregion präsentiert werden, in der das Muster auch von einem gesunden Kind noch aufgelöst werden kann.

- Das Testmuster sollte so präsentiert werden, dass es die Aufmerksamkeit des Kindes optimal auf sich zieht.

- Das Kind sollte über ausreichend entwickelte Augen- und Kopfbewegungen verfügen, damit es sich ohne Schwierigkeiten und für den Untersucher gut beobachtbar den Musterreizen zuwenden kann.

- Vor der Präsentation eines neuen Musterpaares sollte das Kind wieder geradeaus schauen; dies kann z. B. durch akustische Reize oder durch verbale Äußerungen des Untersuchers erreicht werden.

- Die Muster sollten in gleichem Abstand von der Mittellinie (Geradeaus-Richtung) gezeigt werden, damit die Blickstrecke für beide Muster in etwa gleich groß ist.

- Die Muster können entlang jeder Achse bilateral gezeigt werden; horizontale Blickbewegungen sind jedoch leichter und präziser als vertikale oder schräge Bewegungen.

- In Fällen mit horizontalem Nystagmus bietet sich die Präsentation der Muster entlang der Vertikalachse an.

- Bei Kindern mit eingeschränkten horizontalen Blickbewegungen sollte die Kopfbewegung als Maß verwendet werden; Kopfbewegungen sind gegenüber Augenbewegungen jedoch in der Regel langsamer und ungenauer.

- Sehr junge Kinder zeigen oft nur kleine Blickbewegungen, aus denen die Bewegungsrichtung aber ausreichend zuverlässig abgeleitet werden kann; zusätzlich lassen sich manchmal auch eine Öffnung der Augenlider, eine Erhöhung der Atemfrequenz, Lautäußerungen oder Versuche, nach dem wahrgenommenen Muster zu greifen, beobachten.

- Die Messung der Streifensehschärfe sollte mit kurzen Pausen erfolgen, weil nach wenigen Präsentationen Gewöhnungseffekte an die Reize (Habituation) auftreten und infolgedessen Zuwendereaktionen ausbleiben können. Eine Habituation kann zusätzlich durch eine Zufallsfolge der Streifenbreiten oder Kontraste der Muster verhindert oder zumindest minimiert werden.

Der Visus selbst beschreibt die zentrale Sehschärfe, d. h. das Auflösungsvermögen im zentralen Gesichtsfeld (Fovea), das durch die Fähigkeit definiert ist, zwei Punkte gerade noch getrennt wahrzunehmen (minimum separabile). Das Visusäquivalent, wie es mit Hilfe der räumlichen Kontrastsensitivität bestimmt wird, ist nicht identisch mit der zentralen Sehschärfe, lässt sich jedoch durch Angabe der Durchschnittsgröße und der Entfernung annähernd bestimmen (Objektentfernung in mm/Objektgröße in mm x 0,00145 = Visusäquivalent).

Bei der Untersuchung der Sehschärfe ist grundsätzlich auf eine definierte Umfeld- und Optotypenleuchtdichte (Kontrast zwischen Zeichen und Hintergrund) zu achten. Bei Kindern mit einer Beeinträchtigung der Sehfähigkeit sind für eine Prüfung des Visus oft bessere Helligkeits- und Kontrastverhältnisse erforderlich, um eine zuverlässige visuelle Reaktion zu erhalten. Wenn dabei Blendempfindlichkeit auftritt (Photophobie z. B. bei Albinismus, Opticusatrophie und nach zerebraler Schädigung), so lässt sich eine Abstufung des Kontrastes mit genormten Sehschärfetafeln (z. B. Low Contrast Symbole, LH–Tafeln mit abnehmenden Kontrast nach Hyvärinen 2000) durchführen. Die mit Hilfe von Streifenmustern bestimmte Sehschärfe ("Streifensehschärfe", engl. grating acuity) ist üblicherweise höher als die mit Optotypen (z. B. Landolt Ringe) gemessene Sehschärfe (Stiers et al. 2004). Der Stycar Rolling Balls Test besteht aus 10 weißen Kugeln unterschiedlicher Größe; die kleinste Ballgröße, die eine sichere Folgebewegung auslöst, wird als Visusäquivalent genommen. Allerdings erlaubt diese Messmethode nur eine sehr grobe Abschätzung der Sehschärfe und ist den anderen Messverfahren daher deutlich unterlegen (Rydberg et al. 1999). Grundsätzlich empfiehlt sich bei inkonsistenten Reaktionen des Kindes oder bei Verdacht auf Messfehler (auch auf Seiten der untersuchenden Person) mindestens eine Messwiederholung, eventuell durch eine andere Person; dadurch lassen sich meist zuverlässigere Messergebnisse erzielen (Mash und Dobson 2005). Das visuelle Interesse vor allem jüngerer Kinder (2 bis 7 Jahre) bei der Sehschärfeprüfung kann durch die Verwendung animierter Bilder auf dem Bildschirm gesteigert und die Aufmerksamkeit und die Dauer der Fixation verbessert werden; dadurch lassen sich vor allem falsch-niedrige Messwerte vermeiden (Müller et al. 2009). Diese Art der Visusprüfung wird vor allem bei Kindern mit reduziertem Neugierdeverhalten und/oder Konzentrationsschwierigkeiten eine besondere Hilfe sein. Bei Kindern mit kongenitalem Nystagmus und anomaler Kopfhaltung sollte der Visus so bestimmt werden, dass die Kinder ihre gewohnte Kopfhaltung beibehalten können, da die Sehschärfe unter dieser Bedingung zuverlässiger bestimmt werden kann und sich bessere Werte ergeben, als wenn die Kinder eine für sie unnatürliche Blickhaltung einnehmen müssen (Stevens und Hertle 2003).

In Abhängigkeit vom Alter des zu untersuchenden Kindes stehen verschiedene Sehtests zur Verfügung, die in Tabelle 6.3 zusammengefasst sind.

Tabelle 6.3. Verfahren zur Bestimmung der Sehschärfe (modifiziert nach Hyvärinen 2000). PL: preferential looking; VEP: visuell evozierte Potentiale (Musterreizung); OKN: optokinetischer Nystagmus; LH-Zeichen: Zeichen nach Lea Hyvärinen (2000); vgl. auch Lorenz (2004)

Für das Säuglingsalter:

Gittersehschärfetest: rechteckförmige (scharfkantig begrenzte) bzw. sinusförmige (unscharf begrenzte) Streifenmuster verschiedener Periodik (z. B. Teller Acuity cards). Messmethode: PL, VEP, Zuwendebewegungen.

Stycar rolling balls Test: visuelles Verfolgen eines rollenden Balles unterschiedlicher Größe

Nystagmustrommel mit genormter Streifenbreite. Messmethode: OKN.

Catfordgerät: Muster aus Punkten unterschiedlicher Größe werden auf einer bewegten Trommel dargeboten. Messmethode: OKN.

Ab dem 1. Lebensjahr:

Bei normaler Entwicklung können Einzeloptotypen (E-Haken) bzw. Reihenoptotypen (ab dem dritten Lebensjahr) eingesetzt werden, die eine „echte" Sehschärfenbestimmung erlauben. Außerdem können verschiedene, kindgerechte Sehschärfezeichen eingesetzt werden, als Messmethode eignet sich das PL.

Psychophysische Tests wie LH-Zeichen, E-Haken-Test, Colt-Test (können bei visuell beeinträchtigten Kindern meist in näherer Untersuchungsdistanz angewendet werden).

Eine vom Standardverfahren des PL etwas abweichende Methode ist die Verwendung von Blickbewegungen zum Reiz anstelle der (länger dauernden) Fixation des Reizes. Dies scheint vor allem bei sehr jungen Kindern und bei Kindern sinnvoll, die z. B. aufgrund einer reduzierten Aufmerksamkeitsspanne oder einer gestörten Fixation ihren Blick nur für sehr kurze Zeit auf einen Reiz gerichtet halten können. Die Augenbewegungen werden dabei entweder frei beobachtet oder aufgezeichnet (z. B. mit Video- oder Infrarot-Registrierung). Im Vergleich der verschiedenen Methoden PL, Blickzuwendung und VEP sollte jedoch berücksichtigt werden, dass die PL-Methode niedrigere Werte ergeben kann als die aus der Analyse der visuell evozierten Potentiale berechnete räumliche Auflösung (Katsumi et al. 1995, 1997; Mackie et al. 1995; Watson et al. 2009). Allerdings ist anzumerken, dass die Verhaltensmessung auf der Basis des PL in einem größeren Ausmaß von kognitiven Voraussetzungen (vor allem Konzentration) abhängig ist und damit der kognitive Entwicklungsstand eines Kindes einen stärkeren Einfluss auf die Messergebnisse hat als für die anderen beiden Untersuchungsverfahren. In Ausnahmefällen kann die PL-Methode jedoch auch zuverlässigere Ergebnisse als die VEP-Methode liefern (Bane und Birch 1992; Tinelli et al. 2008). Bei Kindern mit Mehrfachstörungen ist die Registrierung der evozierten Potentiale nach Musterreizung allerdings oft die einzig mögliche und valide Methode zur Abschätzung der Sehschärfe. Diese Art der Messung bietet sich vor allem dann an, wenn die Verhaltenstestung keine (ausreichend) zuverlässigen Werte ergibt (Hajek 1993). Dabei ist wichtig, dass ähnlich wie bei der Verhaltenstestung verschiedene Musterfrequenzen und Kontraste verwendet werden, da sonst eine zuverlässige Abschätzung der räumlichen Auflösung kaum möglich ist (Priglinger 1990).

Farbwahrnehmung

Die Untersuchung der Fähigkeit, Farbtöne zu unterscheiden bzw. zu erkennen, sollte sich vor allem auf das zentrale Gesichtsfeld konzentrieren, da dieser Bereich für die Farbwahrnehmung eine deutlich größere Rolle spielt als die Peripherie. Es gibt prinzipiell zwei Möglichkeiten, die Farbtonunterscheidung zu untersuchen. Man kann jeweils einen Grau- und einen Farbton gleicher Helligkeit (sog. isoluminante Bedingung) als Reizpaar präsentieren, und zwar abwechselnd den Farbton links und den Grauton rechts von der Mitte und umgekehrt, wobei der Abstand zur Mitte in etwa identisch sein sollte. Die Farbreize sollten nicht zu klein sein, damit sie sicher gesehen werden können und sich eine etwaige Minderung der Sehschärfe nicht sekundär auf die Farbtonunterscheidung auswirkt. Es ist außerdem wichtig, dass die verwendeten Farbtöne hinsichtlich Ton, Helligkeit und Sättigung kalibriert sind, damit unerwünschte Reizeinflüsse vermieden werden können (vgl. z. B. den PV-16 Color Vision Test; Hyvärinen 2000). Der Hintergrund sollte homogen in Farbe und Beleuchtung (Tageslichtbedingungen) sein und mit den Farbreizen keinesfalls interferieren. Da Kinder bereits im 5. Lebensmonat farbige Reize unter farblosen Reizen herausfinden können (vgl. Abschnitt 2.3.4), kann man davon ausgehen, dass sie spätestens in diesem Alter Farbtöne interessierter finden als Grautöne und diese deshalb auch länger betrachten (Mercer et al. 1991; Catherwood et al. 1996).

Eine weitere Methode ist der Vergleich zweier Farbtöne. Dabei werden Paare von Farben verwendet, die aus verschiedenen Kategorien (z. B. rot-grün, gelb-blau, rot-blau, gelb-grün) stammen. Feinere Abstufungen von Farbtönen erlauben die Bestimmung der Farbunterschiedsempfindlichkeit innerhalb einer Kategorie (z. B. Rottöne), wobei der Unterschied zwischen den beiden Tönen eines Farbpaars zunehmend verkleinert und die Unterscheidung damit zunehmend schwieriger wird. Es ist zu erwarten, dass das Verhalten der Kinder im Falle eines für sie nicht mehr eindeutig wahrnehmbaren Unterschieds so ausfällt, dass sie die Reize weniger oft, weniger lange und schließlich gar nicht mehr fixieren werden, da keiner der beiden Farbtöne mehr bevorzugt wird.

In einer Modifikation des beschriebenen Verfahrens können auch farbige und Schwarz-Weiß-Abbildungen von Mustern oder Szenen verwendet werden. Kinder werden für farbige Vorlagen mehr Interesse zeigen, d. h. sie werden farbige Vorlagen häufiger fixieren und auch länger betrachten als Schwarz-Weiß-Vorlagen.

Für Kinder ab dem 3. Lebensjahr empfiehlt sich die Verwendung von standardisierten Verfahren (z. B. HRR-Test, PACT, M-R M Test; Kinderversion des Ishihara Tests, Color Kid Test; vgl. Shute und Westall 2000; Bailey et al. 2004). Für Kinder ab dem 5. Lebensjahr kann auch eine Version des Farnsworth-Munsell 100 hue Tests (Farnsworth 1943) verwendet werden; dazu liegen auch umfangreiche Normdaten vor (Kinnear und Sahraie 2002).

Die Verarbeitung von chromatischen Reizen lässt sich auch mit Hilfe von farbmusterevozierten visuellen Potentialen erfassen; diese Potentiale sind in der Regel im Alter von 2–3 Monaten zuverlässig reproduzierbar (Ruddock und Harding 1994). Allerdings bleibt, ähnlich wie für achromatische (Schwarz-Weiß) Muster, zu bedenken, dass evozierte Potentiale Aussagen über die elektrophysiologischen Korrelate der Verarbeitung von Farbreizen erlauben, nicht aber über das Farbsehen selbst.

Raumwahrnehmung

Die in den ersten zwei Lebensjahren zweifellos wichtigsten Leistungen der visuellen Raumwahrnehmung sind die Lokalisation von Reizen und die Entfernungswahrnehmung. Beide Leistungen lassen sich mit Hilfe von Greif- bzw. Zeigebewegungen gut feststellen; die Genauigkeit der Bewegungen erlaubt bei normal entwickelter Greifmotorik Rückschlüsse auf die Genauigkeit der visuellen Lokalisation und Entfernungsschätzung. Zur Objektivierung empfehlen sich jedoch Videoaufzeichnungen der Augen- und Zeige- bzw. Greifbewegungen. Augenbewegungen lassen sich außerdem sehr zuverlässig mit Hilfe einer auf Infrarot beruhenden Blickregistriermethode aufzeichnen (Aring et al. 2007; Schmitt et al. 2007; Gredebäck et al. 2010; Pel et al. 2010). Blick- und Greif- bzw. Zeigebewegungen (bzw. „Schlagen") können ab dem 5. Lebensmonat verwendet werden, wobei die Genauigkeit unter binokulären Bedingungen größer ist (vgl. Abschnitte 2.3.10, 2.3.11). Aus der Differenz zwischen der mono- und der binokulären Sehbedingung lassen sich Hinweise auf das Vorhandensein oder Fehlen des Binokularsehens ableiten. Bei älteren Kindern, die bereits in der Lage sind, Positionen, Linienlängen und -orientierungen und Raumrichtungen zu vergleichen, können entsprechende Reizvorlagen verwendet werden, um diese Teilleistungen der visuellen Raumwahrnehmung zu untersuchen (vgl. Groh-Bordin und Kerkhoff 2009). Das Kopieren (Ab- oder Nachzeichnen) von Vorlagen ist eine weitere diagnostische Methode für die Überprüfung der genannten visuellen Leistungen. Allerdings sollte dabei berücksichtigt werden, dass visuo-konstruktive Anteile mit eingehen, die zusätzlich ebenfalls gestört sein können. Die topographische Orientierung kann am besten durch das Lernen neuer Wege unterschiedlicher Schwierigkeit (definiert z. B. durch die Anzahl der relevanten Landmarken bei Abzweigungen) untersucht werden (vgl. Brunsdon et al. 2007).

Die Stereopsis kann bereits im 1. Lebensjahr z. B. mit sog. random dot stereoacuity cards mit Hilfe der PL Methode gemessen werden; die Stereosehschärfe nimmt bis zum Ende des 2. Lebensjahres deutlich zu (Birch und Salomao 1998). Für Kinder ab dem 6. Lebensjahr können verschiedene Stereotests (z. B. Lang I und II, Titmus Test, TNO Test) verwendet werden; allerdings ist eine sehr gute Mitarbeit von Seiten des Kindes erforderlich und es dürfen keinerlei Vergenz- und Akkommodationsstörungen vorliegen, da dadurch die Aussagekraft der Ergebnisse deutlich eingeschränkt wird (Ohlsson et al. 2001; Huynh et al. 2005).

Formwahrnehmung

Die bereits bei Neugeborenen vorhandene Präferenz für bestimmte Muster erlaubt die verhaltensbasierte Diagnostik der Formunterscheidung auf der Grundlage der Methode des PL (vgl. Abschnitt 6.2). Die Formen (Muster) sollten sich nur in der Form, nicht aber in anderen Reizmerkmalen (z. B. Größe und Kontrast) voneinander unterscheiden. Sie werden paarweise mehrmals präsentiert, z. B. *gemustert* – ungemustert, *horizontale* – vertikale Formelemente (Linien, Streifen) und *gekrümmte (runde, ovale)* – rechteckige Formen (bevorzugte Formen in *kursiv*). Die Formen werden zufällig links oder rechts gezeigt; die Abfolge der Paare erfolgt bezüglich der Unterschiede ebenfalls zufällig. Die Häufigkeit der zu einem Reiz ausgelösten Zuwendereaktionen und Dauer der anschließenden Fixation werden als Grundlage für Bestimmung der Formwahrnehmung verwendet.

Eine weitere Möglichkeit zur Untersuchung der Formwahrnehmung besteht in der Bestimmung der sog. Unterschiedsempfindlichkeit für Formen. Dabei werden Formpaare (z. B. Quadrat und Kreis, Dreieck und Viereck) gleicher Größe und mit gleichem Kontrast verwendet, die sich nur hinsichtlich ihrer Zugehörigkeit zu einer Formklasse und damit ihrer Qualität unterscheiden. Die Messung kann verfeinert werden, wenn man Formen aus derselben Klasse (z. B. Kreis und Ellipse, Rechteck und Quadrat) präsentiert, wobei der Unterschied zwischen den beiden Formen eines Paares zunehmend verringert wird. Auf diese Weise lässt sich auch die Unterschiedsempfindlichkeit für Formmerkmale, wie z. B. Orientierung (für Linien oder Balken) und Größe (z. B. für Kreise oder Quadrate) bestimmen. Die jeweils verwendeten Reizpaare sollten den Gesamtbereich der jeweiligen Dimension (Orientierung, Größe) abdecken, wobei die Unterschiede zunehmend feiner werden. Die Formen werden zufällig links oder rechts gezeigt; die Abfolge der Paare erfolgt zufällig. Als Messmethode bietet sich wieder das PL an; Messgrößen sind die Häufigkeit der Fixation eines Reizes und die Fixationsdauer.

Objekt- und Gesichterwahrnehmung

Für die Untersuchung der visuellen **Objektwahrnehmung** sollten die verwendeten Objekte oder Abbildungen (Fotografien) grundsätzlich in der frontoparallelen Ebene, d. h. in direkter Blicklinie, gezeigt werden, da vor allem sehr junge Kinder diese Ebene bevorzugen. Außerdem sollten möglichst reale Objekte verwendet werden, da dreidimensionale Objekte eine eindeutigere Reaktion auslösen als zweidimensionale Objekte (Abbildungen; vgl. Abschnitt 2.3.6). Die Wahrnehmung von Objekten kann auch durch die Messung der Unterscheidungsfähigkeit für Objekte festgestellt werden, d. h. der Fähigkeit, verschiedene reale Objekte sicher zu differenzieren. Vorgehensweise und Messmethode (PL) sind identisch mit denen für die Untersuchung der Formwahrnehmung. Hinsichtlich des visuellen Erkennens bzw. Wiedererkennens von Objekten ist es wichtig sicherzustellen, dass das Kind das betreffende Objekt bereits mehrmals gesehen hat, da sonst ein Erkennen bzw. Wiedererkennen nicht möglich ist. Bereits im Alter von vier Monaten können Kinder Objekte visuell wieder erkennen, d. h. sie wenden sich zuerst dem Objekt zu, das sie bereits mehrmals gesehen haben (vgl. Abschnitt 2.3.6). Die Untersuchung kann so durchgeführt werden, dass dem Kind jeweils ein Objektpaar gezeigt wird, wobei eines der beiden Objekte bereits kurz vorher gezeigt wurde, das zweite hingegen nicht. Damit die Anforderungen an das visuelle Gedächtnis des Kindes nicht zu hoch werden, sollte der zeitliche Abstand zwischen der ersten und der zweiten Präsentation nicht länger als 3–5 Sekunden betragen; dies liegt noch im Bereich des altersentsprechenden (visuellen) Arbeitsgedächtnisses. Zu beachten ist außerdem, dass das bereits gezeigte Objekt beim zweiten Mal nicht am selben Ort im Raum präsentiert wird, sondern auf der anderen Seite. Andernfalls würde das visuelle Wiedererkennen auch mit Hilfe der gespeicherten Reizposition möglich sein und sich nicht ausschließlich auf das Objekt selbst beziehen. Es ist zu erwarten, dass Kinder das bereits gesehene Objekt zuerst anblicken, länger fixieren und (häufig) zusätzlich eine entsprechende mimische, verbale oder motorische Reaktion (Zeigen, Greifen) zeigen.

Für die **Gesichterwahrnehmung** können folgende vier Teilleistungen untersucht werden: (a) die Unterscheidung eines Gesichts von einem Nicht-Gesicht (Objekt); (b) die Unterscheidung zweier verschiedener Gesichter, deren Ähnlichkeit in Schritten zunimmt; (c) das Wiedererkennen von (bekannten) Gesichtern; und (d) das Unterscheiden bzw. Erkennen des Gesichtsausdrucks. Bereits im Alter von einem Monat bevorzugen Kinder Gesichter gegenüber anderen Objekten und zeigen ab dem 3. Lebensmonat auch deutlich längere Fixationszeiten für Gesichter gegenüber Objekten. Im Alter von 4 Monaten können sie bekannte Gesichter wieder erkennen, d. h. von anderen, unbekannten Gesichtern unterscheiden; im Alter von 3–6 Monaten unterscheiden sie zwischen verschiedenen Gesichtsausdrücken (vgl. Abschnitt 2.3.6). Für die Untersuchung aller vier Teilleistungen kann ebenfalls die PL Methode eingesetzt werden. Bei der Bestimmung der Gesichterunterscheidung sollte bei der Auswahl der Gesichter beachtet werden, dass zusätzliche Merkmale (z. B. Brille, Frisur, Bart; Gesichtsausdruck) keine entscheidende Rolle dafür spielen; idealerweise zeigen die Gesichter einen neutralen Ausdruck. Ähnlich wie für die Untersuchung des visuellen Erkennens von Objekten ist es erforderlich, dass auch für das Erkennen bzw. Wiedererkennen von Gesichtern das betreffende Gesicht vorher mehrmals präsentiert worden ist, d. h. dass es dem Kind bekannt ist. Es gelten die gleichen Untersuchungsregeln wie für das visuelle Erkennen von Objekten; wobei für Gesichter praktischerweise fotografische Abbildungen oder auch Videos verwendet werden. Es ist zu erwarten, dass Kinder das bereits gesehene Gesicht nach kurzer Betrachtung als erstes länger fixieren werden und zusätzlich eine mimische, verbale oder motorische Reaktion (Zeigen, Greifen) zeigen. Für die Untersuchung der Fähigkeit, den Gesichtsausdruck zu erkennen bzw. zwischen verschiedenen Ausdrucksformen eines Gesichtes zu unterscheiden, bietet sich ebenfalls die Methode des PL an. Die beiden Gesichter (Fotografien) sollten sich ausschließlich im Gesichtsausdruck unterscheiden. Folgende Ausdrucksformen können verwendet werden: fröhlich, überrascht, freundlich (positive Reaktion); traurig, ängstlich, wütend (negative Reaktion). Wenn Videoaufnahmen oder Videoclips zur Verfügung stehen, so sollten die gezeigten Gesichter zuerst einen möglichst neutralen Ausdruck zeigen und dann in eine der genannten Ausdrucksformen übergehen, sodass die mimische Bewegung vom Kind wahrgenommen werden kann.

Zusammenfassend soll noch einmal betont werden, dass zu einer vollständigen Untersuchung alle visuellen Funktionen und Leistungen erfasst werden sollten. Erst der Vergleich und die Würdigung aller Ergebnisse erlaubt ein vollständiges diagnostisches Bild über beeinträchtigte und erhaltene Funktionen bzw. Leistungen sowie Rückschlüsse über primäre und sekundäre Störungen der visuellen Wahrnehmung. Außerdem sollte die formale Diagnostik immer durch Verhaltensbeobachtungen hinsichtlich visueller Alltagsaktivitäten ergänzt werden (z. B. visuelle Neugierde, Spielverhalten, Verhalten für Essen und Trinken, Blickkontakt; vgl. Katsumi et al. 1995, 1997, 1998; Rydberg und Ericson 1998). Erst die Berücksichtigung aller Funktionsebenen ermöglicht ein vollständiges positives und negatives visuelles Entwicklungs- und Leistungsbild.

Das Untersuchungsinstrumentarium von Atkinson et al. (2002b)

Atkinson et al. (2002b) haben eine Testbatterie zur Untersuchung visueller und okulomotorischer Funktionen und Leistungen von der Geburt bis zum Alter von 36 Monaten entwickelt und dazu auch Normdaten erhoben. Diese Testbatterie umfasst 22 visuelle Funktionstests, von denen 9 Verfahren sog. Kernfunktionen („core functions") erfassen, die über den gesamten Altersbereich verwendbar sind. Der Rest sind sog. Zusatztests, die erst ab einem bestimmten Alter einsetzbar sind (vgl. Tabelle 6.4). Diese Zusatztests erfassen komplexere visuelle, visuo-kognitive, visuell-räumliche und visuo-motorische Funktionen. Alle Verfahren sollten (mindestens) dreimal durchgeführt werden, um die Zuverlässigkeit und Reproduzierbarkeit der Reaktion zu überprüfen.

Seitliches Blicken (Folgebewegungen, Sakkaden) wird mit einem Objekt (Durchmesser 2–5 cm; Sehdistanz: 20–30 cm) untersucht, das von der Mitte nach links bzw. rechts entweder langsam (Kinder < 3 Monate) oder schneller (Kinder > 3 Monate) bewegt wird. Bei Neugeborenen sollte der Reize sehr langsam bis zu etwa 20 Grad links und rechts von der Mittellinie bewegt werden; meist sind mehrere Versuche (bis zu 5) erforderlich, um die Blick- bzw. Folgebewegung sicher auszulösen. Bei gesunden Kindern ab dem 3. Lebensmonat gelingt die Blickfolge hingegen meist bereits beim 1. Versuch.

Periphere Refixation/laterale Gesichtsfeldausdehnung: Der optische Reiz (Durchmesser: 2–5 m; kontrastreich) wird im Abstand von 20–30 cm von der Peripherie langsam zentripetal bewegt. Die Position, an der das Kind den Reiz entdeckt und eine Blickzuwendung zu ihm ausführt, zeigt die laterale Grenze des Gesichtsfelds an. Kinder im Alter von 6 Monaten oder älter zeigen Blickbewegungen auf externe Reize bis zu einem seitlichen Winkel von etwa 45 Sehwinkelgrad.

Aufmerksamkeit in Distanz: Der Untersucher nimmt zuerst im Abstand von 50 cm Blickkontakt auf und entfernt sich bis auf eine Entfernung von 3 m. In diesem Abstand versteckt er sich hinter einem Wandschirm und zeigt sein Gesicht dann abwechselnd links oder rechts vom Wandschirm; es sollten jedoch keine akustischen Zusatzinformationen (Geräusch, Stimme usw.) gegeben werden. Im Alter von 6 Monaten nehmen gesunde Kinder auch im Abstand von 3 m Blickkontakt auf.

Visuelles Folgen eines fallenden Gegenstands: Dazu wird ein weiches, farbiges Spielzeug (z. B. Softball) zuerst mit ausgestrecktem Arm im Abstand von 60–90 cm gezeigt und darauf geachtet, dass das Kind den Ball fixiert. Anschließend wird der Ball fallen gelassen und der Blick des Kindes beobachtet. Gesunde Kinder im Alter von 6 Monaten oder älter zeigen sicheres visuelles Folgen des Balles.

„Schlagen" und Greifen: Dem Kind wird im Abstand von ca. 50 cm ein großes (8–25 cm) farbiges, lautloses Spielzeug gezeigt und beobachtet, ob es sich dem Objekt mit der Hand nähert bzw. nach ihm greift oder auf das Objekt schlägt. Der Test sollte so durchgeführt werden, dass das Kind die rechte und die linke Hand getrennt verwendet. Gesunde Kinder im Alter von 6 Monaten oder älter zeigen die entsprechenden motorischen Reaktionen.

Greifen nach bzw. Aufheben von schwarzen und weißen Baumwollfäden: Auf einem weißen Tisch wird ein 10 cm langer schwarzer Faden gelegt. Das Kind wird durch Zeigen oder durch verbale Instruktion angewiesen, den Faden aufzuheben. Wenn dies gelingt, wird die gleiche Aufgabe mit einem weißen Faden gleicher Länge durchgeführt. Beurteilt wird, ob ein Kind den schwarzen und den weißen Faden aufhebt; gelingt letzteres nicht, so besteht der Verdacht auf eine Störung

Tabelle 6.4. Testbatterie ABCDEFV nach Atkinson et al. (2002b) und das zugehörige Untersuchungsalter. OKN: optokinetischer Nystagmus; Alter bei Zusatztests: Mindestalter. Objektpermanenz: Kind weiß, dass ein Objekt auch außerhalb seines Wahrnehmungsfeldes (weiter-) existiert

Tests	Alter	untersuchte Funktion
Kerntests		
Pupillenreaktion	0–36 Monate	Pupillenfunktion (Reaktion auf Licht)
Reaktion auf Licht	0–36 Monate	optisch ausgelöste Orientierungsreaktion
Seitliches Blicken	0–36 Monate	horizontale Augenbewegungen (Sakkaden, Folgebewegungen) bei Reizvorgabe
Periphere Refixation	0–36 Monate	peripheres Entdecken, Gesichtsfeld, visuelle Aufmerksamkeit
Kornealreflexe	0–36 Monate	beidäugiges Ausrichten der Augen (Strabismus?)
Konvergenzbewegung bei Objektannäherung	0–36 Monate	Binokularsehen
Aufmerksamkeit in Distanz	0–36 Monate	Aufrechterhaltung der Aufmerksamkeit auf entfernte optische Reize (Fernvisus?)
Abwehrreaktion (Blinks)	0–36 Monate	visuo-motorische Reaktion auf einen sich nähernden Reiz (Entfernungswahrnehmung)
Visuelles Verfolgen eines fallenden Objekts	0–36 Monate	visuelle Kognition: frühe Form der Objektpermanenz
optional:		
OKN	0–36 Monate	„Reflexbewegungen" (Sakkaden, Folgebewegungen
Sehschärfetafeln	0–36 Monate	Sehschärfe
Videorefraktion	0–36 Monate	Akkommodation, Refraktion(sfehler); Aufmerksamkeitswechsel
Zusatztests		
Lang Test	2 Jahre	Stereopsis
Greifen, „Schlagen"	4 Monate	visuo-motorische Entwicklung
Ergreifen von Garn	12 Monate	visuelle Fingerkontrolle (Pinzettengriff); grobes (schwarz, weiß) Kontrastsehen
Suchen eines teilweise verdeckten Objekts	6 Monate	visuelle Kognition: Objektpermanenz
Suche eines vollständig verdeckten Objekts	6 Monate	visuelle Kognition: Objektpermanenz
Formen einsetzen	2 Jahre	Formerkennen, Erkennen räumlicher Relationen, visuelles Planen, visuelle Fingerkontrolle

Tests	Alter	untersuchte Funktion
eingebettete Figuren	2 Jahre	Figur-Grund-Unterscheidung, Former-kennen
Bauen mit Klötzchen, freies Spiel	1 Jahr	Erkennen räumlicher Relationen, visuelles Planen, visuelle Handkontrolle
Kopieren einer Figur aus Klötzchen	18 Monate	Erkennen räumlicher Relationen,visuelles Planen; visuelle Handkontrolle
Brief in einen Umschlag legen	2 Jahre	Erkennen räumlicher Relationen, visuelles Planen, visuelle Handkontrolle

des Kontrastsehens. Zusätzlich wird beurteilt, ob das Kind einen Pinzettengriff einsetzt oder nicht; dieser ist bei gesunden Kindern in der Regel ab dem 12. Lebensmonat vorhanden.

Suche eines teilweise verdeckten Gegenstandes: Ein kleines, helles, farbiges, aber lautloses Objekt (z. B. Ball) mit einem Durchmesser von 5–10 cm wird dem Kind zum Spielen gegeben. Nach kurzer Spielzeit wird der Ball in Reichweite des Kindes platziert und mit einem schwarzen Tuch teilweise abgedeckt. Beurteilt wird, ob das Kind nach dem Gegenstand sucht und es unter dem Tuch hervorholt. Gesunde Kinder im Alter von 1 Jahr können die Aufgabe lösen.

Suche eines vollständig verdeckten Gegenstandes: Die Reizanordnung und Aufgabe sind identisch zur vorherigen, allerdings wird hier der Gegenstand vollständig abgedeckt. Gesunde Kinder im Alter von 18 Monaten können die Aufgabe lösen.

Formvergleich: Die Untersuchung erfolgt mit hölzernen Formen-Sortier-Spielen, welche 3 bzw. 5 verschiedene Formen umfassen. Die 3-Formen-Variante umfasst ein Quadrat (Seitenlänge: 5 cm), einen Kreis (5.4 cm Durchmesser) und ein gleichseitiges Dreieck (Seitenlänge 5.5 cm); die 5-Formen-Variante enthält zusätzlich ein Rechteck (6.9×4.2 cm) und einen Stern mit 6 Zacken (bestehend aus zwei sich überlappenden gleichseitigen Dreiecken; Abstand Spitze zu Spitze: 6.5 cm). Jede Form hat einen kleinen Knopf in der Mitte zum Greifen und soll in die entsprechende Passform eines Steckbretts gelegt werden. Die Formen werden dem Kind einzeln in zufälliger Reihenfolge gegeben. Für jede richtige Einpassung wird ein Punkt vergeben (maximal 3 bzw. 5 Punkte). Gesunde Kinder jünger als zwei Jahre erreichen 2/3 Punkten, Kinder älter als zwei Jahre erreichen 4/5 Punkten.

Eingebettete Figuren: Es werden zwei Bilder verwendet, in denen entweder 5 Tiere ineinander gezeichnet (Bild A) oder 4 Katzen in einem schraffierten Baum versteckt sind (Bild B; bei diesem Bild ist die gleiche Katze nochmals extra außerhalb der Baumzeichnung vorhanden). Bei Bild A wird das Kind gebeten, auf die verschiedenen Tiere zu zeigen oder sie zu benennen; gegebenenfalls werden die Tiere genannt und das Kind soll sie zeigen. Bei Bild B soll das Kind auf die Katze (außerhalb des Baums) zu zeigen und dann die 4 Katzen in der Baumzeichnung finden und auf sie zeigen. Gesunde Kinder im Alter von 25–30 Monaten entdecken 3 von 5 Tieren in Bild A, und 2 von 4 Katzen in Bild B. Kinder älter als 30 Monate finden alle Tiere in Bild A und 3 von 4 Katzen in Bild B.

Bauen mit Klötzchen, freies Spiel: Als Material werden 13 farbige Klötzchen vor dem Kind hingelegt. Das Kind wird aufgefordert, mit diesen Bauklötzchen etwas zu bauen, solange es möchte (mindestens 3 Minuten). Gegebenenfalls können auch Hinweise gegeben werden (z. B. ein Haus, einen Turm bauen, usw.). Die Aufgabe gilt als gelöst, wenn das Kind mindestens 2 Klötzchen aufeinander stellt; dies gelingt gesunden Kindern im Alter von 18 Monaten.

Nachbauen (Kopieren) einer Figur aus Klötzchen: Als Material werden zwei Sets aus 8 rechteckigen Holzklötzchen (6 × 2.75 × 1.5 cm) derselben Farbe benötigt, ein Set für das Kind und ein Set für den Untersucher. Der Untersucher legt das Muster vor, welches das Kind kopieren soll, aber ohne den Untersucher dabei beobachten zu können. Folgende Unteraufgaben sind vorgesehen: (1) Stapel aus 8 Klötzchen, (2) zwei getrennte Stapel aus 4 Klötzchen, (3) 8 Klötzchen in einer Linie, (4) Stapel aus 4 Klötzchen, Linie aus 4 Klötzchen; (5) vierseitige Figur mit je einem Klötzchen an jeder Ecke, (6) „Brücke" bestehend aus je 3 Klötzchen vorne und hinten und zwei Klötzchen oben. Pro gelöste Aufgabe werden 2 Punkte vergeben; für nur teilweise gelöste Aufgaben 1 oder 0.5 Punkte. Die Aufgabe (1) kann von gesunden Kindern im Alter von 19–24 Monaten gelöst werden, (2) im Alter von 31–36 Monaten, (3) im Alter von 25–30 Monaten, (4) im Alter von 31–36 Monaten, (5) im Aller von 37–42 Monaten, (6) im Alter von 43–48 Monaten.

Brief in einen Umschlag geben: Das Untersuchungsmaterial besteht aus einem weißen Umschlag (22 × 11 cm) und einer weißen Karte (16 × 8 cm). Umschlag und Karte werden dem Kind getrennt gegeben und es wird aufgefordert, die Karte in den Umschlag zu stecken. Die Aufgabe gilt als gelöst, wenn die Karte ihrer Länge nach in den Umschlag gesteckt wird, wobei sich die Karte nicht vollständig im Umschlag befinden muss. Gesunde Kinder im Alter von 3 Jahren können diese Aufgabe lösen.

6.5 Okulomotorische Funktionen

Auch für die diagnostische Beurteilung der okulomotorischen Funktionen bietet sich die systematische Verhaltensbeobachtung an; die Aufzeichnungen der Augenbewegungen erlaubt jedoch eine zuverlässigere Erfassung, Auswertung und Beurteilung. Sie kann z. B. mittels einer Infrarot-Methode oder mit Hilfe von Videoaufnahmen erfolgen (Aring et al. 2007; Schmitt et al. 2007; Gredebäck et al. 2010; Pel et al. 2010) und als Grundlage für eine objektive und zuverlässige Dokumentation dienen.

Fixation. Für die Beurteilung der Fixationsfähigkeit und -güte eignen sich folgende Parameter:

Spontane Fixationsaufnahme zu einem bestimmten optischen Reiz: Mit welchen visuellen Reizen ist eine sichere und stabile Fixation (leichter) zu erreichen?

Qualität der Fixation: willkürlich, koordiniert, nystagmiform, Abdriften. Ist das Fixationsverhalten unsicher, ist die Augenstellung nur mit dem Hirschbergstest abzuschätzen. Die Motilität lässt sich dann nur über die Ausgleichsbewegungen beurteilen.

Zentrale vs. exzentrische Fixation: Sind die Fixationsversuche erfolgreich, flüchtig zentral oder parazentral; treten sie nur in bestimmten Blickpositionen auf?

Fixationsdauer: Wie lange hält das Kind die Fixation auf einen (interessanten) Gegenstand gerichtet?

Augenstellung: Ist Fixation möglich (größere Fixationsobjekte: Spielzeug in näherer Distanz), gibt der Covertest bzw. der Prismencovertest Informationen über die Augenstellung.

Sakkaden. Blicksprünge sind bei normal entwickelten Kleinkindern bereits ab etwa dem 5. Lebensmonat mit attraktiven optischen Reizen gut auslösbar. Es sollten allerdings immer auch die spontan auftretenden Sakkaden hinsichtlich Häufigkeit, Größe, Geschwindigkeit und Richtung beurteilt werden. Kinder mit guter Kompensation eines homonymen Gesichtsfeldausfalls (Hemianopsie) zeigen trotzdem oft hypometrische (zu kurze) Sakkaden zur hemianopen Seite hin (Mezey et al. 1998). Kinder mit unzureichend kompensierter Hemianopsie finden Reize auf einer Seite oft nicht, können ihre Blickbewegungen aber in den betroffenen Bereich richten, wenn sie dazu aufgefordert werden oder wenn die Fixation dorthin im Rahmen einer Folgebewegung mit einem optischen Reiz gesteuert wird. Bei Vorliegen eines bilateralen homonymen Gesichtsfeldausfalls gilt Entsprechendes für beide Halbfelder. Liegt ein visueller Neglect vor, so sind keinerlei Sakkaden zur betroffenen Seite zu beobachten, sie können auch nicht dorthin „gelenkt" werden. Kinder mit Balint Syndrom zeigen diese Auffälligkeit nach beiden Seiten.

Folgebewegungen. Da Folgebewegungen in ihrer Geschwindigkeit deutlich langsamer sind als Sakkaden, sind sie meist auch besser als diese durch direkte Inspektion zu beurteilen. Bei Babys und sehr jungen Kindern sind Folgebewegungen meist verzögert auslösbar (erhöhte Latenz); ist diese Verzögerung in beiden horizontalen Bewegungsrichtungen ausgeprägt, kann auch ein Aufmerksamkeits- oder Antriebsproblem vorliegen. Fehlende, verzögerte oder ruckartige Folgebewegungen nach einer Seite können auf einen Gesichtsfeldausfall oder einen teilweise noch bestehenden Neglect hinweisen. Zu berücksichtigen ist weiterhin, dass die Qualität der Folgebewegungen auch von der vorhandenen Sehschärfe abhängt; es empfiehlt sich daher die Verwendung unterschiedlich großer Reize. Wenn Folgebewegungen bereits bei sehr niedrigen Geschwindigkeiten durch Blicksprünge unterbrochen sind (sog. sakkadierte Folgebewegungen), sind sie als gestört zu beurteilen. Fixationsverluste können aber auch durch relative oder absolute zentrale Skotome verursacht sein; in diesem Fall finden sich mehr oder weniger regelmäßige Sprünge in Richtung des Reizes, gelegentlich auch Rückstellsakkaden.

Visuelle Exploration. Das Blickbewegungsmuster sollte unter zwei Bedingungen untersucht werden: (1) unter Spontanbedingungen, d.h. das Kind kann die Umgebung frei betrachten und absuchen, und (2) unter extern kontrollierten Bedingungen, d.h. es wird ihm eine definierte Szene vorgegeben (z.B. Bild mit deutlich sichtbaren Objekten; räumliche Anordnung von realen Gegenständen auf einem Tisch; Blattvorlage mit räumlich verteilten Objekten, die gezeigt oder mit einem Stift gekennzeichnet werden sollen; vgl. Abb. 6.2). Die erste Untersuchungsbedingung zielt vorwiegend auf die visuelle Neugierde und das spontane visuelle Explorations- bzw. Suchverhalten ab und sollte in einer reizreichen Umgebung stattfinden, wobei darauf geachtet werden sollte, dass es nicht zu einer Reizüberflutung kommt. Die zweite Untersuchungsbedingung hingegen lässt Rückschlüsse auf die visuell-räumliche Organisation des Blickbewegungsmusters und auf die visuelle Orientierungsfähigkeit des Kindes zu. In beiden Bedingungen kann außerdem festgestellt werden, ob ein Kind eine Raumhälfte (z.B. bei nicht ausreichend kompensierter Hemianopsie oder bei visuellem Neglect) oder beide Seiten des Raumes (bilaterale Hemianopsie oder Balint-Syndrom) vernachlässigt.

6.6 Dokumentation der Untersuchungsergebnisse

Die Dokumentation der visuellen Leistung anhand eines standardisierten Diagnostikbogens hat sich bewährt, da dadurch ein systematisches diagnostisches Vorgehen und die vollständige Niederschrift der gewonnenen diagnostischen Informationen gewährleistet werden. Diese Systematik legt auch die Reihenfolge der diagnostischen Verfahren fest, sichert die Vollständigkeit der Untersuchung, und erhöht sowohl die inter- als auch die intraindividuelle Vergleichbarkeit der Untersuchungsergebnisse. Damit können die Ergebnisse verschiedener Kinder, aber auch die Resultate von Verlaufs- und Kontrolluntersuchungen miteinander verglichen werden.

Eine vollständige Untersuchung umfasst folgende Teilschritte:

- Anamnese und systematische Verhaltensbeobachtung
- Ophthalmologische Untersuchung
- Orthoptische Untersuchung
- Neuropädiatrische Untersuchung
- Untersuchung zur Frühförderung

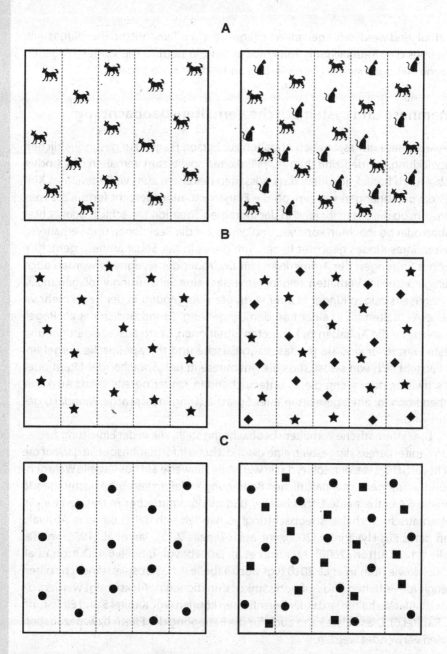

Abb. 6.2. Reizvorlagen für die Erfassung des visuellen Explorationsverhaltens. Die unterbrochenen senkrechten Linien kennzeichnen die räumlichen Segmente für die Auswertung (sollten in der Reizvorlage nicht enthalten sein). Linke Vorlage: ohne Ablenkerreize, rechte Vorlage: mit Ablenkerreizen. **A**: Zielreiz: Hund, Ablenkerreize: Katzen; **B**: Zielreiz: Stern, Ablenkerreize: Rauten, **C**: Zielreize: Kreise („Kugeln"; „rund"), Ablenkerreize: Quadrate (Rechtecke; „eckig"). Näheres siehe Text

Nachfolgend werden die genannten diagnostischen Teilschritte näher dargestellt, soweit es die Untersuchung von Kindern mit CVI betrifft. Die vorgeschlagenen Diagnostikbögen sind als Orientierung und Hilfestellung gedacht.

6.6.1 Anamnese und systematische Verhaltensbeobachtung

Die Anamnese umfasst neben Angaben zur Person Fragen zur gesundheitlichen Entwicklung, zu medizinischen Auffälligkeiten sowie zum Verhalten des Kindes. Dabei ist zu berücksichtigen, dass Aussagen der Eltern zum Verhalten ihres Kindes davon abhängen werden, ob die Fragen situationsgerecht formuliert werden, d. h. ob die Eltern ihr Kind in der gefragten Situation tatsächlich beobachtet haben oder beobachten konnten, und genau auf die Reaktionen und Verhaltensweisen ihres Kindes geachtet haben, um die es in der Sehanamnese geht. Kinder mit Störungen der Aufmerksamkeit und/oder der Neugierde werden auch weniger visuelles Verhalten zeigen, ohne dass eine Sehstörung vorliegen muss. Andererseits zeigen Kinder in ihrer vertrauten Umgebung in der Regel mehr visuelles Verhalten als in einer fremden Umgebung. Grundsätzlich gilt als Regel: Je konkreter die Angaben zu konkreten Situationen, desto aussagekräftiger und desto wertvoller sind sie für das diagnostische und therapeutische Vorgehen. Es versteht sich von selbst, dass die Anamnese in der „Sprache" der Eltern oder Geschwister, oder wenn die zu untersuchenden Kinder bereits selbst Auskunft geben können, altersgerecht in ihrer Sprache (Umgangssprache, Mundart) geführt wird.

    Die systematische Verhaltensbeobachtung stellt, wie in der Einleitung zu diesem Kapitel bereits dargestellt, eine diagnostische Informationsquelle dar, auf die nicht verzichtet werden sollte, da sie wertvolle Hinweise auf das visuelle Wahrnehmungsvermögen unter natürlichen Bedingungen liefern kann. Die nachfolgende Tabelle 6.4 enthält eine Liste visueller und okulomotorischer Aktivitäten für die systematische Verhaltensbeobachtung; es handelt sich dabei um eine Auswahl von Items aus Hyvärinen (2000; vgl. auch Tabelle 2.15), Jan et al. (1986; vgl. Tabelle 4.12), Dutton (2000), Atkinson et al. (2002b; vgl. Tabelle 6.4, Dutton et al. (2006) sowie Roman et al. 2010 (vgl. auch Tabelle 4.1). Selbstverständlich sollten Neugierdeverhalten und Aufmerksamkeitsfunktionen berücksichtigt werden, da sie visuelles Verhalten sekundär beeinflussen können (vgl. Kapitel 5 und Einleitung zu Kapitel 6). Diese Liste kann auch für die Befragung der Eltern bzw. Bezugspersonen verwendet werden.

Tabelle 6.4. Liste visueller und okulomotorischer Aktivitäten für die systematische Verhaltensbeobachtung. Zu beachten ist, dass möglichst keine zusätzlichen Informationen aus anderen Modalitäten (Hören, Tasten) gegeben werden

- Reaktion auf Licht (Photophobie?)
- Aufnahme und (später) Beibehaltung von Augenkontakt
- Spontane Blickbewegungen im Raum (Suchbewegungen) mit Fixationsaufnahme (visuelle Exploration im Raum)
- Fixationsaufnahme bei Präsentation eines optischen Reizes (z. B. Lichtquelle, Spielzeug, Gesicht) in Blickrichtung (Aufmerksamkeitsfeld; Lokalisation in Blickrichtung)
- Fixationsaufnahme bei Präsentation eines optischen Reizes (z. B. Lichtquelle, Spielzeug, Gesicht) im peripheren Gesichtsfeld (Gesichtsfeld; Lokalisation im Raum)
- Greifen nach einem optischen Reiz (Lokalisation im Raum)
- Visuelles Verfolgen eines optischen Reizes (Bewegungssehen; Folgebewegungen)
- Verfolgen (Beibehalten der Fixation) eines optischen Reizes bei Zunahme der Beobachtungsdistanz (Entfernungssehen)
- Bevorzugung von bunten optischen Reizen gegenüber unbunten Reizen (Wahrnehmungspräferenz)
- Bevorzugung von Gesichtern gegenüber anderen optischen Reizen (Wahrnehmungspräferenz)
- Kopfhaltung bei Fixation
- „Visuelles Verhalten" bei Betrachten von Reizvorlagen (z. B. auf dem Tisch oder auf Bildern)
- „Visuelles Verhalten" im Raum (räumliche Orientierung)
- Wieder finden von Orten und Wegen (visuell-räumliches Gedächtnis)
- „Visuelles" Spielverhalten (Verwendung von visuellen Informationen z. B. zur Steuerung der Hand)
- Verhalten bei wiederholtem Erscheinen eines optischen Reizes (visuelles Wiedererkennen eines Spielzeugs oder Gesichts)

6.6.2 Ophthalmologische Untersuchung

Folgende Untersuchungsschritte sollten in der Erstinspektion vorgesehen werden (vgl. auch Lorenz 2004):

- Abdecken beider Augen bei normaler Raumbeleuchtung und plötzliches Aufdecken beider Augen lässt eine Pupillenreaktion (Pupillenverengung) bzw. Seitenunterschiede (efferente Pupillenstörung; erfordert zusätzlich eine Spaltlampenuntersuchung) erkennen; fehlt diese ein- oder beidseitig (direkte, indirekte Lichtreaktion), ist die Annahme einer afferenten Pupillenstörung wahrscheinlich.

- Im abgedunkelten Raum wird mit dem indirekten Ophthalmoskop bei möglichst diffuser Beleuchtung der peripheren Netzhaut die seitengleiche und prompte Pupillenverengung geprüft.
- Swinging flashlight-Test (SFT): Nach Ausschluss einer efferenten Pupillenstörung erfolgt die Prüfung einer afferenten Pupillenstörung mit dem SFT. Im abgedunkelten Raum soll das Kind möglichst in die Ferne blicken. Der Untersucher beleuchtet mit dem Visoskop jeweils ein Auge von unten für ca. 4–5 Sekunden, schwenkt dann auf das andere Auge und beurteilt dabei die relativen afferenten Pupillenunterschiede.
- Es soll auch auf reflektorische Antworten geachtet werden, z. B. den reflektorischen Lidschluss bei Lichtexposition, Blickwechsel (ab 4.-5. Lebensmonat) und Zusammenkneifen der Lider.
- Der Nachweis der einfachsten visuellen Leistung (Entdeckung eines einfachen Lichtreizes) muss bei geringer Umfeldbeleuchtung durchgeführt werden. Im abgedunkelten Raum kann so auch die Ausrichtung auf eine verschieden starke bzw. verschieden große Lichtquelle geprüft werden.
- Eine geringe oder fehlende Pupillenreaktion lässt nicht unmittelbar die Akkommodationsfähigkeit beurteilen, die Akzeptanz von Plus-Gläsern ist jedoch zu prüfen. Eine Konvergenzbewegung ist oft erst nach Anfassen des Sehobjektes mit beiden Händen durch das Kind, anfangs gemeinsam mit der Therapeutin, auslösbar. Auch der dabei ausgelöste Druck und Zug beeinflussen die Konvergenzreaktion positiv.
- Die Prüfung der Konvergenzstellung der Bulbi und die Pupillenfunktion erfolgen mit einem für das Kind vertrautem Spielzeug.
- Zu beachten ist, dass Störungen der Nahreaktion immer mit Störungen der Akkommodation und /oder der Konvergenz und /oder der Lichtreaktion gekoppelt sind.

6.6.3 Orthoptische Untersuchung

Im orthoptischen Untersuchungsteil werden neben den okulomotorischen Funktionen verschiedene visuelle Funktionen und Leistungen sowie basale kognitive Funktionen überprüft (vgl. Dokumentationsbogen zur orthoptischen Untersuchung).

Aufmerksamkeitsreaktion: Das Kind reagiert auf optische Reize, indem es z. B. in seiner Stereotypie innehält etc. Atmung, Tonus, und/oder Gesichtsausdruck verändern sich; dadurch wird ein wahrscheinliches Interesse am Reiz erkennbar. Dieses Interesse wird bei wiederholtem Anbieten des Reizes durch eine ähnliche „Aufmerksamkeitsreaktion" bestätigt.

Zuwendereaktion: Zuwendung ist dann gegeben, wenn das Kind auf optische Reize mit Zuwendung des Kopfes und/oder der Augen reagiert.

Bewertung: Eine Zuwendungsreaktion auf eine Lichtquelle oder ein Objekt (Helligkeit, Größe und Eigenschaften angeben) ist durch Kopf-, Augen-, Körperbewegungen zum Reiz gegeben/nicht gegeben.

Visuelle Attraktivität: Das Kind reagiert auf eine (am besten auf einem Bildschirm präsentierte) bewegte oder sich sprunghaft verändernde Hell-Dunkelfläche (vgl. Radner et al. 1995).

Bewertung: Diese Methode (z. B. Zuwendereaktion auf den Reiz) wird dann verwendet, wenn keine Sehschärfe („Objektvisus") nachweisbar ist; sie ermöglicht die Feststellung von Hell-Dunkel-Wahrnehmung bzw. Kontrastwahrnehmung.

Optischer Lidschlussreflex: Wird ein Objekt oder die Hand rasch zum Auge des Kindes bewegt, so kommt es bereits bei normalen, wachen Neugeborenen zu einem reflexartigen Lidschluss; ist dieser nicht auslösbar, sollte die Stimulation mit einem stärkeren optischen Reiz (stärkere Lichtquelle) wiederholt werden. (Cave: reflektorischer Lidschluss durch Annäherung verursachen Windhauch).

Bewertung: optischer Lidschlussreflex auslösbar/nicht auslösbar.

Pupillenreaktion: Es werden der direkte und der indirekte (konsensuelle) Pupillenlichtreflex (PLR) sowie die Naheinstellungsmitbewegung (NEM; Verengung der Pupillen bei Betrachten eines sich annähernden Objekts) geprüft.

Bewertung: direkter und indirekter PLR auffällig/unauffällig; NEM auffällig/unauffällig

Konvergenz: Beurteilt wird, ob die Konvergenz der Bulbi möglich (positiv) oder nicht möglich (negativ) ist. Der Grad der Einschränkung kann in cm-Nahdistanz angegeben werden. Das abweichende Auge soll festgestellt werden, weiters die Qualität der Konvergenz (z. B. fließend, abrupt, etc.). Gleichzeitig wird die Konvergenz der Pupillen (siehe oben NEM) beurteilt.

ORTHOPTISCHE UNTERSUCHUNG

Untersuchungsdatum:
Name: **Geburtsdatum:**

Aufmerksamkeitsreaktion:
Zuwendereaktion:
Fixation bzw. Fixationsverhalten:
optischer Lidschlussreflex:
akustischer Lidschlussreflex:
Pupillenreaktion:
Augenstellung:
Motilität:
    Ausgleichsbewegungen:
    Nystagmus:

optokinetischer Nystagmus:
Kopfzwangshaltung:
Konvergenz:
Folgebewegungen (Blick-Folge-Bewegungen):
Sakkaden (Blick-Ziel-Bewegungen):

Hell-Dunkel-Wahrnehmung:
Lichtschwelle: Lichtquelle: Entfernung:
Photophobie:
Kontrastwahrnehmung:
Kontrast: hoch o ' mittel o niedrig o
Objekt:

Visusäquivalent:
Kinderbilder
Nystagmustrommel
LH-Optotypen
Stycar-ball-vision
Farbsehen:
Stereosehen:

Objekttest (Objektabstand/Objektgröße jeweils in mm x 0,00145)= ....

Gesichtsfeld (Konfrontationsgesichtsfeld):   30°li.   30°re.

Fixation und Fixationsverhalten: Es wird die Qualität der Fixation beschrieben. Fixiert das Kind sicher oder unruhig/instabil, nur für Sekunden, driftet ein Auge ab, werden die Augen zwischendurch geschlossen oder ist eine Fixation nur in bestimmten Blickbereichen/Blickrichtungen möglich?
    Beurteilung: Lage des Fixationsreflexes einer Stablampe auf der Hornhaut (gleichzeitig wird der für das Kind visuell fassbare Reiz mitgeführt).
    Beurteilung nach Hirschberg: Liegt der Fixationsreflex bei 4 mm weiter Pupille zentral, dann liegt wahrscheinlich auch eine zentrale Fixation vor (ansonsten ist von einer exzentrischen Fixation auszugehen). Die Feststellung der Fixation bezieht sich nicht auf die Lokalisation zur Fovea (Cüpperscher Fixationstest – Hauptsehrichtung, Nebensehrichtung), sondern auf die Lage des Lichtreflexes der Hornhaut zum Irissaum und zur Iris.
Motilität: Betrifft die Augenbeweglichkeit in den 9 Hauptblickrichtungen, insbesondere aber in den horizontalen (nach links, nach rechts) und vertikalen (nach oben, nach unten) Bewegungsrichtungen.
Ausgleichsbewegungen: Überprüft wird die „passive Beweglichkeit" der Augen (= „Puppenkopfphänomen") mittels des Halmagy-Curthoys Tests: bei bestmög-

licher „Fixation" eines Objekts wird der Kopf des Kindes vom Untersucher möglichst rasch nach rechts und links bzw. nach oben und unten bewegt.

Bewertung: Ausgleichsbewegungen auffällig/unauffällig, bzw. besser als oder gleich gut wie Führungsbewegungen.

Es wird die Gegenbewegung (Ausgleichsbewegung) bei Beibehalten der Fixation geprüft. Auch Motilitätseinschränkungen können Ursache für fehlende bzw. gestörte Ausgleichsbewegungen sein.

Nystagmus: Beurteilung der Art des Nystagmus (z. B. Rucknystagmus, Pendelnystagmus) sowie Frequenz, Amplitude und Nystagmusruhezone.

Optokinetischer Nystagmus (OKN): wird auch als „Eisenbahnnystagmus" bezeichnet. Die Überprüfung erfolgt am besten mit einem Streifenband oder einer Streifentrommel; das Muster wird in ca. 30–40 cm Distanz horizontal und vertikal an den Augen „vorbeigezogen". Es sollte eine mittlere Streifenmusterbreite gewählt werden, sodass das Kind die schwarzen von den weißen Streifen ausreichend gut unterscheiden kann.

Bewertung: Es wird beurteilt, ob ein OKN auslösbar ist oder nicht. Bei monokulärer Reizung ist der OKN ab dem 5. Lebensmonat seitengleich. Bei binokulärer Auslösung wird auf Unterschiede rechts zu links (dissoziierter Nystagmus) geachtet. Die verwendete Streifenbreite, die noch einen zuverlässigen OKN auslöst, gibt zudem Hinweise auf das Visusäquivalent (vgl. Abschnitt 6.4.2).

Kopfzwangshaltung: Es wird darauf geachtet, ob die Kopfzwangshaltung ständig oder bei visueller Anforderung besteht, und welche Kopfzwangshaltung (z. B. Richtung) eingenommen wird.

Bewertung: Verschwindet die Kopfzwangshaltung im Schlaf oder bei Okklusion eines Auges? Differentialdiagnose: okulärer cervikaler Schiefhals.

Folgebewegungen: horizontale oder vertikale von einem optischen Reiz geführte langsame Augenbewegungen. Ab dem 6. Lebensmonat wird, wie bei Erwachsenen, ab 15 Grad Blickbewegung (etwa Schulterbreite) der Kopf mit bewegt.

Beurteilung: Es ist festzustellen, ob eine Folgebewegung auslösbar ist oder nicht. Weiters sollte die Qualität der Folgebewegungen beschrieben werden (fließend/glatt, sakkadiert, zeitverzögert, ruckartig, sprunghaft, teilweise suchend; das Objekt geht „verloren"). Bei der Prüfung des Sehvermögens von Sehbehinderten werden oft der der Kopf bzw. ganze Körper mitgenommen um einem Objekt zu folgen.

Sakkaden: Blick-Ziel-Bewegungen (rasche Sprungbewegungen des Auges). Sakkaden können spontan generierte Suchbewegungen oder visuell oder verbal induzierte Blicksprünge (= Kommandobewegungen) sein. Sakkaden sind ab dem 3. Lebensmonat möglich und etwa ab dem 6. Lebensmonat stabil.

Bewertung: Es ist zu beurteilen, ob horizontale und vertikale Sakkaden auslösbar sind oder nicht, und welche Qualität sie aufweisen (verlängerte Latenz; hyper- oder hypometrisch).

Hell-Dunkel-Wahrnehmung: Reaktion auf plötzliche Veränderungen der Umgebungshelligkeit von Hell zu Dunkel bzw. Dunkel zu Hell. Reaktion auf Stablampe oder Halogenlampe im abgedunkelten Raum.

Bewertung: Besteht Photophobie (= Blendempfindlichkeit) oder nicht?

Kontrastwahrnehmung: Unterscheidungsfähigkeit für Reize mit hohem (scharfkantig, hohe Beleuchtungsstärke), mittlerem (unscharfe Kanten, geringere Beleuchtungsstärke), und niedrigem Kontrast (unscharfe Kanten, noch geringere Beleuchtung). Objekt: Hiding Heidi (Angabe in %: von 10%, 5%, 2,5% bis zu 1%; wobei 1% am besten ist!) (vgl. Hyvärinen 2000).

Visusäquivalent: angegeben wird, wie bei der Visusbestimmung unter welchem kleinsten Winkel ein Objekt unter festgelegten Beleuchtungsverhältnissen wahrgenommen wird. Es sollten immer zwei verschiedene Tests verwendet werden; als zweiter Test eignet sich der Objekttest.

Objekttest: Wie großflächig muss ein Objekt bei einer bestimmten Beleuchtung sein, damit ihn das Kind erkennt? Ein Objekt in beliebiger Größe (Kugeln verschiedener Größe) wird angeboten; das kleinste noch erkannte Objekt gibt die Grenze des Sehvermögens an (am besten vor einem kontrastreichen Hintergrund durchführen, z.B. weiße Fläche; weiße Handschuhe. Das Maß ist der größte diagonale Durchmesser (Angabe in mm bzw. Umrechnung in Sehwinkelgrad unter Berücksichtigung der Distanz Objekt-Auge des Kindes).

Gesichtsfeld: meist Prüfung des Konfrontationsgesichtsfeldes (auch mit Nef-Trichter möglich); damit können Hemianopsien und Quadrantenausfälle gut entdeckt werden. Ausdehnung des Gesichtsfeldes: Reizpositionen, bei denen ein Blicksprung aus der Primärposition ausgelöst wird (Fixationskontrolle in Blickrichtung geradeaus unbedingt kontrollieren!). Ausdehnung des Gesichtsfeldes im 3.–4. Lebensmonat: ca. 30–40 Grad nach rechts und links.

Farbsehen: Farbvergleiche bzw. Unterscheidung Farbe vs. Grau können mit Hilfe des PL gut überprüft werden. Gängige Farbtests für Kinder ab dem 5. Lebensjahr sind der Ishihara-Test für Kinder und der Color Kid-Test; beides sind Tests für Rot-Grün-Störungen. Der gesättigte Farnsworth-Munsell-Test erfasst auch andere Farbbereiche (z.B. Blausinn). Auch die optokinetische Stimulation mit farbigen Streifen bzw. großflächigen Reizen ist geeignet; die Darbietung erfolgt am besten am Bildschirm mit definierten Farbstreifen gleicher Sättigung und gleichem Grauwert. Zu beachten: Farbunterscheiden ist nicht identisch mit Farben benennen!

Stereosehen: Lang'scher Treffversuch; Titmustest; Frisby-Test; Lang I und II.

6.6.4 Neuropädiatrische Untersuchung

Der neuropädiatrische Teil der Untersuchung beinhaltet vor allem diagnostische Verfahren zur Feststellung des motorischen Entwicklungsstatus, über die Hör- und Sprachentwicklung sowie die Sozialentwicklung (Reaktion auf Bezugspersonen, soziales Lächeln, stimmhaftes Lachen, Versteckspiel, Fremdeln).

6.6.5 Untersuchung im Rahmen der Frühförderung

Im Frühförderteil der Untersuchung werden Aufmerksamkeit, visuelle Neugierde und visuelles Interesse, Blickkontakt, Raumwahrnehmung, Objektwahrnehmung, visuelle Konstanzleistungen und Auge-Hand-Koordination überprüft. Im Einzelnen handelt es sich um folgende Untersuchungskomponenten (vgl. auch Untersuchungsbogen zur Dokumentation):

Aktivitätsniveau/Vigilanz: schläfrig, hypoaktiv, reizbar, ….. bis hin zu hyperaktiv

Konzentrationsniveau bei der Untersuchung: Dauer des Zeitraums der Konzentration (ungefähre Angabe in Minuten)

Interesse an visuellen Reizen

    (1)   provoziert: wird auf einen angebotenen visuellen Reiz reagiert?

    (2)   spontan: zeigt das Kind von sich aus, also eigenständiges Interesse an optischen Reizen?

    (3)   Welche Strategien des visuellen Suchverhaltens werden verwendet? (Überblicksbereich, Aufmerksamkeitsfeld)

Blickkontakt: ist normalerweise schon beim Neugeborenen vorhanden!

    Bewertung: ja/nein; spontan/nur nach Aufforderung

    Werden bestimmte Formen und Muster besonders beachtet?

    Werden Gesichter bevorzugt beachtet/beobachtet? Wie lange?

Raumwahrnehmung (Untersuchung mit einem statischen Reiz und einem bewegten Reiz; Verwendung von Einzelreizen und mehrere Reizen)

    Ferne: Bis zu welcher Entfernung wird ein Objekt beobachtet bzw. fixiert?

    Nähe: In welcher Entfernung wird ein Objekt in der Nähe beobachtet bzw. fixiert?

    Schaut das Kind einem Objekt nach, das möglichst geräuschlos (sonst auditive Orientierung) zu Boden fällt? (ab dem 7. – 8. Lebensmonat möglich).

Raumorientierung: mit welchem Sinn orientiert sich das Kind vorwiegend im Raum?

    visuell: schaut es herum, sucht es Fenster, Sessel, Spielzeug in einem fremden (!) Raum?

    Art der Fortbewegung im Raum: besteht visuelles Orientieren? Wenn ja, selbständig oder unselbständig?

Objektwahrnehmung: Wie erfolgt die Analyse (Beobachten, Kennen lernen) eines Objektes?

    visuell: die Art der Analyse beschreiben

    taktil: „Phänomen der flinken Finger" (Objekt wird ganz rasch zwischen den Fingern gedreht und so die Objektbeschaffenheit abgetastet)

    oral: „Untersuchen" von Gegenständen (Spielzeug) mit dem Mund

UNTERSUCHUNG FRÜHFÖRDERUNG

Untersuchungsdatum:
Name: **Geburtsdatum:**

Aktivitätsniveau (Beschreibung der allgemeinen Wachheit):

Interesse an visuellen Reizen (Intensität/Selektivität/Dauer)
spontan:
provoziert: durch bewegten ( )   statischen Reiz ( )
a) Ferne: ...... bis ...... Meter
b) Nähe: ...... bis ca. ...... cm

Raumorientierung: Mit welchen Mitteln orientiert sich das Kind vorwiegend im Raum?
visuell:
auditorisch:
taktil:
Sonstiges:

Blickkontakt: ja o   nein o

Welche Strategien werden zur Verbesserung des visuellen Suchverhaltens eingesetzt?

Objektanalyse:
visuell: Beobachtungsdistanz: ...... cm
taktil:
oral:

Auge-Hand-Koordination:

Konzentrationsniveau bei der Untersuchung:
(nachträgliche Beurteilung der Dauer/Intensität/Selektivität der Aufmerksamkeit)

Entwicklungsprofil:
allgemein:
visuell:

7

Behandlung

7.1 Allgemeine Vorbemerkungen

Jede Entwicklungsstörung und -schädigung, auch im frühesten Kindesalter, hinterlässt Spuren in Form von Funktionseinbußen. Dies bedeutet aber nicht, dass Funktionseinbußen und daraus resultierende Behinderungen grundsätzlich unveränderbar bzw. Entwicklungsprozesse und -fähigkeiten des Gehirns unwiederbringlich eingeschränkt sind oder die Fähigkeit beeinträchtigt oder gar verloren ist, durch Lernprozesse Verbesserungen zu erreichen. Allerdings sind dafür spezifische und systematische Behandlungs- und Fördermaßnahmen erforderlich, die so früh wie möglich einsetzen sollten. Das übergeordnete Ziel aller Behandlungs- und Fördermaßnahmen ist die Reduzierung des Grades der Behinderung und damit die Zunahme an Selbständigkeit und Lebensqualität der betroffenen Kinder, die auch die Teilhabe an schulischen und sozialen Aktivitäten ermöglicht. In diesem übergeordneten Sinne bezieht Rehabilitation von behinderten Kindern den gesamten Lebensbereich mit ein und zielt auf den Erwerb von Fähigkeiten ab, die für ein möglichst selbständiges Leben wesentlich sind. Auch das behinderte Kind lernt daher primär für das Leben.

Störungen der Entwicklung oder Weiterentwicklung von Hirnfunktionen sind meist schicksalhaft, Behandlung und Förderung sollten es nicht sein. Hier sind unser Wissen, unsere Phantasie und unsere Bereitschaft nachdrücklich gefragt und gefordert, maßgeschneiderte und problemorientierte Lösungen zu finden und, falls erforderlich, neue Wege zu gehen. Ebenso wie die Diagnostik visueller Wahrnehmungsstörungen erfordern auch Behandlung und Frühförderung eine enge Zusammenarbeit zwischen den beteiligten Disziplinen (vgl. Nef-Landolt 1981). Förder- und Rehabilitationsmaßnahmen zielen in erster Linie darauf ab, das Ausmaß der Alltagsbeeinträchtigung und der sozialen Folgen zu vermindern. Dies kann durch eine Verbesserung der betroffenen Sehfunktion selbst (z. B. Steigerung der Sehschärfe) oder durch den Erwerb von wirksamen Kompensations- und Copingstrategien (z. B. bei Gesichtsfeldeinbußen) sowie den Einsatz von sog. Hilfsmitteln erreicht werden (z. B. Vergrößerungshilfen); oft ist es eine Kombination aus Funktionsverbesserung und Kompensationsstrategien. Die Substitution einer betroffenen Sehfunktion stellt zumindest bei Erwachsenen die weitaus häufigere Form der Rehabilitation dar (vgl. Zihl 2011b); bei Kindern gibt es dazu bisher kaum Forschungsergebnisse. Es ist jedoch davon auszugehen, dass auch bei Kindern die Rückbildung (Restitution) von visuellen Funktionsdefiziten eher die Ausnahme als die Regel darstellt, und dass vor allem Lernprozesse genutzt werden müssen, um effiziente Wahrnehmungsstrategien (z. B. optimale Nutzung von Restsehfähigkeiten oder Anpassung von Blickstrategien an Gesichtsfeldausfälle) zu entwickeln und so Verbesserungen im Sinne einer Reduzierung der Sehbehinderung zu erreichen. Zusammenfassend stehen folgende Möglichkeiten der Reduzierung der Auswirkungen einer Funktionsstörung zur Verfügung:

- Rückkehr beeinträchtigter Funktionen (teilweise oder vollständige Restitution; spontan oder durch systematisches Training),
- Entwicklung von effizienten Strategien zur Benützung beeinträchtigter Funktionen,
- Ersatz von betroffenen Funktionen durch andere Funktionen (z. B. Substitution durch Kompensationsstrategien),
- Anpassung der Umgebung an den Behinderten (z. B. Hilfsmittel).

7.2 Spontanrückbildung und Spontananpassung bei CVI

Bei Erwachsenen sind Spontanrückbildungen für praktisch alle visuellen Leistungen berichtet worden; allerdings ist das Ausmaß der Rückbildung selten so groß, dass keine Behandlungsmaßnahmen mehr erforderlich sind (vgl. Zihl 2011b). Kinder mit zerebraler Blindheit entwickeln im Laufe der Zeit meist eine gewisse Sehfähigkeit (Duchowny et al. 1970; Kaye und Herskowitz 1986); ihr zeitlicher Aufbau folgt dabei einem typischen Muster. In einer ersten Rückbildungsphase der Blindphase können Kinder einfache Lichtreize entdecken, wobei bewegte oder flackernde Lichtreize bevorzugt werden. Es folgt die Wahrnehmung sehr heller Farben und schließlich einfacher Konturen und Formen. In manchen Fällen kommt es zu einer Sehschärfeentwicklung, die das Wahrnehmen und Erkennen von Formen, Objekten, Gesichtern, Szenen usw. ermöglicht. Allerdings kann die Rückbildung auf jeder der angeführten Stufen stehen bleiben. Ähnlich wie Erwachsene scheinen auch zerebral blinde Kinder ihre Blindheit nicht immer selbst wahrnehmen zu können (Barnet et al. 1970). Anzumerken ist außerdem, dass ähnlich wie bei Erwachsenen im Zeitraum der Rückbildung der zerebralen Blindheit auch bei Kindern visuelle Halluzinationen (visuelle Wahrnehmungen ohne externe Reize) auftreten können (White und Jan 1992), die fälschlich als echte Wahrnehmungen gedeutet werden, und damit auch die Wahrnehmung der eigenen Blindheit zumindest erschweren können. Viele Kinder mit zerebraler Blindheit weisen zusätzlich kognitive Beeinträchtigungen auf, was sowohl die Diagnostik als auch die Behandlung je nach Ausprägungsgrad beeinträchtigen kann (Barnet et al. 1970; Jan et al. 1977). Kinder mit zerebraler Blindheit weisen in der Regel ein verändertes VEP auf Musterreizung auf oder das VEP fehlt völlig; allerdings sind auch Fälle mit gut erhaltenem VEP nach Musterreizung beschrieben worden (Frank und Torres 1979).

Eine partielle Spontanrückbildung sind auch bei homonymer Hemianopsie, Sehschärfeminderung und Störung der räumlichen Kontrastsensitivität berichtet worden (Groenendaal und van Hof-van Duin 1990; Porro et al. 1998), wobei sich der Zeitraum z. B. für die Sehschärfe über mehrere Jahre erstrecken kann. Kedar et al. (2006) beobachteten eine spontane Rückbildung von Gesichtsfeldausfällen in etwa einem Drittel von 27 Kindern. Matsuba und Jan (2006) fanden eine spontane Zunahme der Sehschärfe nach zwei oder mehr Jahren in 97 von 423 Kindern (22.9 %); Watson Orel-Bixler und Haegerstrom-Portnoy (2007) berichteten eine Visusbesserung in 49 % von 34 Kindern und eine Zunahme der Kontrastsensitivität in 47 % von 39 Kindern. Kinder mit frühem vollständigem Verlust eines Okzipitallappens können – im Gegensatz zu Erwachsenen – ein nahezu vollständiges Gesichtsfeld aufweisen; zumindest gilt dies für die Lichtwahrnehmung. Die Grundlage für den Erhalt der zur Seite der Schädigung kontralateralen Gesichtsfeldhälfte könnte entweder die anatomische Umorganisation der retinalen Verbindungen zum striären Kortex und der kortikalen Gesichtsfeldrepräsentation bilden (Muckli et al. 2009), oder die Lichtwahrnehmung könnte über subkortikale Strukturen im Mittelhirn vermittelt sein, die ebenfalls Afferenzen von der Netzhaut erhalten und ihrerseits in kortikale extrastriäre Regionen projizieren (Werth 2006). Diese Hypothese wird durch die Ergebnisse der Studie von Boyle et al. (2005) gestützt, die bei 23 Kindern mit uni- oder bilateralen homonymen Gesichtsfeldausfällen Hinweise auf eine Wahrnehmung von bewegten optischen Reizen in perimetrisch blinden Gesichtsfeldbereichen fanden.

Auch der visuelle Neglect kann sich im Kindesalter gut zurückbilden; im Gegensatz zu Erwachsenen scheint dieser aber nicht chronisch zu werden (Ferro et al. 1984; Trauner 2003; Kleinman et al. 2010).

Eine mehrjährige Wahrnehmungserfahrung kann offensichtlich zu einer spontanen Anpassung an zerebrale Sehstörungen führen, wenn diese seit früher Kindheit bestehen. Pavlova et al. (2006) untersuchten den Zusammenhang zwischen visueller Navigation und zusätzlichen Paresen im Bereich der oberen bzw. unteren Extremitäten bei 14 Jugendlichen im Alter von 13 bis 16 Jahren mit periventrikulärer Leukomalazie bei Frühgeburt. Kinder mit einer Parese der oberen Extremitäten zeigten deutlich bessere Leistungen in einer Labyrinth-Aufgabe als

Kinder mit zusätzlichen Paresen im Bereich der unteren Extremitäten. Die Autoren interpretieren diesen Unterschied als Hinweis auf die größere Wahrnehmungserfahrung mit der Navigation im Raum bei der Gruppe der Kinder ohne Gehbehinderung. Joy und Brunsdon (2002) berichteten über spontane Verbesserungen des Erkennens von Gesichtsteilen und des Gesichtervergleichs bei einem 7-jährigen Jungen mit kongenitaler Prosopagnosie, den sie zum ersten Mal im Alter von 4 Jahren untersucht hatten. Die Unfähigkeit, Gesichter zu erkennen, war hingegen unverändert (vgl. auch den Fall von Ariel und Sadeh 1996; Abschnitt 4.3.7).

Ein besonders eindrucksvolles Beispiel für die spontane Entwicklung von sehr effizienten Kompensationsstrategien bei hochgradiger Sehbehinderung haben Lê et al. (2002) berichtet. Sie untersuchten einen 30-jährigen Mann (SB), der im Alter von drei Jahren aufgrund einer Meningoenzephalitis eine ausgedehnte bilaterale Hirnschädigung erlitten hatte. Die Schädigung betraf beide ventralen (okzipitotemporalen) Verarbeitungsrouten und die rechte dorsale (okzipito-parietale) Verarbeitungsroute. Im Alter von 6 bis 16 Jahren besuchte er eine Einrichtung für sehbehinderte Kinder und Jugendliche; anschließend absolvierte er eine vierjährige Berufsausbildung. Da visuelle Textverarbeitung unmöglich war, lernte er die Braille Schrift, die er fließend im Lesen und Schreiben beherrschte. Er verfügte über kein visuelles Erkennen, konnte aber Gegenstände über den Tastsinn sofort identifizieren. Auffallend war die ausgesprochene Diskrepanz zwischen der hochgradigen zerebral verursachten Sehstörung und der trotzdem verfügbaren visuellen Funktionsfähigkeit im Verhalten im Alltag, einschließlich sportlicher Aktivitäten, so dass manche Lehrer seine Sehbehinderung in Frage stellten, da er sich im Raum mehr oder weniger unauffällig zurechtfand und bewegte. Er lernte Motorrad fahren (!), Tischtennis spielen und spielte als Torwart in einer Fußballmannschaft. Es bestanden keine Funktionseinbußen in den Bereichen Kognition, Sprache und Motorik. Die detaillierte Untersuchung ergab eine komplette homonyme Hemianopsie links, eine Fernsehschärfe (Formdiskrimination) von 0.6, eine Minderung der Kontrastsensitivität in den mittleren und oberen Frequenzbereichen, eine zerebrale Achromatopsie und eine beeinträchtigte Formwahrnehmung. Die foveale Helligkeitssensitivität und die Stereopsis waren normal. Das visuelle Erkennen war schwer gestört, allerdings konnte SB unter Zuhilfenahme sehr charakteristischer Objektmerkmale reale Objekte richtig „erraten". Ein ähnliches Ergebnis fand sich für Gesichter; während das Unterscheiden von Gesichtern (gleich-verschieden) vergleichsweise gut gelang, konnte er Gesichter ihm bekannter und vertrauter Personen nicht identifizieren und hatte auch Schwierigkeiten im Erkennen des Gesichtsausdrucks. Lesen in der visuellen Modalität war nicht möglich; es bestand eine vollständige (reine) Alexie. Im Gegensatz zu den Schwierigkeiten im visuellen Erkennen von Formen, Buchstaben, Objekten und Gesichtern standen die gut erhaltenen bis unauffälligen visuell gesteuerten Greifbewegungen sowie das topographische Gedächtnis von SB. Die visuelle Vorstellung von Farben fehlte völlig; die visuellen Vorstellungen für andere Kategorien (Gegenstände, Tiere, Gesicht) waren rudimentär. Die Aussparung nur einer (der linksseitigen dorsalen) visuellen Verarbeitungsroute hat offensichtlich ausgereicht, um SB in die Lage zu versetzen, über ein (vermutlich sehr intensives, alltagsgesteuertes) Wahrnehmungslernen teilweise sehr erstaunliche visuell-räumlichen Fertigkeiten zu erwerben. In Situationen, in denen vorwiegend visuell-räumliche Wahrnehmungsfunktionen erforderlich waren, verhielt sich SB deshalb wie ein Sehender; in Situationen, in denen das visuelle Erkennen im Vordergrund stand, hingegen wie ein Blinder. Er selbst bezeichnete sich jedoch nicht als blinde Person. Dieser Fall zeigt auch, dass sich erfolgreiche Kompensations- und Anpassungsstrategien dann entwickeln können, wenn keine wesentlichen zusätzlichen Störungen vorliegen, die Lernen und Gedächtnis, Aufmerksamkeit, exekutive Funktionen und Motivation betreffen. In jedem Falle aber ist es wichtig und sinnvoll, vorhandene (Rest-) Funktionen durch eine gezielte Behandlung und Förderung zu steigern und auf diese Weise auch ein möglicherweise vorhandenes Restitutionspotential zu wecken, zu unterstützen und die (mögliche) Rückkehr von Sehfunktionen und -leistungen dadurch zu beschleunigen.

7.3 Methodische Voraussetzungen der Förderung und Rehabilitation

7.3.1 Funktionsdiagnostik

Eine wesentliche Voraussetzung für die richtige Behandlung bzw. Förderung sind diagnostische Verfahren, die alle wichtigen Entwicklungsbereiche umfassen und eine objektive, reliable und valide Erfassung der verschiedenen Funktionsstörungen erlauben. Für die Rehabilitation ist die sogenannte *Funktionsdiagnostik* von besonderer Bedeutung. Diese Form der Diagnostik bezieht sich auf die Bedeutung von Funktionen, Teilleistungen oder Leistungen für das Verhalten. Sie dient weniger dem ausschließlichen Nachweis von Defiziten, sondern der Erfassung der funktionellen Bedeutung von betroffenen und erhaltenen Funktionen im Alltag (sog. ökologische Validität). Insofern liefern die Ergebnisse der Funktionsdiagnostik auch die entscheidende Grundlage für die Förder- bzw. Behandlungsindikation. Eine weitere Bedeutung der Funktionsdiagnostik liegt in der Erfassung von Fortschritten in der Behandlung, d. h. der Reduzierung der Behinderung des Kindes auch außerhalb der Therapiesituation (vgl. Tabelle 7.1).

Für den Sehbereich beinhaltet die Funktionsdiagnostik die Untersuchung von Funktions- oder Leistungsdefiziten in ihrer Bedeutung für die visuellen Wahrnehmungsleistungen, in deren Dienst sie stehen. Die Diagnose „konzentrischer Gesichtsfeldausfall" z. B. sagt wenig darüber aus, wie groß der Überblick ist, d. h. wie viel Umwelt ein Kind tatsächlich simultan erfassen und verarbeiten, also wahrnehmen kann, oder ob es Augen- und Kopfbewegungen einsetzt, um seinen Überblick zu vergrößern. Ähnliches gilt für die Diagnose „reduzierte räumliche

Tabelle 7.1. Aufgaben der Funktionsdiagnostik

- Gewinnen von Informationen über das *spezifische* Störungsbild der Leistungseinbuße(n) sowie Feststellung aller vorhandenen Fähigkeiten (positives und negatives Leistungsbild)

- Aussagen über den jeweiligen *Schweregrad* der Leistungseinbuße(n)

- Entscheidungsgrundlage für die *Indikation* zur Behandlung

- Aussagen über den Erfolg der Behandlung (Alltagsrelevanz; „ökologische Validität")

Kontrastsensitivität"; diese Diagnose sagt wenig darüber aus, wie schlecht oder gut Raum-, Form- und Objektwahrnehmung tatsächlich ausgebildet sind.

Die wesentlichen Aufgaben der Funktionsdiagnostik im Rahmen von CVI lassen sich folgendermaßen zusammenfassen:

1. Das prinzipielle Ziel der Funktionsdiagnostik ist die Erfassung der Auswirkungen einer Schädigung des zentralen visuellen Systems auf die Sehfähigkeit sowie auf das Verhalten und Erleben.

2. Die Diagnostik soll die verschiedenen Sehstörungen und den Grad ihrer Ausprägung zuverlässig erfassen können. Bei Kindern ist der Bezug zum Entwicklungsalter eine wesentliche Voraussetzung für die Einschätzung von Sehstörungen und ihren Folgen.

3. Die Diagnostik darf sich nicht ausschließlich auf die Feststellung von CVI beschränken. Der Nachweis erhaltener visueller Funktionen und Wahrnehmungsleistungen ist dabei genauso wichtig wie die Feststellung betroffener Fähigkeiten und Leistungen (positives und negatives Entwicklungs- bzw. Leistungsbild). (Funktions-) Diagnostik stellt immer den ersten Schritt in einem Prozess dar, dessen primärer Zweck die Entwicklung eines Förder- bzw. Behandlungsprogramms ist.

4. Bei Kindern mit CVI sollte auch der Entwicklungsstand von Kognition, Motorik, Sprache, Motivation und Emotion sowie Sozialverhalten erfasst werden. Diese Feststellung ist wichtig, damit einerseits zwischen primären und sekundären Sehstörungen unterschieden werden kann, andererseits aber zusätzliche Funktionseinbußen in der Behandlung und Förderung berücksichtigt werden können.

7.3.2 Anforderungen an Behandlungsverfahren

Die Förderung bzw. Behandlung von Kindern mit CVI setzt neben einer fachgerechten Diagnostik auch die Beherrschung von Verfahren zur Förderung bzw. Behandlung voraus, die auf die Behinderung und Problematik des jeweiligen Kindes individuell zugeschnitten sind. Solche Verfahren können unspezifisch oder spezifisch sein; sie können systematisch oder unsystematisch durchgeführt werden.

Unspezifische Behandlungsverfahren sind auf eine allgemeine Aktivierung von Funktionen ausgerichtet. Sie sind immer dann angezeigt, wenn ein Kind allgemein sehr wenig aktiv ist, z. B. aufgrund einer Antriebsstörung (reduziertes Neugierdeverhalten) oder einer unzureichenden Aufmerksamkeit (geringe Wachsamkeit, Konzentration und Daueraufmerksamkeit). Sie eignen sich aber nicht zur spezifischen Behandlung von CVI, weil eine spezifische Funktionseinbuße nicht durch eine unspezifische Behandlungsmaßnahme reduziert werden kann; es kann sogar die Gefahr einer falschen Behandlung bestehen.

Spezifische Behandlungsverfahren ermöglichen eine auf die jeweilige Störung und ihren Schweregrad individuell abgestimmte und damit gezielte therapeutische Vorgehensweise. Dadurch wird sichergestellt, dass die Verbesserung der visuellen Wahrnehmungsfähigkeit im Mittelpunkt der therapeutischen Aktivitäten steht. Allgemein gilt: Je größer die Spezifität eines Behandlungsverfahren ist, desto höhere Anforderungen werden an das Kind gestellt. Sind die Voraussetzungen für eine solche Anforderung (noch) nicht gegeben, sollte die Therapie mit unspezifischen Behandlungsverfahren begonnen werden.

Hinsichtlich der Art der Durchführung von Förder- und Behandlungsmaßnahmen lassen sich eine unsystematische und eine systematische Vorgehensweise unterscheiden.

Eine *unsystematische Vorgehensweise* bedeutet eine inkonsistente Durchführung der Therapie hinsichtlich Tageszeit und Dauer der Behandlung, Art und Komplexität (Schwierigkeitsgrad) der verwendeten Übungen, Art der Instruktion, Vermittlung der Lernstrategie und Rückmeldung (z. B. Belohnung).

Eine *systematische Vorgehensweise* wird diese Fehler zu vermeiden suchen und möglichst gleich bleibende Bedingungen beibehalten, damit aufgrund der Vertrautheit der Therapiesituation für das Kind ein hohes Maß an Lernfortschritt sowie dadurch an Sicherheit und Akzeptanz gewährleistet wird. Diese Vertrautheit erzeugt Vertrauen, weckt Interesse, steigert die Motivation und sichert damit die erforderliche Konzentration und Mitarbeit von Seiten des Kindes.

Wie bereits dargestellt, sind die obersten und primären Ziele von Behandlungs- und Fördermaßnahmen bei CVI die Reduzierung der Sehbehinderung und die Zunahme an visuellen Fertigkeiten zur Bewältigung der Alltagsanforderungen des Kindes. Die Entwicklung eines Behandlungs- und Förderplans bedarf eines stufenweisen Vorgehens, das auch die Festlegung und Überprüfung von Zwischenzielen beinhaltet. Dieses Vorgehen erlaubt die Entwicklung einer mittel- und langfristigen Perspektive, die sich sowohl an den Bedürfnissen des Kindes als auch an den Anforderungen des individuellen Alltags orientiert. Der Behandlungsplan sollte auf der Basis des positiven und negativen Leistungsbildes eines Kindes sowie der vorhandenen therapeutischen Mittel und Möglichkeiten formuliert und realisiert werden. Das Überwachen („monitoring") der Durchführung der Behandlungs- und Fördermaßnahmen bildet die Voraussetzung für die Beurteilung des Verlaufs und gegebenenfalls auch die Basis für eine Änderung des Vorgehens. Die enge Zusammenarbeit aller an der Behandlung bzw. Förderung Beteiligten ist deshalb für das Gelingen der Behandlungs- und Fördermaßnahmen unerlässlich. Dazu zählt in erster Linie die Abstimmung der verschiedenen Behandlungs- bzw. Förderpläne, so dass ein integriertes Behandlungskonzept verwirklicht werden kann. Der regelmäßige Informationsaustausch stellt auch eventuell notwendige Anpassungen oder Abänderungen der Therapie- und Fördermaßnahmen sicher, wenn sich entweder eine neue Situation ergibt (z. B. durch einen Therapiefortschritt in einem oder mehreren Funktionsbereichen) oder der therapeutische Plan geändert werden muss, weil der erwartete Fortschritt nicht eintritt.

7.3.3 Vorgehensweisen in der Behandlung von Kindern mit CVI

Bevor Behandlungsmöglichkeiten für die einzelnen Funktionsbereiche der visuellen Wahrnehmung beschrieben werden, sollen ein paar allgemeine Prinzipien dargestellt werden, die sich einerseits auf methodische Aspekte beziehen, andererseits auf kognitive Voraussetzungen von Behandlung und Förderung.

Nach einer (erfolgreichen) Behandlung sollte unabhängig vom Ausmaß der Verbesserung immer die Auswirkung der durch die Behandlung/Förderung erzielten Funktions- bzw. Leistungssteigerung oder Effizienz der Kompensation auf die Reduzierung der Sehbehinderung festgestellt werden. Auf diese Weise kann die ökologische Validität, d. h. die Bedeutung der Verbesserung auf Alltagsleistungen erfasst und damit auch eine zuverlässige Einschätzung der Reduzierung der Behinderung bzw. der noch bestehenden Sehbehinderung vorgenommen werden. Der Vergleich zwischen dem visuellen Wahrnehmungsvermögen vor und nach der Behandlung gibt Auskunft über die erreichte Verbesserung und damit über die Wirksamkeit der gewählten Behandlungs- und Fördermethoden.

Die Verbesserung bzw. Förderung von Kindern mit CVI beruht wesentlich auf der Fähigkeit des visuellen Wahrnehmungslernens. Die wohl einfachste Form des Wahrnehmungslernens ist die Unterscheidung von Reizmerkmalen im Sinne von gleich – ungleich, wobei die Anzahl der Merkmale je nach Aufgabenschwierigkeit variiert. Komplexere Lernformen sind der Erwerb von Konstanzleistungen oder das Lernen kategorialer Zuordnungen (Goldstone 1998). Wahrnehmungslernen gilt als Zeichen zentralnervöser Plastizität (Fiorentini und Berardi 1997; Gilbert et al. 2009), und wird als wesentliche Lernform der vorsprachlichen Entwicklungsperiode angesehen, wobei bereits komplexe kognitive Leistungen (z. B. Problemlösefähigkeit) eine Rolle spielen (Coldren und Colombo 1994).

Wahrnehmungslernen hat sich bei Kindern (und auch bei Erwachsenen) mit Wahrnehmungsstörungen und begleitenden kognitiven Störungen bewährt

(Greenfield 1985; Serna et al. 1997). Ein wichtiger Faktor für erfolgreiches Wahrnehmungslernen ist die Art der Rückmeldung. Es hat sich gezeigt, dass gerade behinderte Kinder schneller und mit höherer Sicherheit lernen Reize zu differenzieren, wenn Fehler von vorne herein vermieden werden (sog. fehlerfreies Lernen; Sidman und Stoddard 1967). Dabei werden dem Kind in einer Wahrnehmungsunterscheidungsaufgabe zwei Reize (z. B. Helligkeiten, Formen, Farben) gleichzeitig gezeigt. Die Reize sind entweder gleich oder verschieden, wobei die Differenzen zunehmend geringer werden. Das Kind soll lernen, immer feinere Unterschiede zu entdecken und so seine Diskriminationsfähigkeit zu steigern. Es erhält sofort Rückmeldung darüber, ob seine Unterscheidung richtig war oder nicht. Auf diese Weise wird verhindert, dass sich Kinder Fehler in der Reizdiskrimination einprägen, und damit eine fehlerhafte oder unzutreffende Unterscheidung gelernt wird. Die Rückmeldung wird dann je nach Unterscheidungsleistung des Kindes sukzessive reduziert. Wenn Kinder in der Lage sind, verbale Instruktionen zu verstehen, erleichtert dies natürlich die Übungen, da sowohl die Aufgabe als auch die Art der Reaktion erklärt werden können; die Reaktion kann entsprechend auch verbal gegeben werden (gleich – nicht gleich). Bei Kindern, die entweder aufgrund ihres Alters oder einer Entwicklungsstörung noch über kein (zuverlässiges) Sprachverständnis verfügen oder deren Sprachverständnis sich noch nicht ausreichend entwickelt hat, werden die Fixation bzw. das Zeigen und Greifen als Antwortverhalten dienen. Auch für diese Übungen empfiehlt sich eine gelegentliche Videodokumentation, um das gewählte Vorgehen frühzeitig auf seine Richtigkeit hin überprüfen zu können.

Zu den wesentlichen kognitiven Voraussetzungen für eine erfolgreiche Behandlung bzw. (Früh-) Förderung zählen ausreichende Aufmerksamkeits- und Lern- bzw. Gedächtnisfunktionen.

Aufmerksamkeit

Folgende Funktionen der Aufmerksamkeit sollten berücksichtigt werden:
- ausreichende Wachsamkeit,
- ausreichende Aufrechterhaltung der Aufmerksamkeit (Grad und Dauer),
- Konzentration (gerichtete Hinlenkung der Aufmerksamkeit auf einen bestimmten Reiz; Abnahme der Ablenkbarkeit),
- Teilung der Aufmerksamkeit (gleichzeitiges Beachten mehrerer Reize in derselben oder in verschiedenen Modalitäten).

Die Wechselwirkung zwischen Aufmerksamkeit und Komplexitätsgrad der Aufgabe sollte bei der Planung der Übungsaufgaben unbedingt berücksichtigt werden. Je komplexer eine Aufgabe ist, d. h. je mehr Aspekte sie beinhaltet, eine desto höhere Aufmerksamkeitsleistung ist in der Regel erforderlich. Ein regelmäßiger

Wechsel des verwendeten Materials und der Aufgabenstellung fördert die Aufrechterhaltung der Konzentration (vgl. Fantz 1964). In der visuellen Frühförderung haben sich Reize mit hohem Aufmerksamkeitswert (z. B. glitzernde Reize) und bewegte einfache (z. B. farbige Kugeln) und komplexe Reize (z. B. fahrende Autos, sich bewegende Puppen) als sehr nützlich erwiesen (vgl. Nef-Landolt 1981; Hyvärinen 1993).

Lernen/Gedächtnis

Ein optimales Lernklima für die Behandlung bzw. Förderung kann realisiert werden durch:
- günstige Bedingungen für Konzentration und Motivation,
- „Erzeugen" einer positiven Stimmung für das Lernen (Interesse am Material und Freude an der Übungsaufgabe),
- Vermeiden von Über- und Unterforderung,
- (direktes) Signalisieren der persönlichen Akzeptanz eines Kindes unabhängig von seinem aktuellen Leistungsstand bzw. dem aktuellen Stand der Therapie.

Bei der Gestaltung der Übungssituation können folgende Faktoren helfen:
- die klare *Organisation* des Informationsumfangs (Schaffung von begrenzten und inhaltlich zusammengehörigen „Informationspaketen");
- das (Vor-) *Strukturieren* der Informationen durch:
  - Eindeutigkeit der Aufgabe und damit der geforderten „Leistung"
  - Überblick geht vor Detail,
  - Festlegen der Wichtigkeit von Reizen;
- das häufige *Wiederholen* erst unter möglichst gleich bleibenden, später auch wechselnden Kontextbedingungen;
- das *Bestätigen/Verstärken*: Aufbau und Verstärken von Prozessen zur Selbstkontrolle des Lernprozesses und zur Entwicklung von Kriterien zur Bestätigung der eigenen Lernstrategien (möglichst eindeutige Rückmeldung über Lern- bzw. Übungserfolge);
- die *Praxisbezogenheit*: Herstellen von konkreten Bezügen zum Alltag/ zum aktuellen Leben.

Denken, Abstrahieren, Verhaltenskontrolle

Unter Berücksichtigung des kognitiven Entwicklungsstandes und der Integration von Inhalten des Wahrnehmungslernens in größere Wissenskonzepte bzw. in eine ganzheitliche Verhaltenssteuerung sollten folgende Punkte berücksichtigt werden:

- die Aufgaben sollten möglichst einfach und vor allem sehr konkret sein,
- allmähliche Zunahme der Komplexität einer Aufgabe unter Einbeziehung von Denkprozessen (Herstellen von Assoziationen z.B. zwischen Objekten; Finden logischer Zusammenhänge, Vorhersage: was wird passieren, wenn? usw.),
- Unterstützung der Entwicklung einer realistischen Selbsteinschätzung der eigenen visuellen Leistungen als valide Grundlage für die Selbstkontrolle.

7.3.4 Kinder mit CVI ohne zusätzliche kognitive Funktionseinbußen

Als grundsätzliche Vorgehensweise bei der Behandlung und Förderung von Kindern mit CVI ohne zusätzliche kognitive Defizite bietet sich die stufenweise Steigerung der Komplexität der Information und der Anforderung bzw. Schwierigkeit der Aufgabe unter Berücksichtigung der jeweils erreichten Leistungsstufe an. Tabelle 7.2 fasst verschiedene Punkte beider Aspekte zusammen.

Tabelle 7.2. Klassifikation visueller Informationen, der Komplexität von visuellen Aufgaben und visueller Wahrnehmungsleistungen

Visuelle Reize lassen sich nach Einzelmerkmalen, Merkmalskombinationen und den jeweiligen Umgebungsbedingungen einteilen:

- Reizmerkmale
  - Helligkeit
  - Größe
  - Farbe
  - Form
- Merkmalskombinationen (Anzahl, Art der Kombination und Komplexität)
- Umgebungsbedingungen (z.B. gleich bleibender oder wechselnder Kontext; Figur-Hintergrund-Bedingungen)

Die Komplexität einer Aufgabe lässt sich beschreiben als:

- Verarbeiten von Reizen (Anzahl und Art)
- Vergleichen (Unterscheidung gleich-verschieden; ähnlich-unähnlich; neu-bekannt)
- Zuordnen (aufgrund von Merkmalen; Steigerung der Anzahl)
- Auswählen (aufgrund von Merkmalen; Steigerung der Anzahl)
- Identifizieren (aufgrund von Merkmalen; Steigerung der Anzahl)
- Identifizieren unter wechselnden Bedingungen (Konstanzleistungen)
- Wiedererkennen (Anzahl der Merkmale eines Objekts; kurz-, langfristiges Behalten)
- Operieren (Handeln mit Objekten in Abhängigkeit ihrer Merkmale)

Tabelle 7.2. (Fortsetzung) Klassifikation visueller Informationen, der Komplexität von visuellen Aufgaben und visueller Wahrnehmungsleistungen

- Benennen von Reizen (Formen, Farben, Größen, usw.) und Objekten
- Wissen (Kontext; Funktion eines Merkmals/Gegenstandes; „Geschichte" eines individuellen Gegenstandes; persönliche Erfahrungen; objektive Erfahrungen)

Visuelle Wahrnehmungsleistungen lassen sich grundsätzlich einteilen in:

- Entdecken
- Unterscheiden/Vergleichen
- Erkennen
- Speichern (sich merken)
- Benützen (z. B. für Motorik, Sprache)

→ WICHTIG:

- **Sicherstellen ausreichender Sehfunktionen und -leistungen, die eine kritische Vorbedingung für die nächste Schwierigkeitsstufe einer Aufgabe (= Förderstufe) darstellen**
- **Überprüfen der jeweils erforderlichen bzw. involvierten kognitiven und feinmotorischen Leistungen**

7.3.5 Kinder mit CVI und kognitiven Funktionseinbußen

Unzureichende Aufmerksamkeitsleistungen

Bei der Behandlung und (Früh-) Förderung von Kindern mit CVI und beeinträchtigten Aufmerksamkeitsleistungen sind folgende Punkte von besonderer Bedeutung:

1. Schaffen einer ausreichenden Aufmerksamkeitsspanne (wenigstens einige Minuten) unter Verwendung von visuellem Material und von Aufgaben, die dem Kind keine wesentlichen Schwierigkeiten bereiten. Ablenkerreize sollten möglichst vermieden werden. Auch andere Modalitäten (Hören, Tasten) sollten berücksichtigt und mit einbezogen werden, jedoch nicht als Ersatz für Sehfunktionen.
2. Verlängerung der Aufmerksamkeitsspanne unter Verwendung ähnlicher Materialien und Aufgaben auf 5 bis 10 Minuten. Die Materialen sollten dabei abwechslungsreich gestaltet sein; dies erleichtert die Aufrechterhaltung der Konzentration und des Interesses.
3. Steigerung der (visuellen) Aufgabenschwierigkeit hinsichtlich Material und Aufgabenart.
4. Übung der Lenkung der Aufmerksamkeit auf bestimmte Objekte bzw. Objektmerkmalen unter „Vernachlässigung" unwichtiger Informationen.

5. Ausweitung der Aufmerksamkeitszuwendung von einem Objekt auf mehrere Objekte gleichzeitig (Teilung der Aufmerksamkeit).
6. Kombination von 3.–5. und Steigerung der Aufmerksamkeitsspanne.
7. Steigerung der Daueraufmerksamkeit und Belastbarkeit unter „natürlichen" Bedingungen.

→ WICHTIG:

- **Die Behandlungssituation sollte zu Beginn immer ablenkungsarm sein! Die Vorgehensweise sollte immer so geplant werden, dass das Kind über eine ausreichende Konzentration verfügt, bevor eine schwierigere Aufgabe als nächste Fördermaßnahme eingeführt wird.**
- **Bezüglich der Aufgabenschwierigkeit gilt: keine höhere Schwierigkeitsstufe, bevor die letzte nicht ausreichend beherrscht wird.**

Unzureichende Lern- und Merkfähigkeiten

Lernen stellt die entscheidende Grundlage für den Neuerwerb und die Differenzierung auch von visuellen Wahrnehmungsleistungen dar. Lernen findet bereits auf elementarer Ebene statt (lernen, einen Punkt zu fixieren, einen Reiz zu beobachten, Unterschiede zwischen Reizen zu entdecken usw.) und ermöglicht den Erwerb einfacher visueller Wahrnehmungsaktivitäten. Die Berücksichtigung der Grundprinzipien des Lernens stellt einen wesentlichen Faktor für die Förderung von Kindern dar, die erst lernen müssen, wie man Sehen „lernt".

Die Entwicklung von Lernstrategien und Lerngewohnheiten stellt die entscheidende Grundlage dar für:

- den Erwerb und die erfolgreiche Verwendung von persönlichem (Erfahrungen) und „objektivem" Wissen,
- die Auswahl der in den verschiedenen Lebenssituationen erforderlichen Denkschritte und Handlungen, und deren vorheriger (Planen) und späterer Überprüfung (Rückmeldung),
- die Ausbildung dauerhafter Erfahrungen und daraus resultierender Einstellungen und Gewohnheiten, die als (erfolgreiche) Routinen für die Zukunft verwendet werden können.

Diese Routinen sind auch bei gesunden Kindern (und auch bei Erwachsenen!) nie vollständig oder endgültig entwickelt, sondern bedürfen einer laufenden Optimierung, d. h. Erweiterung und Korrektur, damit eine flexible Anpassung an neue Situationen und Bedingungen möglich ist.

Motivation im Allgemeinen und visuelle Neugierde im Besonderen stellen kritische Faktoren für das visuelle Wahrnehmungslernen dar. Dabei ist zu berücksichtigen, dass Motivation immer auch „im" Lernenden vorhanden sein muss, d. h. es sollte dem Kind – soweit möglich – die Überzeugung vermittelt werden, dass Lernen sinnvoll und wichtig ist, um seinen bisherigen Erfahrungsschatz zu vergrößern und damit die eigenen Möglichkeiten zu erweitern. Diese „Sinngebung", die bei Kindern meist von außen kommen muss, bevor sie verinnerlicht werden kann, fördert und stabilisiert die affektive Bewertung von neuen visuellen Erfahrungen im Sinne einer positiven Rückmeldung. Tabelle 7.3 fasst einige wesentliche Förderschritte für Kinder mit Sehstörungen und assoziierten Lern- und Gedächtnisschwierigkeiten zusammen.

Tabelle 7.3. Förderschritte bei Kinder mit Sehstörungen und einer zusätzlichen Beeinträchtigung von Lernen und Gedächtnis

1. Üben einfacher Aktivitäten (z. B. ausreichende Fixation eines Reizes) ohne zusätzliche Wahrnehmungsaufgabe

2. Üben von aufeinander folgenden Aktivitäten (z. B. Fixationswechsel zwischen zwei Reizen) ohne zusätzliche Wahrnehmungsaufgabe

3. Lernen von
- Entdecken
- Unterscheiden
- Erkennen
- Wiedererkennen
- Verbindung mit persönlichen Erfahrungen
- Verbindung mit Wissen (einschließlich Benennung)

→ WICHTIG:
- **Handeln unterstützt Lernen – Wahrnehmungslernen ist Handeln (Blickmotorik; Zeige- und Greifbewegungen; Zeichnen).**
- **Lernen sollte immer unter fehlerfreien Bedingungen stattfinden. Die sofortige Rückmeldung über richtig/falsch ist wichtig und führt früher und sicherer zum Lernerfolg.**
- **Die Rückmeldung sollte einfach und direkt sein! Sonst besteht die Gefahr der „Überlastung" des Kindes durch Zusatzinformationen (Erklärungen), die es nicht verarbeiten, verstehen und sich merken kann, oder es lernt vor allem, was nicht zutrifft, also falsch ist, aber nicht, was zutrifft, also richtig ist.**

7.4 Behandlung von visuellen Funktionsstörungen bei Kindern mit CVI

7.4.1 Vorbemerkungen

Die Behandlung von visuellen Funktionsstörungen richtet sich zum Teil auf die Verbesserung bzw. Steigerung reduzierter visueller Teilfunktionen oder -leistungen (z. B. räumliche Kontrastsensitivität oder Formdifferenzierung), zum Teil auf die Reduzierung der Folgen von irreversiblen visuellen Störungen (z. B. Verwendung von Augen- und Kopfbewegungen zur Kompensation von Gesichtsfeldeinbußen). Im Einzelfall wird es von der vorhandenen Restsehfähigkeit abhängen, ob eine Verbesserung der betroffenen Sehleistung(en) angestrebt wird oder eine Kompensation. Eine wesentliche Voraussetzung für eine erfolgreiche Behandlung ist die Integration der therapeutischen Maßnahmen im visuellen Bereich in die übrigen Maßnahmen der Frühförderung (vgl. Priglinger und Kiselka 1993).

Die zentralnervöse Organisation der visuellen Wahrnehmung legt eine gewisse Hierarchie der visuellen Funktionen und Leistungen in dem Sinne nahe, als komplexere visuelle Funktionen bzw. Leistungen auf einfacheren, elementaren Funktionen und Leistungen aufbauen (vgl. Kapitel 2). Für die spezifische Behandlung von Sehstörungen bzw. Förderung von visuellen Funktionen und Leistungen ergibt sich daraus eine gewisse Reihenfolge für die Behandlung:

- visuelle Exploration und visuelle Suchprozesse,
- visuelle Raumwahrnehmung (vor allem Lokalisation von Reizen) und visuelle Orientierung im Raum,
- Farb- und Formdifferenzierung, falls erforderlich auch Unterscheidung von Kontrasten und Graustufen,
- visuelles Unterscheiden und Erkennen von komplexen reizen (z. B. Objekte, Gesichter),
- visuelle Gedächtnisleistungen (visuelle Erfahrungsbildung).

7.4.2 Gesichtsfeld und Aufmerksamkeitsfeld; visuelle Exploration und visuelle Suche

Der enge Zusammenhang zwischen Entdecken von Reizen im Gesichtsfeld und Aufmerksamkeit bildet auch eine hilfreiche Grundlage für die Behandlung von Kindern mit einer Beeinträchtigung der Entdeckung von Reizen im Gesichtsfeld. **Gesichtsfeld.** Es ist unklar, in welchem Ausmaß homonyme Gesichtsfeldeinbußen bei Erwachsenen durch systematische Übungen reduziert werden können, auch wenn sich in Einzelfällen Gesichtsfeldvergrößerungen nach systematischem Training nachweisen lassen (vgl. Übersicht bei Zihl 2011b). Ähnliches gilt auch für Kinder mit homonymen Gesichtsfeldausfällen; in Einzelfällen scheint eine Vergrößerung des Gesichtsfeldausfalls durch systematisches Training (Entdecken von langsam bewegten Lichtreizen an der Gesichtsfeldgrenze mit anschließender Fixation) möglich zu sein (Werth und Moehrenschlager 1999; Werth und Seelos 2005). Bei Erwachsenen hat sich die „Restitutionsmethode" nicht durchgesetzt, da offensichtlich die Indikationsstellung unklar ist, nur wenige Patienten davon profitieren und der Nutzen im Sinne einer Funktionsverbesserung im Alltag (größerer Überblick, bessere Leseleistung) nicht ausreichend nachgewiesen ist; zudem ist die Methode sehr zeitaufwändig und kostenintensiv. Für Kinder gibt es noch zu wenige Erfahrungen, um endgültige Aussagen machen bzw. abschätzen zu können, welche Behandlungseffekte von sog. restitutiven Verfahren zu erwarten sind.

Gesichtsfeldbereiche mit reduzierter Sehfähigkeit können aber in ihrer Funktionstüchtigkeit vermutlich durch die systematische Verbindung zwischen gerichteter Aufmerksamkeit zum Ort des Reizes und seiner Entdeckung positiv beeinflusst werden, so dass der im Alltag nutzbare Gesichtsfeldbereich durch eine Steigerung der Aufmerksamkeit vergrößert werden kann. Dazu sollten zuerst große, bewegte farbige Reize mit deutlichem Kontrast zum Hintergrund verwendet werden, die zuerst in Blickrichtung, später zunehmend außerhalb der aktuellen Blickrichtung gezeigt werden. Diese Reizbedingung erleichtert das Entdecken und zieht die Aufmerksamkeit des Kindes dorthin, wo die Reize auftauchen. Der Ort des Erscheinens eines Reizes sollte zuerst systematisch, später zufällig variiert werden. Nach der Etablierung einer hohen Entdeckungsrate auch in der Peripherie können kleinere Reize bzw. Reize mit geringerem Kontrast verwendet werden, um die Sensitivität und damit auch die Entdeckungsleistung zu steigern. Die Auftretensbedingungen sollten zudem für das Kind zunehmend weniger vorhersagbar werden, damit sich keine systematische Erwartung einstellt. Der Reiz sollte zu Beginn solange dargeboten werden, bis er vom Kind sicher entdeckt und fixiert wird. Später kann die Darbietungszeit allmählich verkürzt werden, um so den Suchprozess zu beschleunigen. Als Reaktionen auf das Erscheinen des Reizes werden Such- und Zuwendebewegungen der Augen (Sakkaden) bzw. des Kopfes gewertet. Wenn Kinder bereits Zeige- bzw. Greifbewegungen verwenden, können und sollen natürlich auch diese Bewegungen als Reaktionen ausgewertet werden. Ähnliches gilt für sprachliche Äußerungen. Die Abnahme der Zeit bis zum Entdecken bzw. zur Lokalisation und damit Fixation des Reizes, die Zunahme der Sicherheit des Entdeckens und die Genauigkeit der Fixation des Reizes bzw. des Zeigens auf oder Greifens nach dem Reiz können zuverlässig Auskunft über den Verlauf der Behandlung und die erreichte Verbesserung geben. Die Registrierung der Augen- und Kopfbewegungen bzw. der Zeige- und Greifbewegungen z. B. mittels Video- oder Infrarot-Registrierung bietet sich für eine genauere Analyse der visuell ausgelösten Reaktionen insbesondere für die Verlaufsdokumentation an.

Aufmerksamkeitsfeld und visuelle Exploration bzw. visuelle Suche. Die konsistente Verbindung zwischen gerichteter Aufmerksamkeit und Entdeckung eines visuellen Reizes durch sakkadische Augenbewegungen kann auch zur Entwicklung bzw. Optimierung einer effizienten okulomotorischen Suchstrategie führen, die z. B. eine wirksame Kompensation eines Gesichtsfeldausfalls ermöglicht. Die Vorgehensweise ist praktisch identisch mit dem oben beschriebenen Verfahren. Ein wesentlicher Unterschied liegt jedoch darin, dass – in Abhängigkeit von der gefundenen Gesichtsfeldausdehnung- Reize zuerst im vorhandenen Gesichtsfeldbereich, anschließend an der Gesichtsfeldgrenze und schließlich außerhalb des bestehenden Gesichtsfeldbereichs gezeigt werden. Auf diese Art und Weise werden der visuelle Suchbereich und damit auch das visuelle Aufmerksamkeitsfeld systematisch von innen nach außen vergrößert. Für diese Übungen sollten die Reize, wie oben beschrieben, zuerst wiederholt im gleichen Gesichtsfeldbereich, später aber zufällig an verschiedenen Orten in einem bzw. in beiden Gesichtsfeldhälften dargeboten werden. Für die vollständige und zuverlässige Erfassung und Dokumentation der motorischen Reaktionen bzw. Suchmuster bietet sich ebenfalls die Aufzeichnung z. B. mittels Video an. Dies wird vor allem auch dann hilfreich sein, wenn der Einsatz der gelernten Kompensationsstrategie z. B. in Spielsituationen überprüft und für spätere Vergleiche festgehalten werden soll. Natürlich können zur Verbesserung der visuellen Exploration der Umgebung und Suche nach optischen Reizen auch Reizvorlagen (z. B. Bilder) verwendet werden, auf denen Kinder einen definierten Reiz (z. B. einen roten Punkt) suchen sollen. Die Projektion von Reizvorlagen ermöglicht die Verwendung großer Suchbereiche, idealerweise mindestens 30 Grad nach links und rechts und 15–20 Grad nach oben und unten, wobei der Suchbereich je nach individuellem Fortschritt allmählich ausgeweitet werden kann. Schließlich kann auch die Reizdichte gesteigert werden und die kritischen Reize, die gesucht werden sollen (sog. Zielreize) werden unter Ablenkerreizen „versteckt". Die Ablenkerreize sollten sich dabei von den Zielreizen eindeutig unterscheiden (z. B. in Größe, Farbe, Form).

7.4.3 Kontrastsehen

Für die Verbesserung des Kontrastempfindlichkeit gibt es eine Reihe verschiedener Behandlungsansätze aus der Amblyopiebehandlung, wobei noch ungeklärt ist, ob diese Methoden in gleicher Weise auch bei Kindern mit zerebral verursachten Störungen des Kontrastsehens wirksam sind. Entscheidend scheint zu sein, dass diese Verfahren auf dem Prinzip des aktiven Wahrnehmungslernens aufbauen, z. B. PL oder Entdecken von Kontrastunterschieden, da „passive" Verfahren (z. B. Abdecken des schwächeren Auges) allein deutlich weniger wirksam sind, zumindest im Fernraum (Levi und Li 2009; Polat et al. 2009). Die beschriebenen Verfahren zur Amblyopiebehandlung arbeiten mit Methoden und Reizen, die je nach Auswahl und Kontrast die Kontrastübertragungsfunktionen und damit das Kontrastsehen günstig beeinflussen. Dadurch wird eine Steigerung einer sehr grundsätzlichen und damit wichtigen Funktion des visuellen Systems angestrebt, auf welche die übrigen visuellen Wahrnehmungsleistungen angewiesen sind und aufbauen. Diese Verfahren stellen damit auch eine wichtige Grundlage der visuellen Stimulation seh- und mehrfachbehinderter Kinder dar.

7.4.4 Visuelle Raumwahrnehmung und -orientierung

Visuelle Lokalisation. Die visuelle Lokalisation von Reizen kann mit Hilfe von Aufgaben geübt werden, bei denen diese Teilleistung der visuellen Raumwahrnehmung die entscheidende Rolle spielt: bei der Fixation von optischen Reizen und beim Zeigen auf bzw. Greifen nach Gegenständen. Dabei ist es wichtig, dass keine primäre okulomotorische Störung oder Störung der oberen Extremitäten (z. B. Parese) vorliegen. In einer ersten Phase wird ein nicht zu großer optischer Reiz (z. B. eine kleine Kugel auf einem Stab) in Geradeausrichtung des Körpers präsentiert, der lokalisiert werden soll; anschließend wird der Reiz links bzw. rechts von der Mitte gezeigt. Die rasche und vor allem sichere Fixationsaufnahme bzw. das zielsichere Greifen oder Schlagen nach dem optischen Reiz spricht auch für eine gute Lokalisationsfähigkeit. Am Anfang dieser Behandlungsphase sollte die Position der Reize systematisch, später zufällig variiert werden. Zur Steigerung der Aufmerksamkeit können auch farbige Objekte verwendet werden. Der seitliche Abstand der Reize von der aktuellen Blickachse sollte ebenso variiert werden wie der Abstand zum Auge, wobei für das Greifen oder Schlagen darauf zu achten ist, dass sich der Gegenstand in Greif- bzw. Schlagdistanz befindet. Für größere Entfernungen empfiehlt sich die Fixation als Verhaltensmaß für die visuelle Lokalisation.

Entfernungswahrnehmung. Wenn das Kind bereits über ein ausreichendes Sprachverständnis verfügt, so kann eine Reizanordnung gewählt werden, die das Unterscheidungsvermögen von zwei oder mehr Entfernungen verbessern kann. In diesem Fall werden entweder zwei Reize in gleicher oder unterschiedlicher Entfernung geboten. In der einfachsten Bedingung entscheidet das Kind, ob sich zwei Reize in gleicher oder in unterschiedlicher Entfernung befinden; gleiche Entfernungen werden mit „ja", ungleiche Entfernungen mit „nein" beurteilt (diese Antworten können auch durch Kopfnicken gegeben werden). In einem weiteren Schritt gibt das Kind verbal oder durch Zeigen an, welcher von zwei Reizen näher bzw. weiter entfernt ist. Alternativ können zwei Reize in gleicher, ein dritter Reiz in einer anderen (geringeren oder größeren) Entfernung dargeboten werden; das Kind soll herausfinden, welcher der drei Reize eine unterschiedliche Entfernung aufweist. Wenn Greifbewegungen verwendet werden, so ist wiederum darauf zu achten, dass die größte Reizentfernung den Greifbereich des Kindes nicht überschreitet.

Visuelle Orientierung. Die visuellen Orientierungsleistungen, die in vielen Fällen einer systematischen und gezielten Behandlung bedürfen, sind die Orientierung auf einer Reizvorlage (z. B. Bild, Tisch) und im Raum. Zur Verbesserung der Orientierung auf einer Reizvorlage bietet sich die Präsentation mehrerer Objekte auf einem Tisch (z. B. Spielzeug) oder auf einem großen Bild oder einer Diavorlage an. Aufgabe des Kindes ist es, ein bestimmtes Objekt (z. B. einen roten Kreis) oder eine bestimmte Form (z. B. einen schwarzen Kreis) aus einer Mehrzahl von gleichen Objekten in einer anderen Farbe (z. B. grüne Kreise) oder Formen (z. B. schwarze Kreuze) auf weißem Hintergrund zu finden. Die „Zielobjekte" werden vom Kind entweder mit dem Finger (auf der Tischvorlage) oder mit einem (Leucht-) Stab (oder Taschenlampe bei Diavorlagen) angegeben. In einer zweiten Phase können unterschiedliche Hintergrundreize (bunte Kreise bzw. verschiedene schwarze Formen) verwendet werden; außerdem kann auch die Anzahl der „Zielobjekte" erhöht werden. Das Training wird also im Wesentlichen in der Übung einer räumlich geordneten und ökonomischen Suchstrategie liegen, die außerdem die vorübergehende Speicherung der Reizorte (wo war ich schon?) im visuellen Arbeitsgedächtnis beinhaltet, damit dieselben Orte nicht mehrfach aufgesucht werden. Eine hilfreiche Wahrnehmungsabfolge besteht darin, dass sich das Kind zuerst immer einen Überblick über die aktuelle Reizvorlage verschafft, bevor es mit dem visuellen Suchprozess beginnt. Zu Beginn der Behandlung sollte ein kleines Reizfeld (z. B. 15–20 Grad Durchmesser) gewählt werden, das zunehmend mehr Objekte bzw. Reize beinhaltet (z. B. 3–7). Später können sowohl ein größeres Reizfeld (z. B. 40–60 Grad Durchmesser) als auch eine größere Anzahl von Reizen (10–15) verwendet werden. Dabei ist, wie oben bereits ausgeführt, entscheidend, dass das Kind lernt sich so genannte Landmarken einzuprägen, die ihm die Orientierung auf der Reizvorlage und später in anderen Bedingungen (Tisch, Raum) erleichtern. Die angeführten Reizvorlagen und Wahrnehmungsaufgaben können auch in Kombination mit der Verbesserung des Überblicks und des visuellen Suchverhaltens eingesetzt werden.

Für die Verbesserung der visuellen Orientierung im Raum bietet sich das Einprägen und Lernen einfacher Wege an. Dazu sollte ein Raum gewählt werden, der zu Beginn der Übung nicht zu viele Gegenstände beinhaltet, später kann die Anzahl erhöht werden. Wenn sich das Kind einen festen Weg z. B. zum Tisch eingeprägt hat, auf dem sich ein Spielzeug befindet, das geholt werden soll, kann die Ausgangsposition des Kindes oder die Position des Tisches oder beides variiert werden; das Kind prägt sich nun die neuen Objektpositionen ein. In der nächsten Phase kann der Weg, den sich das Kind einprägen soll, verlängert und die Anzahl der Gegenstände (Tisch, Stuhl, Position der Gegenstände auf dem Tisch), die sich das Kind merken soll, vergrößert werden.

Brunsdon et al. (2007) haben ein Behandlungsprogramm zur Verbesserung der räumlichen Orientierung bei einem 6-jährigen Jungen (CA) entwickelt, der einige Tage nach der Geburt eine Hirnblutung erlitten hatte. Bis zur Einschulung erhielt er intensive Behandlungsmaßnahmen zur Verbesserung der Motorik, der Sprache und zur Reduzierung des allgemeinen kognitiven Entwicklungsrückstandes. Zusätzlich bestand eine homonyme Hemianopsie links. Im Alter von 5 Jahren wurde CA zum ersten Mal ausführlich neuropsychologisch untersucht. Während

CA im sprachlichen Bereich gute, wenn auch (noch) nicht altersentsprechende Leistungen zeigte, fanden sich deutliche Auffälligkeiten in der visuellen Modalität, insbesondere hinsichtlich Figur-Grund Unterscheidung, Objektkonstanz, und Lokalisation und im visuell-räumlichen Arbeitsgedächtnis. Die topographischen Leistungen waren am stärksten betroffen. CA konnte sich weder die Position von Landmarken nach 10 Lerndurchgängen einprägen (gesunde Kontrollen: 92 % richtig, CA: 4 % richtig), noch einen Weg, der durch Punkte und Richtungspfeile auf einer Vorlage vorgegeben war. Aufgrund dieser Untersuchungsergebnisse wurden folgende Behandlungsziele formuliert: (1) Verbesserung der Fähigkeit, auf Fotos Landmarken in der (eigentlich bekannten) Schulumgebung visuell zu erkennen und zu benennen, (2) Verbesserung der Fähigkeit, häufig verwendete Wege in der Schulumgebung erfolgreich zu begehen, und (3) Vermittlung von Strategien für das erfolgreiche Lernen von neuen Wegen in der bekannten bzw. in einer neuen Umgebung; diese Strategien wurden auch den Eltern und den Lehrpersonen mitgeteilt. Der gesamte Übungszeitraum bestand aus zwei Behandlungsphasen. In Phase 1 (3 Wochen) konzentrierten sich die Übungen auf das visuelle Erkennen von Landmarken und Gebäuden (28 Fotografien) aus der (bekannten) Schulumgebung. In Phase 2 (8 Wochen) lernte CA 10 neue Wege kennen, die er sich aktiv einprägen sollte und deren Länge allmählich zunahm. Der durch das spezielle Übungsprogramm erreichte Lernzuwachs wurde als Maß für den erreichten Fortschritt herangezogen. Vor Beginn von Phase 1 (Erkennen von Landmarken) konnte CA nur 17 von 28 Fotografien korrekt erkennen (gleichaltrige Kontrollgruppe: 28/28); nach der Behandlung gelang ihm das richtige Erkennen aller Landmarken und Gebäude einschließlich ihrer örtlichen Einordnung. Vor Beginn der Trainingsphase 2 (Routen lernen) konnte CA nur 3 Wege (30 %) richtig „reproduzieren", nach der Trainingsphase waren es doppelt so viele (6 oder 60 %); zudem benötigte CA auch deutlich weniger Zeit. In der Verlaufsuntersuchung 12 Wochen nach Ende der Trainingsphase 2 war CA in der Lage, alle 10 Wege richtig wieder zu erkennen und auch richtig zu benutzen. Die Autoren betonen die Wichtigkeit der ökologischen Validität ihrer Vorgehensweise, die sie so alltagsnah wie möglich konzipiert hatten, und die Bedeutung der Mitarbeit der Eltern und Lehrpersonen, die bereit waren, sich genau an das vorgegebene Behandlungsprogramm zu halten.

7.4.5 Farb- und Formwahrnehmung

Für die Verbesserung der Fähigkeit Farben und Formen zu unterscheiden bieten sich mehrere Verfahren an. Eine sehr einfache Möglichkeit, die bereits sehr früh eingesetzt werden kann, bietet die Methode des „preferential looking" (PL; siehe Abschnitt 6.2). Dabei werden Paare von Farbtönen oder Formen verwendet, die sich in der ersten Trainingsphase sehr deutlich voneinander unterscheiden; mit steigender Differenzierung wird der Abstand zwischen den beiden Reizen zunehmend verringert. Zu Beginn bieten sich Reize aus verschiedenen Kategorien an; für die Farbunterscheidung z. B. rot-grün oder gelb-blau, für die Formunterscheidung Kreis-Quadrat oder Kreis-Dreieck. In der nächsten Trainingsphase werden Paare aus derselben Kategorie genommen, z. B. zwei Rottöne oder zwei Grüntöne bzw. Kreis und Ellipse oder Quadrat und Rechteck. Der Unterschied zwischen den beiden Paaren wird dann ebenfalls zunehmend verringert. Dieses Verfahren dient dazu, die so genannte Unterschiedsschwelle durch wiederholtes Üben zu verkleinern und dadurch die Unterschiedsempfindlichkeit für Farben und Formen zu steigern. Eine Alternative bietet die so genannte „odd-one-out"- Methode, die sich auch bei Kindern bewährt hat (Torgrud und Holborn 1989; Boelens 1992). In einer Grundversion werden dabei drei Reize gezeigt, wovon zwei identisch sind (z. B. zwei identische Rottöne oder zwei Kreise) und ein Reiz verschieden (z. B. ein Blauton bzw. ein Quadrat). Die Aufgabe besteht nun darin, den nicht passenden Reiz („odd stimulus") zu finden und anzugeben (z. B. fixieren, zeigen, benennen). Der Unterschied zwischen den beiden passenden und dem unpassenden Reiz wird ebenfalls in Stufen verringert, so dass eine zunehmend größere Unterschiedsempfindlichkeit erforderlich ist, um die Aufgabe zu lösen. Beide genannten Verfahren können auch in Kombination eingesetzt werden; dadurch wird eine größere Abwechslung in den Aufgaben erreicht, ohne dass das Grundprinzip des Trainings verändert werden muss. Die Vorgehensweise des Trainings hinsichtlich Anzahl der Übungsdurchgänge und Größe der Stufen in den aufeinander folgenden Phasen des Trainings kann leicht an das jeweils vorhandene Farb- und Formsehen individuell angepasst werden. Tabelle 7.5 gibt einen Überblick über einige wesentliche visuelle Merkmalsklassen und deren Variation.

Tabelle 7.5. Einige Merkmalsklassen für das Lernen der visuellen Diskrimination in einer und in mehreren Stimulusdimensionen

Eindimensionale Diskrimination

Farbe

- Unterscheidung zwischen Farbkategorien (z. B. rot, grün, blau, gelb, schwarz, weiß)
- Unterscheidung innerhalb von Farbkategorien (z. B. zwischen verschiedenen Rot- oder Grautönen)

Formen

- Unterscheidung zwischen Formkategorien (z. B. rund, eckig)
- Unterscheidung innerhalb von Formkategorien (z. B. rund-oval; Rechteck-Quadrat; Quadrat-Dreieck; Dreieck-Stern)

Größen

- Unterscheidung von verschiedenen Größen derselben Form (z. B. Kreise mit unterschiedlichem Durchmesser)
- Unterscheidung von verschiedenen Größen verschiedener Formen (z. B. Kreis vs. Quadrat unterschiedlicher Größe)

Tabelle 7.5. (Fortsetzung) Einige Merkmalsklassen für das Lernen der visuellen Diskrimination in einer und in mehreren Stimulusdimensionen
Mehrdimensionale Diskrimination (einfache Konstanzleistungen)
Farbkonstanz
Verschiedene Formen (z. B. Kreise, Quadrate oder Sterne) – gleiche Farbe (*Abstraktion einer bestimmten Farbe von der aktuellen Form*)
Größenkonstanz
Verschiedene Formen (z. B. Kreise, Quadrate oder Sterne) – gleiche Größe (*Abstraktion einer bestimmten Größe von der aktuellen Form*)
Formkonstanz
• Verschiedene Farben (z. B. rote, gelbe oder schwarze) – gleiche Form (*Abstraktion einer bestimmten Form von der aktuellen Farbe*)
• Verschiedene Größen – gleiche Form (*Abstraktion einer bestimmten Form von der aktuellen Größe*)
• Verschiedene Farben und Größen – gleiche Form (*Abstraktion einer bestimmten Form von der aktuellen Farbe und Größe*)

7.4.6 Objekt- und Gesichterwahrnehmung

Das Training der Objektwahrnehmung kann nach den Prinzipien erfolgen, wie sie für die Formwahrnehmung beschrieben worden sind. Statt Formen werden Objekte verwendet, wobei zwischen dem Unterscheiden und Identifizieren bzw. Wiedererkennen von Objekten getrennt werden sollte. Bevor jedoch ein Training mit Objekten begonnen wird, ist es unabdingbar zu klären, ob die erforderlichen Voraussetzungen gegeben sind. Dazu gehören eine ausreichende visuelle Lokalisation, Sehschärfe und Kontrastsensitivität, Größen- und Formunterscheidung und visuell gesteuerte Blickbewegungen. Wenn ein Kind in einem dieser Bereiche noch erhebliche Funktionsdefizite aufweist, sollten diese Funktionen vorher soweit trainiert werden, bis sie ausreichend zur Verfügung stehen. Da in der frühen Kindheit reale Objekte und Gesichter gegenüber einfachen Formen bevorzugt werden, können diese komplexen Reize auch sehr früh für das Training eingesetzt werden. Allerdings erscheint es sinnvoll, vor allem zu Beginn des Trainings Objekte und – vorlagen mit sehr charakteristischen Merkmalen und nicht allzu vielen Details zu verwenden, und erst im Verlauf der Trainingsphase die Komplexität zu steigern. Bunte Objekte sind aufgrund ihres hohen Aufmerksamkeitswertes besonders gut geeignet.

Das Vorgehen bei der Behandlung kann so gewählt werden, dass zu Beginn das Unterscheiden von Objekten geübt wird, wobei sich die beiden Objekte zuerst deutlich unterscheiden und sich dann in Abhängigkeit von der Steigerung der Diskriminationsleistung zunehmend ähnlicher werden. Als Objekte bieten sich in der ersten Phase vor allem Gegenstände aus der „normalen" Erlebniswelt des Kindes an (Spielzeug, Obst, Besteck, usw.). Das Kind zeigt durch seine Reaktion an, ob die beiden gezeigten Objekte gleich oder verschieden sind. In einer zweiten Phase sollte dann das Erkennen von Objekten geübt werden, das die Fähigkeit zum Wiedererkennen mit einschließt. Dies bedeutet, dass ein einmal gezeigtes Objekt erneut gezeigt wird, und das Kind so die Möglichkeit bekommt, dieses Objekt zu „lernen". Die Vorgehensweise kann ähnlich wie für das Unterscheidungslernen gewählt werden, nur dass ein Objekt wiederholt gezeigt wird und die Reaktion des Kindes auf das bereits gezeigte Objekt beobachtet bzw. registriert wird. Es sollte immer eine ausreichende Beobachtungszeit zugelassen werden, damit auch Kinder mit beeinträchtigten Aufmerksamkeitsleistungen oder verzögerten Reaktionen ausreichend Zeit zur Verfügung haben. Damit sich ein Kind nicht an der Position des wiederholt gezeigten Objekts orientiert, sollte die Position (links-rechts, oben-unten) zufällig variiert werden. Zusätzlich sollte darauf geachtet werden, dass zu Beginn der Behandlung Objekte angeboten werden, die sich aufgrund eines auffallenden Merkmals unterscheiden, z. B. Farbe, Größe oder Form. Die Merkmale, die zum Wiedererkennen verwendet werden, können dann zunehmend feiner abgestuft werden. Reale Objekte sind Abbildungen vorzuziehen; im Verlaufe der Behandlung können natürlich auch Abbildungen (Bilder auf dem Monitor, Fotografien, Memorykarten) verwendet werden. Wenn das Kind in der Lage ist, Objekte in einer (d. h. der gewohnten Perspektive) sicher zu identifizieren und wiederzuerkennen, sollten die bereits bekannten Objekte auch in weniger gewohnten Erscheinungsformen (unterschiedliche Größen, Formen, Farben und Perspektiven) präsentiert werden.

Für das Lernen von Gesichtern kann ähnlich vorgegangen werden. Im ersten Schritt wird das Unterscheidungslernen geübt. Dazu werden dem Kind Gesichterpaare gezeigt, die sich zu Beginn sehr deutlich unterscheiden; im weiteren Vorgehen werden die Unterschiede zunehmend reduziert, so dass immer feinere Merkmale zur Unterscheidung erforderlich werden. Zur Vermeidung von Überschneidungen von Wahrnehmungskriterien sollten alle Gesichter einen möglichst ähnlichen Gesichtsausdruck aufweisen (z. B. neutral bis freundlich), damit das Diskriminationslernen nicht auf unterschiedlicher Mimik, sondern wirklich auf Gesichtermerkmalen selbst beruht. Als Gesichtsvorlagen sollten Gesichter von Kindern, Jugendlichen und Erwachsenen verwendet werden; die Darbietung erfolgt mit Hilfe von Fotografien (Farbe, Schwarz-Weiß) oder Bildern auf einem Monitor. In einer zweiten Phase werden ebenfalls Gesichterpaare verwendet, wobei ein Gesicht jedes Mal wieder gezeigt wird, das andere jedoch jedes Mal neu ist. Auf diese Weise wird die Grundlage für die Unterscheidung neu-nicht neu bzw. bekannt – nicht bekannt geschaffen. Selbstverständlich können und sollen für diese zweite Phase auch Bilder von Eltern, Geschwistern und Verwandten bzw. anderen Kindern verwendet werden. In einer dritten Phase kann, wenn dies erforderlich ist, das Unterscheiden und Wiedererkennen von Unterschieden im Gesichtsausdruck geübt werden. Die Vorgehensweise ist ähnlich wie für die Unterscheidung und das

Wiedererkennen von Gesichtern, außer dass in der ersten Phase in jedem Paar das Gesicht identisch bleibt, der Gesichtsausdruck aber variiert wird. In der zweiten Phase werden dann Gesichtspaare verwendet, die sich sowohl in der Identität als auch im Gesichtsausdruck unterscheiden, damit eine Generalisierung der Unterscheidung bzw. des Wiedererkennens stattfinden kann. In den Tabellen 7.6 und 7.7 sind einige Merkmal- und Objektklassen angegeben, die für den Erwerb bzw. die Verbesserung des visuellen Wiedererkennens von Objekten und Gesichtern eingesetzt werden können.

Tabelle 7.6. Einige Objektklassen für das Lernen der visuellen Diskrimination und des Erkennens bzw. Wiedererkennens von Objekten

1) Unterscheidung von Objekten

Eindimensionale Objektmerkmale: **Farbe, Größe, Form**

- Ausprägung: Grad des Unterschieds bzw. der Ähnlichkeit

- Komplexität: Kombination aus mehreren Ausprägungen eines Merkmals (z. B. verschiedene Farben in einem Objekt) oder aus mehreren Merkmalen (z. B. Farbe und Form in einem Objekt)

Mehrdimensionale Objektmerkmale: **natürliche Objekte bzw. Objektabbildungen**

- Gewohnte Wahrnehmungsbedingung: Präsentation desselben Objekts in der häufigsten (= gewohnten) Wahrnehmungsbedingung (z. B. frontal)

- Ungewohnte Wahrnehmungsbedingung: Präsentation unterschiedlicher Größen, Farben und Perspektiven ein- und desselben Objekts

- *Darbietungsformen und Antwortkategorien*

- Simultane Darbietung eines Objektpaars (Wechsel der Positionen): gleich-verschieden

- Simultane Darbietung zweier identischer und eines unterschiedlichen Objekts: Finden des ungleichen Objekts

2) Erkennen/Wiedererkennen von Objekten

- Wiedererkennen bei gleichzeitiger Darbietung eines Objektpaars: ein bestimmtes Objekt wird bei jeder Darbietung abwechselnd links oder rechts bzw. unten oder oben zusammen mit einem jeweils neuen Objekt gezeigt

- Wiedererkennen unter variierenden Stimulusbedingungen (Objektkonstanz): Darbietung eines bestimmten Objekts unter Verwendung unterschiedlicher Formen, Größen, Farben und Perspektiven desselben Objekts

Darbietungsformen und Antwortkategorien

- Wiedererkennen bei simultaner Darbietung eines Objektpaars: ein bestimmtes Objekt wird je Darbietung mit einem anderen (neuen) Objekt kombiniert; Erkennen des bereits gezeigten Objekts

- Wiedererkennen bei sukzessiver Darbietung eines Objekts: abwechselnde Präsentation desselben Objekts und eines neuen Objekts mit einem ansteigenden Zeitintervall von 2 bis 10 Sekunden; Erkennen des bereits gezeigten Objekts

---

Tabelle 7.7. Einige Objekt- und Merkmalsklassen für das Lernen der visuellen Diskrimination und des Erkennens bzw. Wiedererkennens von Gesichtern

1. Unterscheiden von Personen (Gesichtern)

- Lernen des Unterscheidens von Identität (gleich-verschieden hinsichtlich Form, Größe, Alter und Details von Gesichtern)

- Lernen des Unterscheidens von Gesichtausdruck (gleiche Person – unterschiedlicher Ausdruck)

Darbietungsformen und Antwortkategorien

- Simultane Darbietung eines Gesichterpaares (Wechsel der Positionen): gleich-verschieden

- Simultane Darbietung zweier identischer und eines unterschiedlichen Gesichts: Finden des ungleichen Gesichts

2. Erkennen/Wiedererkennen von Personen (Gesichtern)

- Wiedererkennen bei gleichzeitiger Darbietung eines Gesichterpaars: ein bestimmtes Gesicht wird bei jeder Darbietung abwechselnd links oder rechts bzw. unten oder oben zusammen mit einem jeweils neuen Objekt gezeigt

- Wiedererkennen unter variierenden Stimulusbedingungen (Objektkonstanz): Darbietung eines bestimmten Gesichts unter Verwendung unterschiedlicher Formen, Größen und Perspektiven desselben Gesichts

- Wiedererkennen des Gesichtsausdrucks bei gleichen Personen: eine bestimmte Person wird mit unterschiedlichem Gesichtsausdruck gezeigt, wobei ein bestimmter Ausdruck wiederholt gezeigt wird

- Wiedererkennen des Gesichtsausdrucks bei verschiedenen Personen: ein bestimmter Gesichtsausdruck wird wiederholt gezeigt, wobei die Personen wechseln

Darbietungsformen und Antwortkategorien

- Wiedererkennen bei simultaner Darbietung eines Gesichterpaars: ein bestimmtes Gesicht oder ein bestimmter Gesichtsausdruck wird je Darbietung mit einem anderen (neuen) Gesicht bzw. Gesichtsausdruck kombiniert; Erkennen des bereits gezeigten Gesichts bzw. Gesichtsausdrucks

- Wiedererkennen bei sukzessiver Darbietung eines Gesichts oder Gesichtsausdrucks: abwechselnde Präsentation desselben Gesichts bzw. Gesichtsausdrucks und eines neuen Gesichts bzw. Gesichtsausdrucks mit einem ansteigenden Zeitintervall von 2 bis 10 Sekunden; Erkennen des bereits gezeigten (bekannten) Gesichts bzw. Gesichtsausdrucks

---

Zur Erfassung der Lernleistung bzw. der Verbesserung des visuellen Erkennens von Objekten und Gesichtern können je nach Entwicklungsstand des Kindes folgende Reaktionstypen verwendet werden: Fixationsaufnahme und -dauer, Zeige- und Greifbewegungen oder verbale Reaktionen. Wenn das Kind ein Objekt oder Gesicht als bekannt identifiziert hat, wird es unter Umständen Zeichen der Freude zeigen; dies gilt auch für das Erkennen des Gesichtsausdrucks, wenn dieser positiv (freundlich, lächelnd) ist. Bei negativem Gesichtsausdruck wird das Kind ebenfalls häufig einen negativen Gesichtsausdruck zeigen, sich vielleicht sogar vom gezeigten Gesicht abwenden.

Natürlich braucht das Kind auch entsprechende Instruktionen; es muss wissen, ob es auf das bekannte Objekt/Gesicht schauen oder zeigen bzw. nach ihm greifen soll, oder ob es sagen soll, welches Objekt/Gesicht es schon gesehen hat bzw. kennt. Die Aufgabe kann auch umgedreht werden; das Kind soll herausfinden, welches das neue Objekt/Gesicht ist. Reale Objekte sollte das Kind nach der Reaktion immer in die Hand nehmen dürfen (unter Umständen kann es zeigen, wozu man das Objekt verwendet); allerdings sollte dies wirklich erst nach dem visuellen Prozess erfolgen, da sonst die visuelle durch die taktile Modalität ersetzt wird und damit visuelles Erkennen nicht mehr gefordert und somit gefördert wird.

Brunsdon et al. (2006) und Schmalzl et al. (2008) haben in ihren Einzelfallstudien ein Behandlungsprogramm für Kinder (Alter: 8 bzw. 4 Jahre) mit Entwicklungsprosopagnosie entwickelt, das auf die Verbesserung der Nutzung von spezifischen individuellen Gesichtsmerkmalen zur Unterscheidung und Erkennung von Gesichtern fokussiert ist. Im Vordergrund beider Studien standen folgende Behandlungsziele: (1) die Verbesserung der Fähigkeit, Gesichtsmerkmale genauer zu unterscheiden und damit auch besser zu identifizieren, (2) Verbesserung der Fähigkeit, bekannte/vertraute Personen auf Fotografien anhand ihrer individuellen Gesichtsmerkmale zu identifizieren bzw. wieder zu erkennen, (3) Übertragung der erworbenen Fähigkeiten aus (1) und (2) auf neue Gesichter. Die Fotografien wurden auf einem Bildschirm präsentiert, wobei die Haare als zusätzliches Merkmal entfernt worden waren. Das Wahrnehmungslernen beinhaltete mehrere Schritte: (1) Alter (Kind/Erwachsener?), (2) Geschlecht (weiblich/männlich?), (3) spezifische Gesichtsmerkmale (z. B. buschige Augenbrauen, lange Nase, volle Lippen, usw.). Das Training dauerte in beiden Fällen etwa 1 Monat und umfasste 14 bzw. 8 Einzelsitzungen. Für beide Kinder zeigte sich eine deutliche Verbesserung der Fähigkeit, Gesichtsmerkmale und Gesichter vertrauter Personen sicher zu unterscheiden, und zwar unabhängig davon, ob die Haare wegretuschiert worden waren oder nicht; d. h. beide Kinder hatten gelernt, „echte" Gesichtsmerkmale für die Identifizierung der jeweiligen Person zu verwenden. Die selektive Verarbeitung von individuellen Gesichtsmerkmalen zeigte sich auch in den optimierten Blickstrategien beim Betrachten der Gesichter (Schmalzl et al. 2008). Die Trainingseffekte blieben erhalten; allerdings zeigte sich die Generalisierung auf neue Gesichter nicht sofort, sondern erst einige Wochen nach Behandlungsende. Die Autoren beider Studien betonen die Wichtigkeit eines systematischen Vorgehens und die Notwendigkeit des Einhaltens dieses Vorgehens auch zuhause (in der Studie von Schmalzl et al., 2008, wurde der Großteil des Trainings von der Mutter zuhause durchgeführt), damit es nicht zu widersprüchlichen Instruktionen kommt und der Prozess des Gesichterlernens dadurch beeinträchtigt wird.

7.4.7 Besondere Fördermaßnahmen für Kinder mit schwerer zerebral verursachter Sehbehinderung

In Fällen schwerer Sehbehinderung wird häufig eine weitere Behandlungs- oder Förderperiode erforderlich sein, damit das sehbehinderte Kind die erreichten Sehleistungen erfolgreich unter Alltagsbedingungen einsetzen kann. Im Vordergrund werden dabei folgende therapeutischen Aspekte stehen:

- Übung der Selbständigkeit in alltäglichen Verrichtungen (sog. Selbsthilfeleistungen und lebenspraktische Fertigkeiten) unter Berücksichtigung der Restsehfähigkeit,
- Erlernen von Orientierungsstrategien/Mobilitätstraining bei gleichzeitiger Nutzung der „Restsehfähigkeit" für die visuelle Orientierung,
- Erlernen von Unterscheiden/Erkennen von einfachen Objekten
- Steigerung der kognitiven Leistungen (Aufmerksamkeit, Gedächtnis, Denken, Vorstellung, Sprache) innerhalb und außerhalb der visuellen Wahrnehmung,
- Verbesserung der Sozialbeziehungen unter Einbeziehung der visuellen Fähigkeiten.

7.5 Abschließende Hinweise

Obwohl nur für wenige Bereiche von CVI wissenschaftlich überprüfte und klinisch erprobte Behandlungsverfahren vorliegen, lassen sich doch auf der Grundlage der Prinzipien des Wahrnehmungslernens wertvolle Hinweise gewinnen, die als orientierende Regeln für die Behandlung und Förderung von Kindern vor allem in den ersten Lebensjahren gelten können. Diese Regeln können natürlich auch bei der Behandlung von älteren Kindern eine wertvolle Hilfe darstellen, deren Wahrnehmungs- und Verhaltensrepertoire aufgrund schwerwiegender visueller Funktionsausfälle (erheblich) reduziert ist.

Tabelle 7.8 fasst einige wichtige Regeln noch einmal im Überblick zusammen. Diese Schritte sollten selbstverständlich an die jeweils individuellen Bedingungen eines Kindes angepasst werden; dies gilt sowohl für den Inhalt als auch für die Reihenfolge.

Familienangehörige sollten in den Prozess der Förderung mit einbezogen werden, soweit dies sinnvoll und vertretbar ist (vgl. Priglinger und Kiselka 1993). Der Zeitpunkt der Mitarbeit sollte allerdings gut überlegt werden, damit es nicht zu einer unnötigen Überforderung oder zu einer ungünstigen oder gar falschen „Unterstützung" des Kindes kommt. Die Entscheidung wird somit kritisch davon abhängen, zu welchem Zeitpunkt und in welchem Umfang Familienangehörige in der Lage (und bereit) sind, den Förderprozess aktiv zu unterstützen. Sie sollten jedoch in jedem Falle regelmäßig über den Stand und Fortgang der Behandlung bzw. der Entwicklung informiert werden. Insgesamt aber sollte nicht vergessen werden, dass eine Mutter in erster Linie Mutter, ein Vater in erster Linie Vater, und Schwester bzw. Bruder in erster Linie Geschwister sind und nicht Co-Therapeuten.

Tabelle 7.8. Einige allgemeine Regeln für die Behandlung von Kindern mit CVI

1. Abklärung der für die Behandlung kritischen kognitiven Voraussetzungen

- Aufmerksamkeit

- Neugierde

- Lernen

2. Abklärung der für die Behandlung kritischen motorischen Voraussetzungen

- Blickbewegungen

- Handbewegungen (Zeigen, Greifen)

- Körperbewegungen (Gehen)

3. Abklärung der visuellen Funktionen und Leistungen und ihrer Störungen (positives und negatives Entwicklungs- und Leistungsbild) als Voraussetzung für die Behandlungsindikation und die Erstellung des Behandlungs- und Förderplans

4. Entwicklung eines individuellen Behandlungs- bzw. Förderplans in Abhängigkeit von 1, 2 und 3 und Formulierung der (ersten) Therapieziele

- Auswahl der visuellen Reize (Materialien)

- Auswahl der Aufgaben und Reaktionsweisen

- Entwickeln und Festlegen der aufeinander folgenden Behandlungs- und Förderschritte

5. Kontrolle des Fortschritts und falls erforderlich Änderung/Anpassung des Behandlungsplans (Dokumentation des Therapieverlaufs und Vergleich mit den gesetzten Therapiezielen)

6. Überprüfung der Generalisierung des Gelernten (Übertragen auf ähnliche Reize und Aufgaben)

7. Planung einer erweiterten Förderung im visuellen Wahrnehmungsbereich unter besonderer Berücksichtigung individueller Gegebenheiten und Bedingungen (Kognition, Motivation, Motorik, Sprache, Sozialverhalten)

8. Falls erforderlich, Versorgung mit optischen Hilfsmitteln (einschließlich Lernen des Einsatzes bzw. der Benützung)

9. Beratung bzw. Einbeziehen der Eltern und Geschwister (gegebenenfalls auch weiterer Angehöriger) und Entwicklung von begleitenden Fördermaßnahmen für zuhause

8

Fallbeispiele

In diesem Kapitel sollen einige Fallbeispiele von Kindern mit CVI im Detail dargestellt werden, in denen exemplarisch das diagnostische und therapeutische Vorgehen beschrieben wird. Diese Beispiele sind als Anleitung und Hilfe gedacht. Auch wenn das diagnostische und therapeutische Vorgehen in jedem Einzelfall dem Entwicklungsstand und den Sehstörungen entsprechend individuell zu gestalten ist, erleichtert eine gewisse Systematik des diagnostischen und therapeutischen Vorgehens die eigene Arbeit, da dadurch sichergestellt wird, dass alle relevanten Ergebnisse erhoben und dokumentiert werden. Zusätzlich erlaubt diese Vorgehensweise die Vergleichbarkeit der Befunde und Ergebnisse im Verlauf. Die dadurch mögliche kontinuierliche Erfahrungsbildung der beteiligten Therapeutinnen und Therapeuten erleichtert auch den interdisziplinären Austausch.

Da Kinder mit CVI in der Regel Einbußen in mehreren Funktionsbereichen aufweisen (vgl. Abschnitt 4.3) ist in praktisch allen Fällen eine Kombination aus vorbereitenden oder begleitenden und spezifischen Förder- und Behandlungsmaßnahmen erforderlich. Dies gilt im Besonderen für den Bereich der Frühförderung. Die Koordination und Integration der verschiedenen Maßnahmen stellen eine kritische Bedingung für die Wirksamkeit der Frühförderung dar (vgl. dazu Priglinger und Kiselka 1993). Die Vertrautheit der Bezugsperson(en) spielt dabei eine wichtige Rolle. Unter bestimmten Bedingungen kann die Förderung auch durch eine Bezugsperson, bei Kleinkindern wird es meist die Mutter sein, die optimale Möglichkeit der Therapie darstellen, wobei genaue Anleitungen und eine regelmäßige Begleitung durch das Frühförderteam erforderlich sind. Dabei ist es wichtig, dass diese Bezugspersonen genaue Instruktionen über die Durchführung der Maßnahmen einschließlich der günstigen und ungünstigen Bedingungen durch die professionellen Therapeutinnen und Therapeuten erhalten. Außerdem sollten regelmäßige Verlaufsuntersuchungen erfolgen, um die Entwicklung des Kindes dokumentieren, gegebenenfalls Fördermaßnahmen ändern bzw. der neuen Situation aktuell anpassen und die nächsten Schritte rechtzeitig vorbereiten und einleiten zu können. Bei Bedarf können sich auch Phasen der Förderung zwischen Therapeutinnen bzw. Therapeuten und den Bezugspersonen abwechseln. Auf die Wichtigkeit der Berücksichtigung bzw. Einbeziehung von Störungen in anderen Funktionsbereichen in allen Behandlungs- und Fördermaßnahmen wird an dieser Stelle nochmals ausdrücklich hingewiesen.

Für die nachfolgenden Beispiele wurden Kinder mit CVI ausgewählt, die zusätzlich Störungen auch in anderen Funktionsbereichen aufweisen. Am Anfang steht eine möglichst ausführliche Erstdiagnostik, um ein umfassendes und zuverlässiges positives und negatives Entwicklungsbild gewinnen zu können. Es folgt die Darstellung und Begründung der Frühfördermaßnahmen unter Berücksichtigung der Zusatzstörungen, eine (oder mehrere) Verlaufskontrollen, und schließlich die Abschlussdiagnostik sowie Hinweise für das weitere Vorgehen. Der Fall „Florian" soll schließlich zwei Aspekte verdeutlichen: (1) die Realisierung eines planvollen Vorgehens von der Frühförderung bis zur beruflichen Eingliederung, das immer wieder an die realen Bedingungen und den aktuellen Entwicklungsstand angepasst wird, und (2) den Einsatz moderner Informationstechnologie, die auch sehbehinderten Kindern und Jugendlichen neue Perspektiven und Möglichkeiten im persönlichen und beruflichen Bereich eröffnen kann. Dieses Projekt wurde in Kooperation mit der Fachhochschule Hagenberg und der Firma Intersport, Wels, Österreich, durchgeführt und vom Österreichischen Sozialministerium (BMSK) unterstützt. Für die Überlassung der Fallbeispiele 1 und 2 danken wir den Mitarbeiterinnen und -arbeitern der Abteilung Sehschule und SehfrühförderZentrum im Krankenhaus der Barmherzigen Brüder in Linz (Österreich); die Fallbeispiele 3 und 4 stammen vom Erstautor (J. Z.).

8.1   Fallbeispiel Lisa

Diagnosen

- Zustand nach hypoxischer Encephalopathie
- hochgradige visuelle Wahrnehmungsstörung
- partielle Opticusatrophie beidseits
- hyperoper Astigmatismus beidseits
- spastische Tetraparese
- zerebrale Krampfanfälle

Anamnese

Lisa wurde im Alter von 4 Monaten wegen eines akuten Atemstillstands in der Kinderklinik versorgt. Sie war bis zu diesem Zeitpunkt völlig gesund. Als Folge der zerebralen Schädigung wies Lisa eine schwere Beeinträchtigung nahezu aller Funktionen auf, die sich als körperliche und geistige Behinderung manifestierte. Außerdem fand sich eine Opticusatrophie beidseits.

Die visuelle Abklärung erfolgte mit ca. 7 ½ Monaten in der Sehschule. Zu diesem Zeitpunkt wurde auch die visuelle Frühförderung empfohlen. Lisa kam jedoch zwischenzeitlich in die stationäre Obhut eines Behindertenheimes. Die visuelle Frühförderung wurde im Alter von zwei Jahren beantragt.

Entwicklungsstatus bei Aufnahme (Alter: 2 Jahre)

Visuelle Diagnostik

Pupillenreaktion: direkte und indirekte Lichtreaktion vorhanden, Pupillen isokor.
Aufmerksamkeitsreaktion: spontanes Interesse an großer Lichtquelle (Halogenlampe von 10 cm Durchmesser im Abstand von 80 cm).
Optischer Lidschlussreflex: nicht vorhanden.
Akustischer Lidschlussreflex: vorhanden.
Hell-Dunkel-Reaktion: positiv.
Lichtschwelle: Lichtquelle Halogenlampe (10 cm Durchmesser) in 50 cm Entfernung.
Photophobie: nein.
Augenstellung: zeitweise manifeste Konvergenzstellung, alternierend, oft Parallelstand.
Konvergenz: mit großer Lichtquelle nur fraglich auslösbar.
Nystagmus: Endstellnystagmus.
Kopfzwangshaltung: Rechtsdrehung.
Fixation: zentrale Fixationsversuche.
Motilität: grob unauffällig.
Folgebewegungen: horizontal ansatzweise auslösbar.
Sakkaden (Blick-Ziel-Bewegungen): nicht auslösbar.
Ausgleichsbewegungen: nicht auslösbar.
Optokinetischer Nystagmus: positiv (Streifenbreite: 10 cm).
Visusäquivalent: Keeler cc 2/60 (2,5 cm).
Gesichtsfeld: nicht prüfbar.
Farbsinn: nicht prüfbar.

Sonstige Diagnostik

Hören: Lisa reagiert bevorzugt auf Geräusche und auf Sprache, horcht sehr intensiv und ausdauernd hin, richtet sich kurzfristig nach der Sprechrichtung aus. Die auditive Modalität scheint der hauptsächliche Informationskanal zu sein.
Taktile Wahrnehmung: Handgreifreflex: (< 4 Monate) positiv; reagiert spontan auf Vibration.
Sprache: keine Lautäußerung.
Motorik: fehlende Kopfkontrolle; keine Rückenlage: bevorzugt Kopfdrehung nach rechts; Sitzen nur mit Unterstützung von Kopf und Rumpf möglich.
Psychosoziale Entwicklung: verhält sich zurückgezogen.

Zusammenfassung: Lisa wies aufgrund der Hirnschädigung einen deutlichen Entwicklungsrückstand in allen Bereichen auf. Als Therapieindikation ergab sich somit in erster Linie eine basale Entwicklungsförderung. Zusätzlich erhielt Lisa wegen ihrer spastischen Tetraplegie Physiotherapie.

Behandlung

Erstes Therapiejahr: Zu Beginn der Behandlung wurde die visuelle Stimulation mit akustischen Reizen „gebahnt", z.B. wurden Farbdias auf eine Raschelfolie ausgerichtet, damit Lisa ihre Aufmerksamkeit leichter zum Projektionsort lenken konnte. Zur visuellen Stimulation wurde in entspannter Lage (Kopf-Rechtsdrehung) eine großflächige Diaprojektion in gesättigtem Rot oder Grün in Geradeausrichtung verwendet. Diese Übung erforderte von Lisa große Anstrengung und Konzentration und konnte deshalb jeweils nur kurzzeitig (ca. 15 Minuten) durchgeführt werden. Die Verwendung dynamischer Reize (z.B. Ein- und Ausschalten großer, verschiedenfarbiger Lichtquellen in einminütigen Intervallen) steigerte ihr visuelles Interesse deutlich. Aus diesem Grunde wurden auch bewegte Lichtquellen mit wechselnden Lichtverhältnissen zur Stimulation eingesetzt. Die Ausrichtung des visuellen Interesses und der visuellen Aufmerksamkeit erfolgte auch mit Hilfe von Eigenbewegungen; Lisa erzeugte z.B. durch Handbewegungen bewegte Schatten auf einer hell erleuchteten Projektionswand.

Die weitere basale Aktivierung erfolgte mit verschieden Gerüchen und Geschmacksreizen sowie mit Vibration und Schwingungen unterschiedlicher Rhythmikinstrumente mit verschiedener Klangqualität.

Diese Übungen waren abwechslungsreich und förderten auch das visuelle Interesse von Lisa; außerdem entstand dadurch ein besonderer Ablauf der Behandlungsmaßnahmen, der Lisa zunehmend vertraut wurde.

Zur Verknüpfung von Eigen- und Raumwahrnehmung wurde ein „little room" gestaltet. Darunter versteht man einen für das Kind individuell gestalteten Raum, welcher nach seitlich und nach vorne kleiner und damit für das Kind „begreifbar" wird und zudem Geborgenheit vermittelt. Diese „Stimulationsecke" ermöglicht vielfältige taktile und visuelle Stimulationsmöglichkeiten auf engem Raum und erlaubt somit dem Kind eine intensive und systematische Erfahrung des Raumes, des eigenen Körpers sowie der eigenen Körperbewegungen. Diese Erfahrungsmöglichkeiten wurden später auf Alltagssituationen in größeren Räumen übertragen; so wurden z. B. im Kinderzimmer Farbfolien am Fenster und Glitzer-Mobiles an unterschiedlichen Orten angebracht. Auf Entfernungen von mehr als zwei Metern orientierte sich Lisa allerdings vor allem nach akustischen Reizen.

2. Therapiejahr: Hinsichtlich der Verbesserung der Sehfähigkeit von Lisa stand nun die intendierte Fixation einer kleinen Stablampe (Durchmesser 1 cm, Entfernung 20 cm) im Vordergrund. Diese Fixationsübungen wurden jeweils in Primärposition für eine begrenzte Zeit (15 Minuten) durchgeführt. Zusätzlich wurden Lisa einfach strukturierte, regelmäßige Musterdias (Schachbrett, Streifen, Punktmuster; alle auf dunklem Hintergrund) dargeboten, um das Form- und Kontrastsehen zu stimulieren und zu üben.

Zusätzlich zur visuellen Förderung erhielt Lisa Logopädie, Musiktherapie und weiterhin Krankengymnastik wegen ihrer spastischen Tetraparese.

Nach 16 Monaten regelmäßiger Förderung (Lisa war mittlerweile etwas mehr als 3 Jahre alt) wurde Lisa im Kindergarten in eine Gruppe mehrfachbehinderter Kinder übernommen, die alle eine allgemeine Förderung erhielten. Die beschriebene visuelle Förderung wurde weitergeführt. Lisa bevorzugte klar strukturierte Materialien. Zur Verbesserung der visuell gesteuerten Handaktivitäten sowie der Wahrnehmung der Körpermitte wurde ihr in beiden Händen Objekte (z. B. Kugel, Leuchtringe) in der Körpermitte „sichtbar" und „greifbar" dargeboten.

Entwicklungsstatus nach zweijähriger Behandlung

Visuelle Diagnostik

Pupillenreaktion: prompte direkte und indirekte Pupillenreaktion auslösbar.
Aufmerksamkeitsreaktion: spontanes Interesse für kleine Lichtquellen (Stablampe mit 1 cm Durchmesser); versuchte Zentralausrichtung der Fixation unter Aufgabe der Kopfzwangshaltung.
Optischer Lidschlussreflex: zeitweise auslösbar.
Akustischer Lidschluss: vorhanden.
Hell-Dunkel-Reaktion: positiv.
Lichtschwelle: Stablampe (1 cm Durchmesser) auf 50 cm Entfernung.
Photophobie: nein.

Augenstellung: intermittierende manifeste Konvergenzstellung.
Konvergenz: zeitweise im Ansatz auslösbar.
Nystagmus: Endstellnystagmus.
Kopfzwangshaltung: Rechtsdrehung.
Zuwendereaktion: vorhanden.
Fixation: kurze Fixation.
Motilität: grob unauffällig.
Folgebewegungen: horizontal ansatzweise auslösbar (gebessert).
Sakkaden (Blick-Ziel-Bewegungen): nicht auslösbar.
Ausgleichsbewegungen: nicht auslösbar.
Optokinetischer Nystagmus: positiv (Streifenbreite 5 cm).
Visusäquivalent: s. c. 3/60 (2,5 cm).
Gesichtsfeld: nicht prüfbar.
Farbsinn: nicht prüfbar.
Objektsehen: nicht prüfbar.

Sonstige Diagnostik

Hören: unverändert, zeitweise durch zu viele akustische Reize irritiert.
Taktile Wahrnehmung: kein aktives Greifverhalten, die rechte Hand wird bevorzugt.
Sprache: gutturale Laute; kommentiert in einsilbiger Lautmalerei.
Motorik: in Rückenlage aktive Kopfdrehung; in aufrechter Körperposition keine Kopfkontrolle möglich.
Psychosoziale Entwicklung: kontaktfreudig bis „kontakthungrig".

Weitere Förderziele: Entsprechend dem Entwicklungsrückstand, der weiterhin bestehenden spastischen Tetraparese und der zerebralen Krampfanfälle steht der Erhalt der gewonnenen Verfügbarkeit des Sehens und seine Nutzung im Alltag im Vordergrund der weiteren Fördermaßnahmen.

8.2 Fallbeispiel Barbara

Diagnosen

- Status nach schwerem Schädelhirntrauma
- posttraumatische Hirnatrophie
- neuromotorischer Entwicklungsrückstand
- visuelle Wahrnehmungsstörung
- partielle Opticusatrophie beidseits

Anamnese: Barbara wurde nach einer komplikationslosen Schwangerschaft geboren. Im Alter von 7 Monaten wurde sie im Kinderwagen liegend von einem PKW angefahren, herausgeschleudert und schwer verletzt.

Visueller Entwicklungsstand im Alter von 7 Monaten

Pupillenreaktion: träge direkte und indirekte Pupillenreaktion auslösbar.
Aufmerksamkeitsreaktion: nicht auslösbar.
Optischer Lidschlussreflex: auf Licht und Objekt fehlend.
Akustischer Lidschlussreflex: fehlend.
Hell-Dunkel-Reaktion: nicht sicher positiv.
Lichtschwelle: großflächiges, helles Licht, Glitzerreize (Entfernung 20 cm).
Photophobie: nein.
Augenstellung: Divergenzstellung (-30 Grad).
Konvergenz: fehlend.
Nystagmus: horizontaler Rucknystagmus.
Kopfzwangshaltung: Links-Drehung.
Zuwendereaktion: fehlend.
Fixation: fehlend; im abgedunkelten Raum am rechten Auge unsichere Lichtfixation
Motilität: nicht beurteilbar.
Augenfolgebewegungen: fehlend.
Sakkaden (Blick-Ziel-Bewegungen): fehlend.
Optokinetischer Nystagmus: negativ.
Gesichtsfeld: nicht prüfbar.
Farbsinn: nicht prüfbar.
Objektsehen: nicht prüfbar.

Beginn der Sehfrühförderung mit 8 Monaten

Behandlungs- und Förderziele

- Beratung und Begleitung der Eltern hinsichtlich der Behinderung;
- Abklären der häuslichen Möglichkeiten bezüglich Anbringen von Fördermaterialien und Lagerung des Kindes.
- *Fördermaterialien*
- Licht und Glitzermaterialien (um visuelles Interesse zu wecken),
- Dias mit Schwarz-Weiß-Kontrasten (einfache, regelmäßige Muster; Schachbrettmuster),
- verschiedene Farbdias mit gesättigten Farben,

- Bilder mit starken Kontrasten (DIN A4 große Blätter mit komplexen Konturen, z. B. Abbildungen realer Gegenstände).

Zur basalen multisensorischen Stimulation wurden unter anderem verwendet:
- Massagepolster für den propriozeptiven Bereich,
- Bodenbrettschaukel für die vestibuläre Wahrnehmung,
- verschiedene Gegenstände zum Tasten (hart-weich, spitz-stumpf, rundeckig) für die taktile Wahrnehmung.

Sonstige therapeutische Maßnahmen: Die posttraumatischen epileptischen Anfälle wurden medikamentös eingestellt; mit 3,5 Jahren war Barbara anfallsfrei.

Sehbehandlung und Verlauf

Die Orthoptistin führte eine Occlusionsbehandlung rechts durch, um das linke Auge zu fördern (kontrolliert über zwei Jahre). Anschließend erfolgte ein Schielwinkelausgleich mit Prismenfolie (30 Pdpt. Basis innen links).

Bis zum 3. Lebensjahr benutzte Barbara ihr „Sehen" nur im Nahbereich, um Gegenstände zu erfassen; gleichzeitig ertastete sie die Gegenstände und „erkundete" diese mit dem Mund.

Ab dem 4. Lebensjahr begann sich Barbara aufgrund ihrer guten Fortschritte in der Motorik aufzurichten. Sie konnte nun ihren Blick auch häufiger und konzentrierter auf Objekte richten und diese kurzfristig mit beiden Augen fixieren. In dieser Zeit begann sie außerdem ein intensiveres visuelles Interesse für Gesichter und Personen zu entwickeln.

Im Alter von 6 Jahren nahm Barbara auch visuell aktiv an ihrer Umwelt teil. Sie richtete ihr visuelles Interesse nun auf eine Person oder auf einen bevorzugten Platz. Die visuelle Raumorientierung gelang zu diesem Zeitpunkt noch nicht. Jedoch begann sich Barbara aufgrund der zunehmenden motorischen Funktionen immer mehr visuell zu orientieren; so konzentrierte sie sich beispielsweise beim Spazierengehen zunehmend mehr auf den visuellen Unterschied zwischen Wiese und Straße.

Entwicklungsstand im Alter von 6 Jahren

Visuelle Diagnostik

Pupillenreaktion: auslösbar.
Aufmerksamkeitsreaktion: zeigt spontanes visuelles Interesse.

Optischer Lidschlussreflex: positiv.

Akustischer Lidschlussreflex: vorhanden.

Hell-Dunkel-Reaktion: positiv.

Lichtschwelle: Lichtquelle (Stablampe 1 cm Ø) in 20 cm Entfernung.

Photophobie: keine.

Augenstellung: Strabismus divergens alternans intermittens.

Konvergenz: gut auslösbar.

Nystagmus: intermittierender Pendelnystagmus.

Kopfzwangshaltung: Rechtsdrehung und Rechtsneigung.

Zuwendereaktion: in Abhängigkeit von der Tagesverfassung auslösbar.

Fixation: gut, aber kurze Dauer.

Motilität: unauffällig.

Folgebewegungen: gut möglich (bei entsprechender Aufmerksamkeit).

Sakkaden (Blick-Ziel-Bewegungen): durch besonders in Extrempositionen vorhandenen Pendelnystagmus unterbrochen.

Ausgleichsbewegungen: durch Pendelnystagmus unterbrochen.

Optokinetischer Nystagmus: nicht auslösbar.

Visusäquivalent: Objekttest 5 mm Durchmesser aus 20 cm Entfernung.

Objektwahrnehmung- und -konstanz: nicht sicher beurteilbar.

Gesichtsfeld: nicht prüfbar.

Farbsinn: reagiert auf gesättigte, kontrastreiche Farben unterschiedlich, kann sie aber nicht benennen.

Objektsehen: reagiert auf bestimmte Konturen und Formen (z. B. bunter Ball mit 1 cm Durchmesser).

Sonstige Diagnostik

Hören: reagiert teilweise auf sehr einfache sprachliche Anweisungen.

Taktile Wahrnehmung: Gute Auge-Hand-Koordination, kann feste Nahrungsmittel mit der Hand zum Mund führen und essen.

Motorik: Aus der anfänglichen Bewegungsunfähigkeit entwickelte sich Barbara sehr gut. Ab dem 4. Lebensjahr war sie häufig in aufrechter Position und bewegte sich meist selbständig mit mäßig ausgeprägtem Gleichgewichtsgefühl.

Sprache: In der sprachlichen Kommunikation kann Barbara verschiedene Laute äußern, die von den Angehörigen zum Teil gedeutet werden können.

Psychosoziale Entwicklung: anfänglich stereotypes Verhalten; später gebessert. Teilweise autoaggressives Verhalten; soziale Integrationsfähigkeit (z. B. im Kindergarten) ist reduziert.

8.3 Fallbeispiel Anna

Diagnosen

- Zustand nach hypoxischer Hirnschädigung
- Beidseits diffuse Läsionen im Bereich des Occipitallappens
- Hemiparese links
- V. a. zerebrale Blindheit
- V. a. kognitive Einbußen

Anamnese

Anna erlitt im Alter von 6 Jahren bei einem Unfall ein stumpfes Bauchtrauma mit Duodenalruptur. Während der klinischen Versorgung kam es zu einem plötzlichen Kreislaufversagen mit Herz- und Atemstillstand. Nach mehrwöchigem Aufenthalt auf der Intensivstation wurde Anna zur diagnostischen Abklärung und Behandlung überwiesen. Anna hatte sich bis zum Zeitpunkt des Unfalls normal entwickelt; sie hatte die erste Klasse Normalschule mit sehr gutem Ergebnis besucht und konnte für ihr Alter bereits gut lesen und schreiben. Auch die ophthalmologische Anamnese war unauffällig.

Visuelle Diagnostik vor Behandlung

Pupillenreaktion: träge direkte und indirekte Pupillenreaktion auslösbar.
Aufmerksamkeitsreaktion: sofort durch helle bewegte Lichtreize auslösbar.
Optischer Lidschlussreflex: auf Lichtreize vorhanden, aber verzögert.
Akustischer Lidschlussreflex: vorhanden.
Hell-Dunkel-Reaktion: sicher positiv.
Lichtschwelle: siehe Gesichtsfeld.
Photophobie: vorhanden.
Augenstellung: Divergenzstellung (-10 Grad).
Konvergenz: fehlend.
Nystagmus: nicht vorhanden.
Kopfzwangshaltung: unsystematische Links- und Rechtsdrehung.
Zuwendereaktion: sofort vorhanden.
Fixation: teilweise fehlend, teilweise unsicher; im abgedunkelten Raum können durch helle Lichtreize (Taschenlampe) eindeutige Fixationsversuche ausgelöst werden; eine stabile Fixation gelingt jedoch nicht.
Folgebewegungen: fehlen.
Sakkaden: spontan vorhanden; Blick-Ziel-Bewegungen auslösbar, aber unsicher und ungenau. Beim Abtasten der Umgebung ist das Blickbewegungsmuster durch

viele kleine Sakkaden gekennzeichnet; eine räumlich organisierte Blickstrategie kann nicht beobachtet werden.

Ausgleichsbewegungen: vorhanden.

Optokinetischer Nystagmus: beidseits horizontal sicher auslösbar.

Gesichtsfeld: Am Tübinger Perimeter findet sich ein großes Zentralskotom (Durchmesser: ca. 40 Sehwinkelgrad); die Außengrenzen des Gesichtsfelds sind jedoch altersentsprechend (65 Grad beidseits). In der Gesichtsfeldperipherie können Reize mit einem Durchmesser von 116 Bogenminuten und 102 cd/m² (Hintergrund: 3.2 cd/m²) sicher entdeckt, aber nur unsicher lokalisiert werden.

Visus: nicht prüfbar.

Farbsinn: nicht sicher überprüfbar (Anna gibt an, manches „sehe farbig aus").

Form- und Objektsehen: nicht vorhanden; Anna berichtet gelegentlich grobe Konturen.

Sonstige Diagnostik

Hör- und Tastwahrnehmung sind unauffällig. Aufmerksamkeit und Lernen/Gedächtnis sind, soweit beurteilbar, nicht betroffen. Es finden sich somit keine Anhaltspunkte für kognitive Einbußen. Die visuellen Vorstellungen scheinen gut erhalten zu sein (Anna kann die Form und die Farbe von Früchten, Blumen, Spielzeug usw., richtig angeben). Die Sprachkompetenz ist altersentsprechend. Es besteht eine Hemiparese links sowie eine Beeinträchtigung der Feinmotorik der linken Hand. Das Sozialverhalten ist altersentsprechend; es findet sich kein Hinweis auf psychopathologische Symptome. Motivation und Kooperation sind sehr gut. Anna ist besonders auf Farben immer sehr neugierig.

Beginn der Behandlung 8 Wochen nach dem Unfall

Behandlungs- und Förderziele

- Steigerung der Hell-Dunkelunterscheidung und Verbesserung der visuellen Lokalisation (Fixation, Zeige- und Greifbewegungen);
- Erwerb einer basalen visuell-räumlichen Orientierungsfähigkeit zur Verbesserung der selbständigen Navigation und Steigerung der Mobilität;
- Erwerb einfacher Form- und Farbunterscheidungsfähigkeiten;
- Abgleich zwischen visuellen und taktilen Objektinformationen zur Verbesserung der (visuellen) Vorstellung und Erleichterung der Identifizierung einfacher Objekte.

Fördermaterialien und Aufgaben

Lokalisation

- Große Lichtreize (5–10 cm Durchmesser) für die Lokalisation, die etwa im Abstand von 30 cm an unterschiedlichen Greifpositionen gezeigt wurden;
- große Objekte (z. B. Kugeln) mit sehr hellen, satten Farben (gelb, blau, grün, rot) auf einer schwarzen Tischauflage.

Anna sollte zuerst den Lichtreiz (kurz) fixieren, und erst dann nach ihm greifen. Es wurde darauf geachtet, dass sie den Lichtreiz nicht „ertastet", sondern möglichst mit einer Bewegung erreicht. Zu Beginn der Behandlung bestand der „Erfolg" darin, die Hand in Richtung des Lichtreizes zu bewegen; nachdem dies zunehmend besser wurde, begann Anna nach dem Licht zu greifen. Das Licht wurde immer im gleichen Abstand von Anna, aber in unterschiedlichen Richtungen, für ca. 8–10 Sekunden, später für etwa 2–5 Sekunden gezeigt.

Im zweiten Teil der Lokalisationsübungen wurde Anna gebeten, nach Gegenständen auf dem Tisch zu greifen, wobei der Abstand zwischen Anna und dem Gegenstand nicht variiert wurde. Nachdem Anna eine Geradeaus-Blickrichtung (Körpermitte) eingenommen hatte, sollte sie nach einer Kugel greifen, die sich von ihr aus gesehen entweder in der linken oder rechten Peripherie ihres Gesichtsfeldes befand (linker oder rechter Tischrand). In der nächsten Phase wurde eine Kugel näher zur Geradeausrichtung gelegt und Anna sollte sie suchen, sie (kurz) fixieren und (erst) dann nach ihr greifen. Schließlich wurde die Kugel zufällig an unterschiedlichen Positionen und in unterschiedlichen Entfernungen auf den Tisch gelegt. Anna sollte die Kugel zuerst suchen, dann fixieren und dann möglichst mit einer Bewegung nach ihr greifen.

Visuelles Unterscheiden und Erkennen

- Lichtreize (30 cm Durchmesser; Abstand: 1 m) unterschiedlicher Helligkeit (Kontrolle durch Graufilter);
- einfache Formen- und Farbpaare (z. B. senkrechte, waagrechte Streifenmuster unterschiedlicher Frequenz aber mit gleichem Kontrast; runde vs. eckige Formen; Rot vs. Grün, Blau vs. Gelb), die hinsichtlich Gleichheit/Verschiedenheit beurteilt werden sollen (Abstand: 1 m).

Das Training der Unterscheidungsfähigkeit und des Erkennens für Farben und Formen wurde parallel zu den Übungen der visuellen Lokalisation durchgeführt, um ausreichend Abwechslung zu schaffen. Wenn Anna das Gefühl hatte oder sicher war, dass sie den gezeigten Reiz auch erkennen konnte, teilte sie dies verbal mit; sie wurde jedoch gebeten, zuerst den Unterschied zwischen den Reizen zu finden und dann erst zu sagen, was sie sehen bzw. erkennen konnte.

Es wurden folgende Verfahren zum Wahrnehmungslernen eingesetzt:

- Unterschiede in einem Reizpaar finden: (1) sind die beiden Reize gleich oder verschieden (Helligkeit, Konturen, Formen, Farben), (2) welcher Reiz ist heller (oder dunkler), (3) welcher Reiz hat eine Struktur (Streifen), (4) welcher Reiz hat eine Farbe, (5) welcher Reiz ist rund (eckig);
- Gemeinsamkeiten finden (oddity matching; drei Reize): welche beiden Reize sind gleich/ähnlich, welcher Reiz unterscheidet sich von den beiden anderen (Variation der Position der Reize);
- Erkennen (Formpaare): (1) welcher Reiz ist gemustert, (2) welche Streifen sind vertikal bzw. horizontal, dicker bzw. dünner, (3) welcher Reiz ist ein Kreis bzw. ein Viereck, Dreieck, Stern usw.;
- Erkennen (Farbpaare): (1) welcher Reiz hat eine bestimmte Farbe (z.B. Rot vs. Grün), (2) welcher Reiz hat zwei Farben (z.B. Rot-Gelb vs. Grün-Blau).

Sonstige therapeutische Maßnahmen: Anna bekam zusätzlich Physiotherapie (Behandlung der linksseitigen Hemiparese) und Ergotherapie zur Verbesserung der Alltagsleistungen (Waschen, Anziehen, Essen) und der Mobilität. Diese Aktivitäten wurden in enger Abstimmung mit den Behandlungsmaßnahmen im Sehbereich durchgeführt.

Behandlung

Die erste Behandlungsphase dauerte 6 Wochen; es wurden täglich mindestens zwei Behandlungen (Dauer: je 30–45 Minuten) zu etwa denselben Tageszeiten durchgeführt. Anna arbeitete sehr engagiert mit. Im Sinne des „fehlerfreien Lernens" wurde ihr sofort Rückmeldung über ihre Reaktion gegeben (sie wurde zu Beginn jeder Sitzung über das Verfahren und den Sinn der Rückmeldung informiert). Eine wesentliche Belohnung für Anna bestand darin, dass sie nach jeder richtigen Antwort den Diaprojektor selbst betätigen durfte.

Visuelle Diagnostik nach 6 Wochen

Anna zeigte eine deutliche Besserung in allen geübten Bereichen (vgl. Tabelle 8.1). Die Steigerung der visuellen Lokalisationsgenauigkeit manifestierte sich unter anderem darin, dass Anna bereits viel gezielter nach Gegenständen greifen konnte als vor der Behandlung. Die Unterscheidungsfähigkeit für Hell-Dunkel hatte sich ebenfalls deutlich gebessert; allerdings waren immer noch ziemlich große Reize (Durchmesser: 2–3 cm) erforderlich; bei kleineren Reizen hatte Anna Schwierigkeiten diese zu finden bzw. ausreichend lange zu fixieren. Das Zentral-

	vor Behandlung	nach Behandlung
Tabelle 8.1. Ergebnisse der ersten Behandlungsperiode bei Anna. Die Angaben beziehen sich auf den Anteil richtiger Treffer bzw. Antworten aus jeweils 20 Durchgängen		
Lokalisation	03	14
Helligkeitsunterscheidung		
großer Unterschied (300:10 cd/m²)	16	20
mittlerer Unterschied (100:10 cd/m²)	13	19
kleiner Unterschied (50:10 cd/m²)	06	15
Formen		
Streifenmuster vs. Grau	04	19
Streifenmuster vs. Streifenmuster	01	12
Horizontale vs. vertikale Streifen	00	14
Runde vs. eckige Formen	02	18
Farben		
Farbe vs. Grau	11	20
Rot vs. Grün	05	19
Blau vs. Gelb	03	18
Rot vs. Gelb	04	19
Rot vs. Blau	06	20
Blau vs. Grün	02	17
Benennen		
Formen (Kreis, Viereck, Stern)	02	16
Farben	05	18

skotom zeigte sich deutlich verkleinert; sein Durchmesser betrug jetzt 20 Grad. Im rechten Halbfeld bestand eine gegenüber dem linken Halbfeld deutlich herabgesetzte Lichtwahrnehmung. Die fovealen Sehleistungen waren weiterhin hochgradig reduziert. Die Helligkeitssensitivität war 1.3 (vor Behandlung: 1.8) log Einheiten gegenüber altersentsprechenden Vergleichswerten herabgesetzt. Der Visus betrug 0.01 (Nähe: E-Haken, einzeln). Die Fixation war weiterhin instabil, allerdings bestand keine bevorzugte exzentrische Fixationsposition und die Fixationsbewegungen waren auf einen kleineren Bereich begrenzt als vor der Behandlung.

Die Farbunterscheidung zeigte sich ebenfalls deutlich gebessert; im Gegensatz dazu fand sich eine etwas geringere Verbesserung der Fähigkeit, Formen zu unterscheiden. Dies wirkte sich auch auf das Erkennen und Benennen einfacher Reize aus. Abbildung 8.1 zeigt einen typischen Verlauf des Wahrnehmungslernens für Formen und Farben.

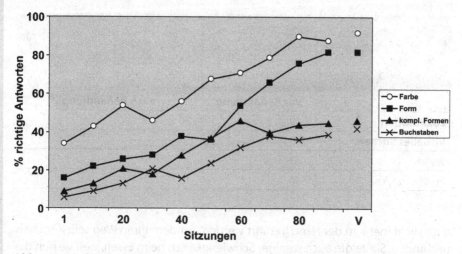

Abb. 8.1. Lernkurve von Anna: Zunahme des Erkennens von Farben, einfachen und komplexen Formen und Buchstaben im Verlauf von 90 Trainingssitzungen und nach einer Pause von jeweils 4 Wochen. V: Verlauf nach 6 Wochen. Nähere Angaben siehe Text

Nach dieser ersten Behandlungsperiode wurde Anna für 6 Wochen nach Hause entlassen, damit sie für einige Zeit wieder in ihrer gewohnten Umgebung leben und ihre bis dahin erworbene Sehfähigkeit einsetzen konnte. In einer zweiten Behandlungsperiode wurden vor allem die visuelle Lokalisationsgenauigkeit, das visuelle Suchen und die visuelle Orientierung weiter systematisch gefördert. Für die weitere Steigerung der Lokalisationsgenauigkeit wurde Anna gebeten, Gegenstände so genau wie möglich zu fixieren und dann sofort nach ihnen zu greifen. Überblick und visuelles Suchen wurden mittels einer Diavorlage oder auf einem Tisch mehrere nicht-bunte und bunte Punkte bzw. Kugeln (Durchmesser: 3–5 cm) geübt; das Suchfeld betrug jeweils etwa 60 Sehwinkelgrad. Anna wurde gebeten, sich zuerst einen Überblick über die gesamte Reizfläche zu verschaffen und erst dann mit der genauen Fixation und dem Zählen der vorhandenen Reize zu beginnen. In einer abgewandelten Version dieser Übung sollte Anna die einzelnen Reize auf der Leinwand mit einem Leuchtstab zeigen bzw. auf dem Tisch nach ihnen greifen. Schließlich sollte sie nur nach einer Gruppe von Reizen (z. B. rote Punkte unter anderen bunten oder nicht-bunten) suchen. Die Gesamtzahl der Reize wurde von 3 auf 5, 9 und 13 bis 15 gesteigert. Für den Vergleich vor und nach Übung wurden jeweils Reizvorlagen mit 15 Reizen (8 Zielreize, 7 Ablenkerreize) verwendet. In Tabelle 8.2 sind die Ergebnisse dargestellt. Die visuelle Lokalisationsgenauigkeit konnte gesteigert und die visuelle Suchleistung verbessert werden, was auch zu einer Ausweitung des Überblicks und einer Zunahme der visuellen Orientierung führte. Diese Verbesserungen hatten eine sehr positive Auswirkung auf die selbständige Navigation auch in neuen oder weniger bekannten Räumen. Anna zeigte nun auch zunehmend mehr Sicherheit und Selbständigkeit im Alltag, und wollte

Tabelle 8.2. Verbesserung der visuellen Lokalisationsgenauigkeit und der visuellen Suchleistung vor und nach dem Wahrnehmungstraining bei Anna. Die Angaben beziehen sich auf den Anteil richtiger Treffer in der Lokalisationsaufgabe (20 Durchgänge) sowie auf die visuelle Suchleistung (Treffer und durchschnittliche Zeit pro Treffer für eine Vorlage mit 8 Zielreizen und 7 Ablenkerreizen)

	vor Behandlung	nach Behandlung
Lokalisation	09	19
Visuelles Suchen		
Treffer	03	07
Zeit (Sekunden)	46	23

auch nicht mehr an der Hand geführt werden, sondern ihren Weg selbst suchen und finden. Sie zeigte auch weniger Schwierigkeiten beim Essen, weil sie nun die Speisen leichter auf einem Teller mit hohem Farbkontrast finden konnte.

Zusätzlich zur Lokalisation von Reizen, dem visuellen Suchen und der visuellen Orientierung im Raum wurden die Übungen zum Unterscheiden und Erkennen von Formen und Farben weitergeführt. Dazu wurden in erster Linie komplexe Formen verwendet, die sich zum Teil aus Merkmalskombinationen zusammensetzten (z. B. Kreuz vs. X; offenes vs. geschlossenes Dreieck; offener vs. geschlossener Kreis; Kreis mit einem Punkt oder einem Kreuz in der Mitte, usw.) verwendet. Auf besonderen Wunsch von Anna wurde auch mit dem Wahrnehmungslernen für Buchstaben und Ziffern begonnen, da sie bereits vor dem Unfall lesen und schreiben gelernt hatte. Die Überlegung dabei war, dass Anna über das Unterscheidungslernen für komplexere Formen auch Buchstaben unterscheiden und wieder erkennen lernt, wobei die simultane Erfassung von mindestens zwei Formdetails als basale Voraussetzung angesehen wurde.

Obwohl nach weiteren 8 Wochen (wie in der ersten Behandlungsperiode je zwei Sitzungen täglich) eine weitere Verbesserung festgestellt werden konnte (vgl. Tabelle 8.3), führte das Ergebnis leider zu keiner nennenswerten Reduzierung der Sehbehinderung. Das Zentralskotom zeigte keine weitere Verkleinerung mehr; die fovealen Sehleistungen verbesserten sich nur geringfügig. Die foveale Helligkeitssensitivität war um weitere 0.4 log Einheiten angestiegen und lag jetzt noch 0.9 log Einheiten unterhalb des altersentsprechenden Normwertes. Der Nahvisus betrug jetzt 0.1 für Formen und 0.05 für E-Haken (einzeln). Es konnte jedoch weiterhin kein Fernvisus gemessen werden. Anna war nun zwar in der Lage, mehr komplexe Formen und einige Buchstaben und Ziffern zu unterscheiden (vgl. Abb. 8.1); das richtige Erkennen war jedoch oft eher zufällig und zeigte zudem deutliche Schwankungen. Die Weiterführung dieses Trainings war Anna schließlich zu mühsam, zumal sie selbst bei einfachen Buchstaben (z. B. I, O, oder T) durchschnittlich mindestens eine Minute brauchte, um sie zu „entziffern". Aus

Tabelle 8.3. Ergebnisse des Wahrnehmungslernens für komplexe Formen und Einzelbuchstaben (Auswahl) bei Anna. Die Angaben beziehen sich auf den Anteil richtiger Treffer bzw. Antworten aus jeweils 20 Durchgängen

	vor Behandlung	nach Behandlung
Formen		
geschlossener vs. offener Kreis	06	10
Dreieck mit Spitze oben/unten	04	09
Kreuz vs. X	08	11
Kreis mit Punkt/Kreuz	03	08
Quadrat mit X/Kreuz	05	08
Buchstaben		
O vs. I	07	10
I vs. T	06	08
L vs. D	04	06
O vs. C	05	07
L vs. T	06	09
S vs. K	05	07

diesem Grunde wurde vereinbart, dass Anna in einem Zentrum zur Förderung sehbehinderter Kinder weiter betreut werden sollte. Die Überlegung war, dass in einem spezialisierten Förderzentrum eine Vielfalt von Fördermaßnahmen für Anna zur Verfügung stehen und sie zusätzlich Kontakt zu Gleichaltrigen bekommt, die ähnliche Probleme haben und mit denen sie auch andere Erlebnisse als den Schulbesuch teilen konnte.

Zusammenfassung und Bewertung

Anna hat ohne Zweifel von der systematischen Behandlung profitiert, wobei nicht eindeutig ist, welche Verbesserung ihrer Sehfähigkeit durch die Behandlung erreicht wurde, und welche sich aufgrund einer möglichen Spontanrückbildung von selbst gebessert haben. Es ist jedoch anzunehmen, dass die spezifische Behandlung die zumindest teilweise Rückkehr der Sehfähigkeit gefördert hat und Anna im Rahmen der Behandlung die Möglichkeit hatte zu lernen, ihre erhaltene visuelle Wahrnehmungsfähigkeit effizienter einzusetzen. Das Fehlen einer spontanen Verbesserung in der behandlungsfreien Zeit zwischen den beiden Behandlungsperioden legt allerdings nahe, dass die Behandlung eine wichtige Rolle in der Verbesserung ihrer visuellen Wahrnehmungsfähigkeit gespielt hat. Auch wenn es nicht gelungen ist, die Sehfähigkeit von Anna soweit zu verbessern, Bilder und Gesichter wahrzunehmen und zu erkennen, den Gesichtsausdruck richtig zu deuten, und zu lesen, so war es doch möglich, die visuelle Lokalisationsgenauigkeit und damit die Fixation, den Überblick, das visuelle Suchen und die visuelle Orientierung soweit zu verbessern, dass Anna davon auch im Alltag Gebrauch machen konnte und damit der Grad der Selbständigkeit zumindest in gewohnter Umgebung zunahm.

8.4 Fallbeispiel Florian

Diagnosen

- Status nach hypoxischer Hirnschädigung
- Beidseits diffuse Läsionen im Occipital- und Frontallappen
- Zerebrale Blindheit
- Zerebralparese mit Verlust der Rumpf- und Kopfkontrolle, Ataxie und Störung der Feinmotorik der Hände

Anamnese

Florian hatte sich bis zum Zeitpunkt des Unfalls normal entwickelt. Im Alter von knapp 2 Jahren erlitt er ein plötzliches Herz-Kreisverlaufversagen und wurde auf die Intensivstation gebracht, wo er über mehrere Wochen im komatösen Zustand blieb. Die entwicklungsneurologische Untersuchung nach Wiedererlangen des Bewusstseins ergab einen praktisch vollständigen Mangel an statomotorischen Funktionen, einen völligen Verlust der Sehfähigkeit, jedoch gut ausgeprägte Reaktionen nach akustischer und taktiler Reizung, allerdings ohne begleitende Orientierungsreaktionen. Etwa 6 Monate später lernte er durch intensive physiotherapeutische Behandlung wieder zu sitzen und 18 Monate später (im Alter von etwa 3 Jahren) machte er mit Unterstützung die ersten Gehversuche. Die intensive physio- und ergotherapeutische Behandlung und die regelmäßigen Fördermaßnahmen führten in der Folgezeit zur Entwicklung guter motorischer Fähigkeiten; eine (auffallende) Beeinträchtigung kognitiver Leistungen (z. B. Aufmerksamkeit, verbales Gedächtnis) oder des Neugierdeverhaltens fiel nicht auf. Die Sprachentwicklung war im Wesentlichen unauffällig. Die Rückbildung der zerebralen Blindheit blieb jedoch auf die Unterscheidung von Hell und Dunkel begrenzt.

Im Alter von 4 Jahren wurde Florian zur neuropsychologischen Untersuchung überwiesen, um weitere Förderschritte abzuklären. Im Mittelpunkt der Untersuchungen standen die Erfassung der visuellen Wahrnehmungsfähigkeiten und die Abklärung möglicher kognitiver Einbußen. Außerdem sollten weitere Förderschritte im Rahmen der Einschulung entwickelt werden.

Visuelle Diagnostik (Alter: 4 Jahre)

- Pupillenreaktion: direkte und indirekte Pupillenreaktion auslösbar.
- Aufmerksamkeitsreaktion: durch helle bewegte Lichtreize gut auslösbar, gelegentlich etwas verzögert.
- Optischer Lidschlussreflex: auf Lichtreize vorhanden, aber verzögert.
- Akustischer Lidschlussreflex: prompt auslösbar.
- Hell-Dunkel-Reaktion: sicher positiv.
- Lichtschwelle: nicht sicher bestimmbar, jedoch deutlich erhöht.
- Photophobie: vorhanden.
- Augenstellung: leichte Divergenzstellung.
- Konvergenz: teilweise auslösbar.
- Nystagmus: nicht vorhanden.
- Kopfzwangshaltung: nicht vorhanden.
- Fixation: teilweise fehlend, teilweise unsicher. Im abgedunkelten Raum versucht Florian, helle Lichtreize (Taschenlampe) zu finden und zu fixieren, was meist auch gelingt. Florian muss sich dabei jedoch sehr konzentrieren, was er als „sehr anstrengend" empfindet. Eine stabile Fixation gelingt allerdings nicht.
- Folgebewegungen: nicht sicher auslösbar.
- Sakkaden: spontan vorhanden; Blick-Ziel-Bewegungen gut auslösbar, aber ungenau. Beim Abtasten der Umgebung ist das Blickbewegungsmuster durch viele kleine Sakkaden gekennzeichnet; eine räumlich organisierte Blickstrategie kann nicht beobachtet werden.
- Optokinetischer Nystagmus: beidseits horizontal auslösbar.
- Gesichtsfeld: Die verhaltensbasierte Überprüfung ergab Hinweise auf eine konzentrische Gesichtsfeldeinschränkung jenseits von 40 Grad Exzentrizität. Periphere Reize lösen reproduzierbare Orientierungsreaktionen (Blickzuwendung; Greifen) aus. Allerdings wird der Verdacht auf ein (relatives) Zentralskotom geäußert.
- Visus: Das Unterscheiden von Einzelformen (Kreis vs. Raute) Im Abstand von 20 cm ist möglich, aber inkonsistent; das Visusäquivalent liegt bei < 0.10.
- Farbsinn: einige Farben (z. B. rot und gelb) können sicher unterschieden und benannt werden. Florian kann bunte von nicht-bunten Vorlagen sicher unterscheiden.
- Form- und Objektwahrnehmung: nicht vorhanden.

Sonstige Diagnostik

Die Hörfähigkeit ist unauffällig; Florian kann Geräusche sicher orten und unterscheiden bzw. erkennen. Die Sprachkompetenz ist altersentsprechend. Die taktile

Wahrnehmung ist besonders im Bereich der Hände deutlich herabgesetzt. Die Fingerbeweglichkeit ist jedoch sehr gut; Florian setzt z. B. beim Spielen beide Hände gezielt und geschickt ein. Es finden sich keine Hinweise auf eine Beeinträchtigung kognitiver Leistungen; allerdings fällt eine allgemeine kognitive Verlangsamung auf. Das Sozialverhalten ist altersentsprechend; es finden sich keine Hinweis auf psychopathologische Symptome. Motivation und Kooperation sind gut.

Förderziele und Behandlung

Die gezielte und systematische Förderung der visuellen Wahrnehmungsfähigkeiten wurde in den allgemeinen Förderplan integriert. Im Vordergrund der Förderung standen folgende Aspekte der visuellen Wahrnehmung:

- Steigerung der Hell-Dunkelunterscheidung und Verbesserung der visuellen Lokalisation (Fixation, Zeige- und Greifbewegungen);
- Erwerb einer basalen visuell-räumlichen Orientierungsfähigkeit zur Verbesserung der selbständigen Navigation und Steigerung der Mobilität;
- Erwerb einfacher Form- und Farbunterscheidungsfähigkeiten;
- Abgleich zwischen visuellen und taktilen Objektinformationen zur Verbesserung der visuellen Vorstellung und Erleichterung der Identifizierung einfacher Objekte.

Die Vorgehensweise der Behandlung entsprach im Wesentlichen dem Behandlungsplan bei Anna. Es wurde großer Wert darauf gelegt, die übrigen Wahrnehmungsmodalitäten (Hören, Tasten, Riechen und Schmecken), die Aufmerksamkeit, das Gedächtnis, die Sprache und die Grob- und Feinmotorik mit der Verarbeitung visueller Informationen eng zu verknüpfen. Die ergo- und physiotherapeutischen Behandlungsmaßen wurden weitergeführt.

Florian besuchte im Alter von 4–6 Jahren den regulären Kindergarten und wurde mit 7 Jahren als Integrationsschüler eingeschult. Nach 5 Schuljahren (1 Jahr Vorschule, 4 Jahre reguläre Volksschule mit Integrationslehrerin) wechselte er in die Hauptschule (5 Jahre) und schließlich in eine Fachschule. Obwohl Florian in der Volksschule Lesen (mit entsprechend großem Druck) und auch Schreiben gelernt hatte, wurden diese Fertigkeiten in der Hauptschule nicht mehr weiter gefördert. Der Erwerb der Blindenschrift misslang, da die Einschränkung der Sensibilität der Finger zu groß war. Wesentliche Lernmedien waren Vorlesen und Diktafon. Schließlich lernte Florian die Bedienung eines PC mit entsprechend vergrößerter und angepasster Tastatur.

Mit 20 Jahren begann Florian seine berufliche Laufbahn als Telefonist in einem Großunternehmen. Es stellte sich nun die Frage, inwieweit es möglich ist, unter Ausnutzung aller technischen Möglichkeiten das berufliche Einsatzgebiet von Florian zu erweitern. In Absprache mit der Geschäftsführung wurde eine Software entwickelt (Novak 2000), die es Florian erlauben sollte, eine virtuelle Tastatur auf einem Berührungsbildschirm (touch screen) zu bedienen. Die Taststur besteht aus 10 „Tasten" unterschiedlicher Farbkombinationen und bietet damit 10 verschiedene Funktionen zur Bedienung eines Softwareprogramms, mit dem bestimmte Organisationsaufgaben im Unternehmen erledigt werden können. Die Benützung dieses Softwareprogramms wird durch eine Sprachausgabe unterstützt, die die jeweils gewählte Funktion (bei Bedarf) rückmeldet.

Eine ganz wesentliche Voraussetzung für das Gelingen dieses Vorhabens waren die Steigerung der visuellen Lokalisation und der Unterscheidungsfähigkeit für Farben, so dass Florian die virtuellen Tasten (1 cm Durchmesser, 0.5 cm Abstand zwischen den Tasten) aufgrund ihrer Farbkombinationen unterscheiden und mit dem Zeigefinger sicher durch Berührung betätigen (berühren) und damit die entsprechenden Steuerbefehle an die Software geben kann. Aus diesem Grunde wurde eine aktuelle neuropsychologische Untersuchung durchgeführt.

Neuropsychologische Untersuchung im Alter von 20 Jahren

Visuelle Wahrnehmungsfunktionen und -leistungen

- Augenstellung: weiterhin leichte Divergenzstellung.
- Lichtschwelle: gegenüber den Vorbefunden deutlich erniedrigt; im Perimeter können Reize von 116 Bogenminuten Durchmesser und einer Leuchtdichte von 20 cd/m² (Hintergrund: 3.2 cd/m²) sicher entdeckt werden.
- Photophobie: vorhanden.
- Optokinetischer Nystagmus: beidseits horizontal sicher auslösbar.
- Fixation: deutlich verbesserte Suchbewegungen zum Fixieren eines Objekts; die Fixation ist jedoch teilweise instabil und unsicher. Der Aufwand an Konzentration beim Fixieren ist geringer; die Aufrechterhaltung bzw. genaue Steuerung der Fixation wird jedoch weiterhin als sehr anstrengend empfunden. Die Registrierung der Augenbewegungen zeigt, dass bis zur (sicheren) Fixation eines Reizes im Durchschnitt etwa 5–8 Sekunden vergehen; die Fixation kann durchschnittlich etwa 10–15 Sekunden stabil gehalten werden.
- Folgebewegungen: sicher auslösbar, aber ungenau.
- Blickbewegungen: werden zu Blickzielen ohne Verzögerung ausgeführt, es finden sich jedoch vermehrt dysmetrische Blickbewegungen (Hyper- und Hypometrie). Reizvorlagen werden genau abgesucht; teilweise finden sich Auslassungen. Der Zeitbedarf ist gegenüber altersentsprechenden Vergleichswerten um den Faktor 3–5 erhöht.
- Gesichtsfeld: Die quantitative Bestimmung des Gesichtsfelds mit dem Tübinger Perimeter (Testreiz: 116 Bogenminuten, 102 cd/m²; Hintergrund:

3.2 cd/m²) ergab keinen Hinweis auf einen absoluten Gesichtsfeldausfall. Es besteht jedoch ein relatives Zentralskotom mit verminderter Lichtempfindlichkeit (0.6 log Einheiten gegenüber altersentsprechenden Vergleichswerten).

- Visus: Der binokuläre Nahvisus für Einzelformen schwankt zwischen < 0.05 und 0.20.
- Farbsinn: Rot, gelb, grün, weiß und schwarz können sicher erkannt und benannt werden; blau wird teilweise mit grün verwechselt (Reizgröße: 3 Grad Durchmesser). Für das Erkennen kleinere farbige Reize (Durchmesser: 1 Grad) bestehen deutliche Probleme, die jedoch auf die erschwerte visuelle Lokalisation zurückzuführen sind.
- Visuelle Lokalisation: gegenüber der letzten Untersuchung deutlich gebessert, aber für das Bedienen kleiner Elemente zu unsicher und ungenau.
- Visuelle Orientierung: Die visuelle Orientierung ist in bekannter bzw. gewohnter Umgebung zuverlässig bis sehr gut. In einer neuen, ungewohnten oder komplexen Umgebung (z. B. unvorhergesehene Hindernisse) besteht jedoch weiterhin eine große Unsicherheit. Dies beeinträchtigt die selbständige Mobilität zum Teil erheblich, nicht nur zu Hause und im Betrieb, sondern auch für Freizeitaktivitäten.
- Form- und Objektsehen: ist auf die Unterscheidung von groben Hell-Dunkel-Konturen und Objektumrissen reduziert; gelegentlich gelingt jedoch die visuelle Erkennung. Florian berichtet allerdings meist nur einen Teil (ein Merkmal) eines Objekts, und kann in der Regel auch nur ein Objekt auf einmal wahrnehmen (Störung des Simultansehens). Beide Leistungen verbessern sich, wenn er vorher Informationen zum Objekt bekommt oder seine (visuellen) Erfahrungen zu Hilfe nehmen kann.
- Visuelle Vorstellung: Die visuellen Vorstellungen von Florian beruhen auf Beschreibungen von Objekten usw. durch seine Eltern, seine Schwester, Großeltern und Therapeutinnen, werden aber sehr effizient eingesetzt.

Sonstige Diagnostik

Es findet sich eine Reduzierung der Daueraufmerksamkeitsleistung; nach etwa 20 Minuten angestrengter visueller Tätigkeit (Suchen, Unterscheiden, Erkennen) lässt die Konzentrationsfähigkeit nach. Diese Leistungsabnahme lässt sich vor allem unter Bedingungen feststellen, in denen mehrere Information gleichzeitig aufgenommen, verarbeitet und behalten werden müssen. Zusätzlich besteht eine Einschränkung des Arbeitsgedächtnisses. Florian kann sich 3–4 Einzelziffern sicher merken; der altersentsprechende Leistungswert liegt bei 5–6 Items. Das Gedächtnis für zusammenhängende Textinformationen (30 Items) ist ebenfalls beeinträchtigt; er berichtet 12 Items (altersentsprechender Leistungswert: 24 Items). Logisches Denken, Planen und Problemlösen (exekutive Funktionen) sind altersentsprechend, zum Teil sehr innovativ und eigenständig. Die Sprachkompetenz ist gut. Die feinmotorische Steuerung und Abstimmung der Hände und Finger sind als sehr gut einzustufen.

Weitere Behandlungs- und Förderungsmaßnahmen

Aufgrund der neuropsychologischen Untersuchungsergebnisse ergaben sich somit hinsichtlich der geplanten weiteren (beruflichen) Fördermaßnahmen folgende Schwerpunkte:

- Verbesserung der genauen visuellen Lokalisation;
- Verbesserung der Unterscheidung von kleinen Farbreizen (Einzelfarben, Farbkombinationen);
- Steigerung der Konzentration und Belastbarkeit;
- Ausweitung der selbständigen Mobilität durch Verbesserung der visuellen Orientierungsfähigkeit.

Es wurde ein Förderplan entwickelt, in dem zum einen die Lokalisation und das Farbunterscheidungsvermögen (Novak 2000), zum anderen aber Konzentrations- und Gedächtnisleistungen systematisch geübt wurden. Außerdem bekam Florian zur Ausweitung seiner Mobilität und zur Vergrößerung seiner Selbständigkeit in Aktivitäten des alltäglichen Lebens ein spezielles physiotherapeutisches Förderprogramm (Schwab 1999). Dieses Förderprogramm erwies sich als sehr effizient; Florian zeigte sehr gute Fortschritte im visuellen Wahrnehmungslernen

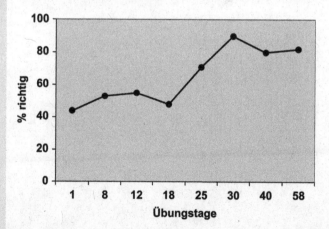

Abb. 8.2. Lernkurve von Florian: Verbesserung der Lokalisation von virtuellen Farbtasten auf einem Touchscreen in einem Zeitraum von etwa 2 Monaten (modifiziert nach Novak 2000). Nähere Angaben siehe Text

(vgl. Abb. 8.2). Inzwischen ist Florian in der Lage, das Softwareprogramm nahezu fehlerfrei und selbständig zu bedienen. Die spezifische Förderung von Florian über einen Zeitraum von mehr als 20 Jahren hat zu einer doch deutlichen Verbesserung seiner beruflichen Möglichkeiten geführt. Wenn auch keine wesentliche Veränderung seiner Sehfähigkeit im Sinne einer Visuszunahme, der Lesefähigkeit sowie der Fähigkeit zum visuellen Erkennen von Zeichen, Objekten und Gesichtern eingetreten ist, so kann doch festgehalten werden, dass die regelmäßige Förderung über den langen Zeitraum zu einer Verbesserung seiner räumlichen Orientierung und damit seiner Mobilität geführt hat. Zusätzlich konnte durch das spezielle Training im Unterscheiden und Erkennen von farbigen Formen am Bildschirm die Voraussetzung dafür geschaffen werden, dass Florian an einem für ihn maßgeschneiderten PC-Arbeitsplatz auch anspruchsvolle Tätigkeiten (z. B. Bedienung eines Softwareprogramms für Warenbestellungen) erledigen kann. Diese berufliche Weiterentwicklung, die nicht nur von der Betriebsleitung, sondern auch von vielen Mitarbeiterinnen und -arbeitern des Betriebs, in dem Florian tätig ist, großzügig unterstützt worden ist, hat auch wesentlich zu einer zunehmend besseren Lebensqualität beigetragen.

Literatur

Abramov I, Gordon J (2006) Development of color vision. In: Duckman RH (ed) Visual development, diagnosis, and treatment of the pediatric patient. Philadelphia: Lippincott Williams & Wilkins, pp 143 – 170

Adams RJ, Courage ML (1995) Development of chromatic discrimination in early infancy. Behavioural Brain Research 67:99 – 101

Adams RJ, Courage ML (2002) Using a single test to measure human contrast sensitivity from early childhood to maturity. Vision Research 42:1205 – 1210

Adams RJ, Hall HL, Courage ML (2005) Long-term visual pathology in children with significant perinatal complications. Developmental Medicine & Child Neurology 47:598 – 602

Anderson P (2002) Assessment and development of executive function (EF) during childhood. Child Neuropsychology 8:71 – 82

Anderson V, Northam E, Hendy J, Wrennall J (2001) Developmental Neuropsychology. Hove: Psychology Press

Andersson S, Persson EK, Aring E, Lindquist B, Dutton GN, Hellstrom A (2006) Vision in children with hydrocephalus. Developmental Medicine & Child Neurology 48:836 – 841

Ariel R, Sadeh M (1996) Congenital visual agnosia and prosopagnosia in a child: A case report. Cortex 32:221 – 240

Aring E, Gronlund MA, Hellstrom A, Ygge J (2007) Visual fixation development in children. Graefes Archive for Clinical & Experimental Ophthalmology 245:1659 – 1665

Arroyo S, Lesser PR, Poon WT, Webber WR, Gordon B (1997) Neuronal generators of visual evoked potentials in humans: visual processing in the human cortex. Epilepsia 38:600 – 610

Arteberry ME, Craton LG, Yonas A (1993) Infants' sensitivity to motion-carried information for depth and object properties. In: Granrud CE (ed) Visual perception and cognition in infancy. Hillsdale: Erlbaum, pp 215 – 234

Aschersleben G (2007) Handlungswahrnehmung in der frühen Kindheit. In: Kaufmann L, Nuerk H-C, Konrad K, Willmes K (Hrsg) Kognitive Entwicklungsneuropsychologie. Göttingen: Hogrefe, S 25 – 44

Ashby J, Rayner K (2006) Literacy development: Insights from research on skilled reading. In: Dickinson DK, Neuman SB (eds) Handbook of early literacy research, vol 2. New York: Guilford, pp 52 – 63

Aslin RN, Smith L B (1988) Perceptual development. Annual Reviews in Psychology 39: 435 – 473

Atkinson J, Anker S, Braddick O, Nokes L, Mason A, Braddick F (2001) Visual and visuospatial development in young children with Williams syndrome. Developmental Medicine & Child Neurology 43:330 – 337

Atkinson J, Anker S, Rae S, Weeks F, Braddick O, Rennie J (2002a) Cortical visual evoked potentials in very low birthweight premature infants. Archives of Disease in Childhood Fetal & Neonatal Edition 86:F28–31

Atkinson J, Anker S, Rae S, Hughes C, Braddick O (2002b) A test battery of child development for examining functional vision (ABCDEFV). Strabismus 10:245–269

Atkinson J, Braddick O (2007) Visual and visuocognitive development in children born prematurely. Progress in Brain Research 164:123–149

Atkinson J, Braddick O (1979) New techniques for assessing vision in infants and young children. Child Care, Health and Development 5:389–398

Atkinson J, Nardini M (2008) Visuospatial and visuomotor development. In: Reed J, Warner-Rogers J (eds) Child neuropsychology. Oxford: Blackwell, pp 183–217

Bailey JE, Neitz M, Tait DM, Neitz J (2004) Evaluation of an updated HRR color vision test. Visual Neuroscience 21:431–436

Bajandas FJ, McBeath JB, Smith JL (1975) Congenital homonymous hemianopia. American Journal of Ophthalmology 82:498–500

Bane MC, Birch EE (1992) VEP acuity, FPL acuity, and visual behavior of visually impaired children. Journal of Pediatric Ophthalmology & Strabismus 29:202–209

Banks MS, Shannon E (1993) Spatial and chromatic visual efficiency in human neonates. In: Granrud CE (ed) Visual perception and cognition in infancy. Hillsdale: Erlbaum, pp 1–46

Banton T, Bertenthal BI (1996) Infants' sensitivity to uniform motion. Vision Research 36:1633–1640

Barlow KM, Thomson E, Johnson D, Minns RA (2005) Late neurologic and cognitive sequelae of inflicted traumatic brain injury in infancy. Pediatrics 116:e174–e185

Barnet AB, Manson JI, Wilner E (1970) Acute cerebral blindness in childhood. Neurology 20:1147–1156

Barrouillet P, Gavens N, Vergauwe E, Gaillard V, Camos V (2009) Working memory span development: a time-based resource-sharing model account. Developmental Psychology 45:477–490

Barton JJS (2008) Prosopagnosia associated with a left occipitotemporal lesion. Neuropsychologia 46:2214–2224

Barton JJS, Cherkasova MV, Press DZ, Intriligator JM, O'Connor M (2003) Developmental prosopagnosia: a study of three patients. Brain and Cognition 51:12–30

Bassi L, Ricci D, Volzone A, Allsop JM, Srinivasan L, Pai A, et al (2008) Probabilistic diffusion tractography of the optic radiations and visual function in preterm infants at term equivalent age. Brain 131:573–582

Bedell HE (2000) Perception of a clear and stable visual world with congenital nystagmus. Optometry & Vision Science 77:573–581

Behrmann M, Aidan G, Marotta JJ, Kimchi R (2005) Detailed exploration of face-related processing in congenital prosopagnosia: 1. Behavioral findings. Journal of Cognitive Neuroscience 17:1130–1149

Ben-Artsy A, Glicksohn J, Soroker N, Margalit M, Myslobodsky M (1996) An assessment of hemineglect in children with attention-deficit hyperactivity disorder. Developmental Neuropsychology 12:271–281

Berger E (2010) Neuropsychologische Grundlagen kindlicher Entwicklung. Wien: Böhlau-Verlag

Billingsley RL, Lang FF, Slopis, JM, Schrimsher GW, Ater JL, Bartlett DM (2002) Visual-spatial neglect in a child following sub-cortical tumor resection. Developmental Medicine & Child Neurology 44:191–200

Birch EE, Salomao S (1998) Infant random dot stereoacuity cards. Journal of Paediatric Ophthalmology & Strabismus 35:86–90

Birch EE, Bane MC (1991) Forced choice preferential looking acuity of children with cortical visual impairment. Developmental Medicine & Child Neurology 33:722–729

Bloch H, Carchon I (1992) On the onset of eye-head coordination in infants. Behavioural Brain Research 49:85–90

Boden C, Giaschi D (2007) M-stream deficits and reading-related visual processes in developmental dyslexia. Psychological Bulletin 133:346–366

Bodis-Wollner I, Diamond SP (1976) The measurement of spatial contrast sensitivity in cases of blurred vision associated with cerebral lesions. Brain 99:695 – 710

Boelens H (1992) Effect of identity versus oddity training on novel matching-to-sample responding after naming. Psychological Reports 71:307 – 320

Boot FH, Pel JJM, van den Steen J, Evenhuis HM (2010) Cerebral Visual Impairment: Which predictive visual dysfunctions can be expected in children with brain damage? A systematic review. Research in Developmental Disabilities 31:1149 – 1159

Bosse ML, Tainturier MJ, Valdois S (2007) Developmental dyslexia: the visual attention span deficit hypothesis. Cognition 104:198 – 230

Boyle NJ, Jones DH, Hamilton R, Spowart KM, Dutton GN (2005) Blindsight in children: does it exist and can it be used to help the child? Observations on a case series. Developmental Medicine & Child Neurology 47:699 – 702

Bravarone FV, Fea A, Chiado Piat L, Porro G, Ponzetto M, Cortassa F (1993) Preferential looking techniques yield important information in strabismus amblyopia follow up. Documenta Ophthalmologica 83:307 – 312

Brown AM (1990) Development of visual sensitivity to light and color vision in human infants: a critical review. Vision Research 30:1159 – 1188

Brunsdon R, Coltheart M, Nickels L, Joy P (2006) Developmental prosopagnosia: a case analysis and treatment study. Cognitive Neuropsychology 23:822 – 840

Brunsdon R, Nickels L, Coltheart M, Joy P (2007) Assessment and treatment of childhood topographical orientation: a case study. Neuropsychological Rehabilitation 17:53 – 94

Balcer LJ, Liu GT, Bilaniuk L, Volpe, NJ, Galetta SL, Molloy PT, et al (2001) Visual loss in children with neurofibromatosis type 1 and optic pathway gliomas: relation of tumor location by magnetic resonance imaging. American Journal of Ophthalmology 131:442 – 445

Bulens C, Meerwaldt JD, van der Wildt GJ, Keemink J (1989) Spatial contrast sensitivity in unilateral cerebral ischaemic lesions involving the posterior visual pathway. Brain 112:507 – 520

Burrage MS, Ponitz CC, McCready EA, Shah P, Sims BC, Jewkes AM, et al (2008) Age and schooling-related effects on executive functions in young children: A natural experiment. Child Neuropsychology 14:510 – 524

Bushnell IWR (2001) Mother's face recognition in newborn infants: Learning and memory. Infant Child Development 10:67 – 74

Caldarelli M, Massimi L, Tamburrini G, Cappa M, Di Rocco C (2005) Long-term results of the surgical treatment of craniopharyngioma: the experience at the Policlinico Gemelli, Catholic University, Rome. Childs Nervous System 21:747 – 757

Candy TR (2006) Development of the visual system. In: Duckman RH (ed) Visual development, diagnosis, and treatment of the pediatric patient. Philadelphia: Lippincott Williams & Wilkins, pp 7 – 33

Cannon MW (1983) Evoked potential contrast sensitivity in the parafovea: spatial organization. Vision Research 23:1441 – 1449

Catherwood D, Skoien P, Holt C (1996) Colour pop-out in infant response to visual arrays. British Journal of Developmental Psychology 14:315 – 326

Clesia GG, Polcyn RD, Holden JE, Nickles RJ, Gytley JS, Koeppe RA (1982) Visual evoked potentials and positron emission tomography of regional cerebral blood flow and cerebral metabolism: can the neuronal potential generators be visualized? Electroencephalography and Clinical Neurophysiology 54:243 – 256

Cetinkaya A, Oto S, Akman A, Akoya YA (2008) Relationship between optokinetic nystagmus response and recognition visual acuity. Eye 22:77 – 81

Chandna A, Karki C, Davis J, Doran RM (1989) Preferential looking in the mentally handicapped. Eye 3:833 – 839

Charman WN (2004) Aniso-accommodation as a possible factor in myopia development. Ophthalmic Physiological Optics 24:471 – 479

Charman WN, Voisin L (1993) Astigmatism, accommodation, the oblique effect and meridional amblyopia. Ophthalmic Physiological Optics 13:73 – 81

Chi JG, Dooling EC, Gilles FH (1977) Gyral development of the human brain. Annals of Neurology 1:86–93

Cioni G, Bertuccelli B, Boldrini A, Canapicchi R, Fazzi B, Guzzetta A, et al (2000) Correlation between visual function, neurodevelopmental outcome, and magnetic resonance imaging findings in infants with periventricular leucomalacia. Archives of Disease in Childhood Fetal & Neonatal Edition 82:F134–140

Cioni G, Bertuccelli B, Boldrini A, Canapicchi R, Fazzi B, Guzzetta A, et al (2006) Contrast sensitivity function. In: Duckman RH (ed) Visual development, diagnosis, and treatment of the pediatric patient. Philadelphia: Lippincott Williams & Wilkins, pp 52–68

Clavadetscher JE, Brown AM, Ancrum C, Teller DY (1988) Spectral sensitivity and chromatic discriminations in 3- and 7-weeks old human infants. Journal of the Optical Society of America 5:2093–2105

Coldren JT, Colombo J (1994) The nature and process of preverbal learning: implications from nine-month-old infants' discrimination problem solving. Monographs of the Society for Research in Child Development 59:1–75

Colenbrander A (2009) The functional classification of brain-damage-related vision loss. Journal of Visual Impairment & Blindness 103:118–123

Colenbrander A (2010) What's in a name? Appropriate terminology of CVI. Journal of Visual Impairment & Blindness 104:583–585

Colombo, J (2001) The development of visual attention in infancy. Annual Review Psychology 52:337–367

Connolly DM, Barbur JL, Hosking SL, Moorhead IR (2008) Mild hypoxia impairs chromatic sensitivity in the mesopic range. Investigative Ophthalmology & Visual Science 49:820–827

Cooke RW, Foulder-Hughes L, Newsham D, Clarke D (2004) Ophthalmic impairment at 7 years of age in children born very preterm. Archives of Diseases in Childhood Fetal & Neonatal Edition 89:F249–253

Corbetta M, Miezin FM, Shulman GL, Petersen SE (1993) A PET study of visuospatial attention. Journal of Neuroscience 13:1202–1226

Corbetta M, Miezin FM, Dobmeyer S, Shulman GL, Petersen SE (1991) Selective and divided attention during visual discrimination of shape, color, and speed: functional neuroanatomy by positron emission tomography. Journal of Neuroscience 11:2383–2402

Courage ML, Howe ML (2004) Advances in early memory development research: Insights about the dark side of the moon. Developmental Review 24:6–32

Craft S, White DA, Park TS, Figiel G (1994) Visual attention in children with perinatal brain injury: Asymmetric effects of bilateral lesions. Journal of Cognitive Neuroscience 6:165–173

Creavin AL, Brown RD (2009) Ophthalmic abnormalities in children with Down syndrome. Journal of Pediatric Ophthalmology & Strabismus 46:76–82

Cregg M, Woodhouse JM, Pakeman VH, Saunders KJ, Gunter HL, Parker M, et al (2001) Accommodation and refractive error in children with Down syndrome: cross-sectional and longitudinal studies. Investigative Ophthalmology & Visual Science 42:55–63

Cummings MF, van Hof-van Duin J, Mayer DL, Hansen RM, Fulton AB (1988) Visual fields in young children. Behavioural Brain Research 29:7–16

Dalla Via P, Opocher E, Pinello ML, Calderone M, Viscardi E, Clementi M, et al (2007) Visual outcome of a cohort of children with neurofibromatosis type 1 and optic pathway glioma followed by a pediatric neuro-oncology program. Neuro-Oncology 9:430–437

Dannemiller JL, Freedland RL (1989). The detection of slow stimulus movement in 2- to 5-month-olds. Journal of Experimental Child Psychology 47:337–355

Daw NW (2006) Visual development, 2nd edn. Springer: New York

De Haan M, Nelson, CA (1998) Discrimination and categorisation of facial expressions of emotion during infancy. In: Slater A (ed) Perceptual development. Visual, auditory, and speech perception in infancy. Hove: Psychology Press, pp 287–309

De Haan M (2008) Neurocognitive mechanisms for the development of face processing. In: Nelson CA, Luciana M (eds) The handbook of developmental cognitive neuroscience, 2nd edn. Cambridge, MA: MIT Press, pp 509–520

Defoort-Dhellemmes S, Moritz F, Bouacha I, Vinchon M (2006) Craniopharyngioma: ophthalmogic aspects at diagnosis. Journal of Pediatric Endocrinology 19 [Suppl 1]:321–324

Delaney SM, Dobson V, Mohan KM (2005) Measured visual extent varieties with peripheral stimulus flicker rate in very young children. Optometry and Vision Science 82:800–806

Desimone R, Ungerleider LG (1989) Neural mechanisms of visual processing in monkeys. In: Boller F, Grafman F (eds) Handbook of neuropsychology, vol 2. Amsterdam: Elsevier, pp 267–299

Distler C, Bachevalier J, Kennedy C, Mishkin M, Ungerleider LG (1996) Functional development of the cortico-cortical pathway for motion analysis in the macaque monkey. A C-2 deoxyglucose study. Cerebral Cortex 6:184–195

Dogru M, Shirabe H, Nakamura M, Taoka K, Naomura K, Yamamoto M (2001) Effect of retinopathy of prematurity on resolution acuity development in 1-3 year old children. Journal of Pediatric Ophthalmology & Strabismus 38:144–148

Dowdeswell HJ, Slater AM, Broomhall J, Tripp J (1995) Visual deficits in children born at less than 32 weeks gestation with and without major ocular pathology and cerebral damage. British Journal of Ophthalmology 79:447–452

Drechsler R (2007) Exekutive Funktionen. Zeitschrift für Neuropsychologie 18: 233–248

Duchaine B, Nakayama K (2005) Dissociations of face and object recognition in developmental prosopagnosia. Journal of Cognitive Neuroscience 17:249–261

Duchowny MS, Weiss IP, Majlessi H, Barnet AB (1974) Visual responses in childhood cortical blindness after head trauma and meningitis: A longitudinal stuffy of six cases. Neurology 24:933–940

Duckman RH (2006) Visual acuity in the young child. In: Duckman RH (Ed) Visual development, diagnosis, and treatment of the pediatric patient. Philadelphia: Lippincott Williams & Wilkins, pp 34–51

Duckman RH, Du JW (2006) Development of binocular vision. In: Duckman RH (ed) Visual development, diagnosis, and treatment of the pediatric patient. Philadelphia: Lippincott Williams & Wilkins, pp 124–142

Dutton G, Ballantyne J, Boyd G, Bradnam M, Day R, McCulloch D, et al (1996) Cortical visual dysfunction in children: a clinical study. Eye 10:302–309

Dutton GN (2003) Cognitive vision, its disorders and differential diagnosis in adults and children: knowing where and what things are. Eye 17:289–304

Dutton GN, Jacobson LK (2001) Cerebral visual impairment in children. Seminars in Neonatology 6:477–485

Dutton GN, MacKillop ECA, Saidkasimova S (2006) Visual problems as a result of brain damage in children. British Journal of Ophthalmology 90:932–933

Dutton GN, Saaed A, Fahad B, Fraser R, McDaid G, McDade J, et al (2004) Association of binocular lower visual field impairment, impaired simultaneous perception, disordered visually guided motion and inaccurate saccades in children with visual dysfunction – a retrospective observational study. Eye 18:27–34

Dutton GN (2002) Visual problems in children with damage to the brain. Visual Impairment Research 4:113–121

Dutton GN (2009) „Dorsal stream dysfunction" and „Dorsal stream dysfunction plus": A potential classification for perceptual visual impairment in the context of cerebral visual impairment? Developmental Medicine and Child Neurology 51:168–172

Dutton G, Ballantyne J, Boyd G, Bradnam M, Day R, McCulloch D, et al (1996) Cortical visual dysfunction in children. - A clinical study. Eye 10:302–309

Ellemberg D, Lewis TL, Liu CH, Maurer D (1999) Development of spatial and temporal vision during childhood. Vision Research 39:2325–2333

Ellsworth CP, Muir DW, Hains SM (1993) Social competence and person-object differentiation: An analysis of the still-face effect. Developmental Psychology 29:63–73

Fantz RL, Fagan JF (1975) Visual attention to size and number of pattern details by term and pre-term infants during the first six months. Child Development 46:3–18

Fantz RL, Ordy JM (1959) A visual acuity test for infants under six months of age. Psychological Record 9:159–164

Fantz RL (1964) Visual experience in infants: Decreased attention to familiar patterns relative to novel ones. Science 146:668–670

Farah M (2000) The cognitive neuroscience of vision. Oxford: Blackwell Publishers Ltd

Farnsworth D (1943) The Farnsworth-Munsell 100-hue and dichotomous tests for colour vision. Journal of the Optical Society of America 33:568–578

Farran EK, Jarrold Ch (2003) Visuospatial cognition in Williams syndrome: reviewing and accounting for the strengths and weaknesses in performance. Developmental Neuropsychology 23:173–200

Fazzi E, Signorini SG, Bova SM, La Piana R, Ondei P, Bertone C, et al (2007) Spectrum of visual disorders in children with cerebral visual impairment. Journal of Child Neurology 22:294–301

Fazzi E, Bova S, Giovenzana A, Signorini S, Uggetti C, Bianchi P (2009) Cognitive visual dysfunctions in preterm children with periventricular leukomalacia. Developmental Medicine & Child Neurology 51:974–81

Fedrizzi E, Facchin P, Marzaroli M, Pagliano E, Botteon G Percivalle L, Fazzi E (2000) Predictors of independent walking in children with spastic diplegia. Journal of Child Neurology 15:228–234

Fedrizzi, E, Inverno, M, Bruzzone, M G, et al (1996) MRI features of cerebral lesions and cognitive functions in preterm spastic diplegic children. Pediatric Neurology 15:207–212

Fellenius K Ek U, Jacobson L (2001) Reading strategies in children with cerebral visual impairment caused by Periventricular Leukomalacia. International Journal of Disability, Development and Education 48: 283–302

Ferretti G, Mazzotti S, Brizzolara D (2008) Visual scanning and reading ability in normal and dyslexic children. Behavioral Neurology 19:87–92

Ferro JM, Martins IP, Távora L (1984) Neglect in children. Annals of Neurology 15:281–284

Fielder AR, Gresty MA, Dodd KL, Mellor DH, Levene MI (1986) Congenital ocular motor apraxia. Transactions of the Ophthalmological Societies of the UK 105:589–598

Fielder AR, Russell-Eggitt IR, Dodd KL, Mellor DH (1985) Delayed visual maturation. Transactions of the Ophthalmological Societies of the UK 104:653–661

Fimm B (2007) Aufmerksamkeit. In: Kaufmann L, Nuerk H-C, Konrad K, Willmes K (Hrsg) Kognitive Entwicklungsneuropsychologie. Göttingen: Hogrefe, S 153–176

Findlay JM, Gilchrist ID (2003) Active vision: the psychology of looking and seeing. Oxford: Oxford University Press

Fiorentini A, Berardi N (1997) Visual perceptual learning: a sign of neural plasticity at early stages of visual processing. Archives Italiennes de Biologie 135:157–167

Flodmark O, Jan JE, Wong PKH (1990) Computed tomography of the brains of children with cortical visual impairment. Developmental Medicine and Child Neurology 32:611–620

Fox R, McDaniel C (1982) The perception of biological motion by human infants. Science 218:486–487

Frank V, Torres F (1979) Visual evoked potentials in the evaluation of 'cortical blindness' in children. Annals of Neurology 6:126–129

Franklin A, Davies IR (2004) New evidence for infant colour categories. British Journal of Developmental Psychology 22:344–377

Frebel H (2006) CVI?! How to define and what terminology to use: cerebral, cortical or cognitive visual impairment. British Journal of Visual Impairment 24:117–120

Fukushima J, Hatta T, Fukushima K (2000) Development of voluntary control of saccadic eye movements I. Age-related changes in normal children. Brain & Development 22:173–180

Fulton AB, Hansen RM (1987) The relationship of retinal sensitivity and rhodopsin in human infants. Vision Research 27:697–704

Garon N, Bryson SE, Smith IM (2008) Executive function in preschoolers: a review using an integrative framework. Psychological Bulletin 134:31–60

Gava L, Valenza E, Turati C (2009) Newborns' perception of left–right spatial relations. Child Development 80:1797–1810

Ghasia F, Brunstrom J, Gordon M, Tychsen L (2008) Frequency and severity of visual sensory and motor deficits in children with cerebral palsy: gross motor classification scale. Investigative Ophthalmology & Visual Science 49:572–580

Gilbert CD, Li W, Piech V (2009) Perceptual learning and adult cortical plasticity. Journal of Physiology 587:2743–2751

Gleissner U (2007) Lern- und Merkfähigkeit. In: Kaufmann L, Nuerk H-C, Konrad K, Willmes K (Hrsg) Kognitive Entwicklungsneuropsychologie. Göttingen: Hogrefe, S 25–44

Goldberg MC, Maurer D, Lewis TL (2001) Developmental changes in attention: The effects of endogenous cuing and of distractors. Developmental Science 4:209–219

Goldstein EB (2007) Wahrnehmungspsychologie, 7. Aufl. Heidelberg: Spektrum Akademischer Verlag

Goldstone RL (1998) Perceptual learning. Annual Review of Psychology 49:585–612

Goodale MA, Milner AD (2010) Two visual streams: Interconnections do not imply duplication of function. Cognitive Neuroscience 1:65–68

Goodale MA (1998) Visuomotor control: Where does vision end and action begin? Current Biology 8:R489–R491

Goodale MA, Westwood DA (2004) An evolving view of duplex vision: separate but interacting cortical pathways for perception and action. Current Opinion in Neurobiology 14:203–211

Goswami U (2008) Reading. In: Reed J, Warner-Rogers J (eds) Child neuropsychology. Oxford: Blackwell, pp 340–356

Grafman J (2000) Conceptualizing functional neuroplasticity. Journal of Communication Disorders 33:345–356

Granrud CE (ed) (1993) Visual perception and cognition in infancy. Hillsdale: Earlbaum

Granrud CE, Yonas A, Pettersen L (1984) A comparison of monocular and binocular depth perception in 5- and 7-month-old infants. Journal of Experimental Child Psychology 38:19–32

Gredebäck G, Johnson, S, von Hofsten C (2010) Eye tracking in infancy research. Developmental Neuropsychology 35:1–19

Greenfield DB (1985) Facilitating mentally retarded children's relational learning through novelty-familiarity training. American Journal of Mental Deficiencies 90:342–348

Grinter EJ, Maybery MT, Badcock DR (2010) Vision in developmental disorders: is there a dorsal stream deficit? Brain Research Bulletin 82:147–160

Groenendaal F, van Hof-van Duin J (1990) Partial visual recovery in two fullterm infants after perinatal hypoxia. Neuropediatrics 21:76–78

Groenendaal F, van Hof-van Duin J, Baerts W, Fetter WP (1989) Effects of perinatal hypoxia on visual development during the first year of (corrected) age. Early Human Development 20:267–279

Groh-Bordin C, Kerkhoff G (2009) Störungen der visuellen Raumwahrnehmung und Raumkognition. In: Sturm W, Herrmann M, Wallesch CW (Hrsg) Lehrbuch der Klinischen Neuropsychologie, 2. Aufl. Heidelberg: Spektrum Verlag, S 500–512

Grossmann T, Johnson MH (2007) The development of the social brain in the human infancy. European Journal of Neuroscience 25: 909–919

Guzzetta A, Mercuri E, Cioni G (2001) Visual disorders in children with brain lesions: 2. visual impairment associated with cerebral palsy. European Journal of Paediatric Neurology 5:115–119

Guzzetta F, Cioni G, Mercuri E, Fazzi E, Biagioni E, Veggiotti P, et al (2008) Neurodevelopmental evolution of West syndrome: A 2-year prospective study. European Journal of Pediatric Neurology 12:387–397

Gwiazda J, Bauer J, Thorn F, Held R (1997) Development of spatial contrast sensitivity from infancy to adulthood – psychophysical data. Optometry & Vision Science 74:785–789

Hainline L (1998) The development of basic visual abilities. In: Slater A (ed) Perceptual development. Visual, auditory, and speech perception in infancy. Hove: Psychology Press, pp 5–50

Haith MM (1980) Rules that babies look by. Hillsdale, NJ: Erlbaum

Hajek A (1993) Bewertung des Sehvermögens bei Säuglingen, hochgradig sehbehinderten und mehrfachbehinderten Kleinkindern mittels Messung der visuell evozierten Potentiale (VEP). Spektrum Augenheilkunde 7:222–224

Hansen RM, Fulton AB (1986) Pupillary changes during dark adaptation in human infants. Investigative Ophthalmology 27:1726–1729

Hargadon DD, Wood J, Twelker JD, Harvey EM, Dobson V (2010) Recognition acuity, grating acuity, contrast sensitivity, and visual fields in 6-year-old children. Archives of Ophthalmology 128:70–74

Harris CM, Shawkat F, Russell-Eggitt I, Wilson J, Taylor D (1996) Intermittend horizontal saccade failure ('ocular motor apraxia') in children. British Journal of Ophthalmology 80:51–158

Hart SJ, Davenport ML, Hooper SR, Belger A (2006) Visuospatial executive function in Turner syndrome: functional MRI and neurocognitive findings. Brain 129:1125–1136

Hartje W, Sturm W (2006) Amnesie. In: Hartje W, Poeck K (Hrsg) Klinische Neuropsychologie. Stuttgart: Thieme Verlag, S 248–295

Hartmann EE, Ellis GS Jr, Morgan KS, Love A, May JG (1990) The acuity card procedure: longitudinal assessments. Journal of Pediatric Ophthalmology & Strabismus 27:78–184

Hauf P (2009) Neue methodische Ansätze zur Erfassung der Beziehung zwischen Wahrnehmung und Handlung in früher Kindheit. Zeitschrift für Entwicklungspsychologie und Pädagogische Psychologie 41:214–224

Held R (1993) Rates of development and underlying mechanisms. In: Granrud CE (ed) Visual perception and cognition in infancy. Hillsdale: Erlbaum, pp 75–89

Hellgren K, Hellstrom A, Jacobson L, Flodmark O, Wadsby M, Martin L (2007) Visual and cerebral sequelae of very low birth weight in adolescents. Archives of Diseases in Childhood Fetal & Neonatal Edition 92:F259–264

Henning A, Daum MM, Aschersleben G (2009) Frühkindliche Handlungswahrnehmung und Theory of Mind. Zeitschrift für Entwicklungspsychologie und Pädagogische Psychologie 41:233–242

Hess RF, Zihl J, Pointer S, Schmid Ch (1990) The contrast sensitivity deficit in cases with cerebral lesions. Clinical Vision Sciences 5:203–215

Heubrock D, Petermann F (2000) Lehrbuch der Klinischen Kinderneuropsychologie. Göttingen: Hogrefe

Hochstein S, Ahissar M (2002) View from the top: hierarchies and reverse hierarchies in the visual system. Neuron 36:791–804

Houliston MJ, Taguri AH, Dutton GN, Hajivassiliou C, Young DG (1999) Evidence of cognitive visual problems in children with hydrocephalus: a structured clinical history-taking strategy. Developmental Medicine & Child Neurology 41:298–306

Humphreys K, Avidan G, Behrmann M (2007) A detailed investigation of facial expression processing in congenital prosopagnosia as compared to acquired prosopagnosia. Experimental Brain Research 176:356–373

Hunnius S, Bekkering H (2010) The early development of object knowledge: A study of infants' visual anticipations during action observation. Developmental Psychology 46:446–454

Hunnius S (2007) The early development of visual attention and its implications for social and cognitive development. Progress in Brain Research 164:187–209

Huynh SC, Ojaimi E, Robaei D, Rose K, Mitchell P (2005) Accuracy of the Lang II stereotest in screening for binocular disorders in 6-year old children. American Journal of Ophthalmology 140:1130–1132

Hyvärinen L (1993) Sehen im Kindesalter. Würzburg: edition bentheim

Hyvärinen L (2000) Visual evaluation of infants and children. In: Silverstone B, Lang MA, Rosenthal BP, Faye EE (eds) The lighthouse handbook on vision impairment and vision rehabilitation. Oxford: Oxford University Press, pp 799–820

Iliescu BF, Dannemiller JL (2008) Brain-behavior relationships in early visual development. In: Nelson CA, Luciana M (eds) The handbook of developmental cognitive neuroscience, 2nd edn. Cambridge, MA: MIT Press, pp 17–145

Jacobson L, Hard AL, Horemuzza E, Hammaren H, Hellstrom A (2009) Visual impairment is common children born before 25 gestational weeks –boys are more vulnerable than girls. Acta Paediatrica 98:261–265

Jacobson L, Ygge J, Flodmark O, Ek U (2002) Visual and perceptual characteristics, ocular motility and strabismus in children with periventricular leukomalacia. Strabismus 10:179–183

Jacobson L, Ek E, Fernell E, Flodmark O, Broberger U (1996) Visual impairment in preterm children with periventricular leucomalacia – Visual, cognitive and neuropediatric characteristics related to cerebral imaging. Developmental Medicine and Child Neurology 38:724–735

Jan JE, Farrell K, Wong PK, McCormick AQ (1986) Eye and head movements of visually impaired children. Developmental Medicine and Child Neurology 28:285–293

Jan JE, Freeman RD, Scott EP (1977) Visual impairment in children and adolescents. New York: Grune & Stratton

Jan JE, Groenveld M, Anderson DP (1993) Photophobia and cortical visual impairment. Developmental Medicine and Child Neurology 35:473–477

Janssens A, Uvin K, Van Impe H, Laroche SMF, Van Reempts P, Deboutte D (2009) Psychopathology among preterm infants using the diagnostic classification zero to three. Acta Paediatrica 98:1988–1993

John FM, Bromham NR, Woodhouse JM, Candy TR (2004) Spatial vision deficits in infants and children with Down syndrome. Investigative Ophthalmology & Visual Science 45:1566–1572

Johnson MH, Tucker LA (1996) The development and temporal dynamics of spatial orienting in infants. Journal of Experimental Child Psychology 63:171–188

Johnson MH, Posner MI, Rothbart MK (1994) Facilitation of saccades toward a covertly attended location in early infancy. Psychological Science 5:90–93

Johnson SP (2003) Development of fragmented versus holistic object perception. In: Schwarzer G, Leder H (eds) The development of face processing. Cambridge, MA: Hogrefe & Huber, pp 3–17

Johnston CW, Shapiro E (1986) Hemi-inattention resulting from left hemisphere brain damage during infancy. Cortex 22:279–287

Jones MW, Branigan HP, Kelly ML (2008) Visual deficits in developmental dyslexia: relationship between non-linguistic visual tasks and their contribution to components of reading. Dyslexia 14:95–115

Jongmans M, Mercuri E, Henderson S, de Vries L, Sonksen P, Dubowitz L (1996) Visual function of prematurely born children with and without perceptual-motor difficulties. Early Human Development 45:73–82

Joy P, Brunsdon R (2002) Visual agnosia and prosopagnosia: a prospective case study. Child Neuropsychology 8:1–15

Jurado, MB, Rosselli M (2007) The elusive nature of executive functions: A review of our current understanding. Neuropsychological Review 17:213–233

Kanwisher N (2010) Functional specificity in the human brain: A window into the functional architecture of the mind. Proceedings of the National Academy of Sciences 107:11163–11170

Karatekin C (2008) Eye tracking studies of normative and atypical development. In: Nelson CA, Luciana M (eds) The handbook of developmental cognitive neuroscience, 2nd edn. Cambridge, MA: MIT Press, pp 263–299

Karnath H-O (2006) Neglect. In: Karnath H-O, Hartje W, Ziegler W (Hrsg) Kognitive Neurologie. Stuttgart: Thieme, S 148–158

Katsumi O, Chedid SG, Kronheim JK, Henry RK, Denno S, Hirose T (1995) Correlating preferential looking visual acuity and visual behavior in severely visually handicapped children. Acta Ophthalmologica Scandinavica 73:407–413

Katsumi O, Denno S, Arai M, Faria JD, Hirose T (1997) Comparison of preferential looking acuity and pattern reversal visual evoked response acuity in pediatric patients. Graefes Archive for Clinical & Experimental Ophthalmology 235:684–690

Katsumi O, Chedid SG, Kronheim JK, Henry RK, Jones CM, Hirose T (1998) Visual ability score – a new method to analyze ability in visually impaired children. Acta Ophthalmologica Scandinavica 76:50–55

Kaye EM, Herskowitz J (1986) Transient post-traumatic blindness: brief vs. prolonged syndromes in childhood. Journal of Child Neurology 1:206–210

Kedar S, Zhang X, Lynn MJ, Newman NJ, Biousse V (2006) Pediatric homonymous hemianopia. J AAPOS American Association for Pediatric Ophthalmology & Strabismus 10:249–252

Kellman Ph J (1993) Kinematic foundations of infant visual perception. In: Granrud CE (ed) Visual perception and cognition in infancy. Hillsdale: Erlbaum, pp 121–173

Kesler SR, Haberecht MF, Menon V, Warsofsky IS, Dyer-Friedman J, Neely EK, Reiss AL (2004) Functional neuroanatomy of spatial orientation processing in Turner syndrome. Cerebral Cortex 14:174–180

Khetpal V, Donahue SP (2007) Cortical visual impairment: etiology, associated findings, and prognosis in a tertiary care setting. J AAPOS American Association for Pediatric Ophthalmology & Strabismus 11:235–239

Kinnear PR, Sahraie A (2002) New Farnsworth-Munsell 100 hue test norms of normal observers for each eye of age 5-22 and for age decades 30-70. British Journal of Ophthalmology 86:1408–1411

Kiorpes L, McKee SP (1999) Neural mechanisms underlying amblyopia. Current Opinion in Neurobiology 9:480–486

Kleinman JT, Gailloud Ph, Jordan LC (2010) Recovery from spatial neglect and hemiplegia in a child despite a large anterior circulation stroke and Wallerian degeneration. Journal of Child Neurology 25:500–503

Klenberg L, Korkman M, Lahti-Nuuttila P (2001) Differential development of attention and executive functions in 3- to 12-year-old Finnish children. Developmental Neuropsychology 20:407–428

Kliegel M, Mackinlay R, Jäger T (2008) Complex prospective memory: Development across the lifespan and the role of task interruption. Developmental Psychology 44:612–617

Knopf, M, Goertz, C & Kolling, T (2011) Entwicklung des Gedächtnisses bei Säuglingen und Kleinkindern. Psychologische Rundschau 62:85–92

Koeda T, Inoue M, Takeshita K (1997) Constructional dyspraxia in preterm diplegia: isolation from visual and visual perceptual impairments. Acta Paediatrica 86:1068–1073

Kommerell G (1998) Kongenitaler Nystagmus, okulärer Nystagmus, erworbener Fixationsnystagmus und Spasmus nutans. In: Huber A, Kömpf D (Hrsg) Klinische Neuroophthalmologie. Stuttgart: Thieme, S 571 – 574

Kömpf D, Heide W (1998) Okulomotorisches System: Zentralnervöse Strukturen. In: Huber A, Kömpf D (Hrsg) Klinische Neuroophthalmologie. Stuttgart: Thieme, S 48 – 57

Korkman M, Liikanen A, Fellman V (1996) Neuropsychological consequences of very low birth weight and asphyxia at term: Follow-up until school age. Journal of Clinical and Experimental Neuropsychology 18:220–233

Kozeis N, Anogeianaki A, Mitova DT, Anogianakis G, Mitov T, Klisarova A (2007) Visual function and visual perception in cerebral palsied children. Ophthalmic & Physiological Optics 27:44–53

Krampen G (2008) Kognitive Entwicklung bei 3- bis 8-Jährigen. Zeitschrift für Entwicklungspsychologie und Pädagogische Psychologie 40:79–86

Kravits DJ, Saleem KS, Baker CI, Mishkin M (2011) A neural framework for visuospatial processing. Nature Reviews Neuroscience 12:217–230

Küchle HJ, Busse H (Hrsg) (1985) Augenerkrankungen im Kindesalter. Stuttgart: Thieme

Lambert SR, Hoyt CS, Jan JE, Barkovich J, Flodmark O (1987) Visual recovery from hypoxic cortical blindness during childhood. Archives of Ophthalmology 105:1371–1377

Lambert SR, Kriss A, Taylor D (1989) Delayed visual maturation. A longitudinal clinical and electrophysiological assessment. Ophthalmology 96:524–528

Landis T, Regard M, Bliestle A, Kleihues P (1988) Prosopagnosia and agnosia for noncanonical views. An autopsied case. Brain 111:1287–1297

Lanzi G, Fazzi E, Uggetti C, Cavallini A, Danova S, Egitto MG, et al. (1998) Cerebral visual impairment in periventricular leukomalacia. Neuropediatrics 29:145–150

Lassus-Sangousse D, N'guyen-Morel MA, Valdois S (2008) Sequential or simultaneous visual processing deficit in developmental dyslexia? Vision Research 48:978–988

Laurent-Vannier A, Pradat-Diehl P, Chevignard M, Abada G, De Agostini M (2003) Spatial and motor neglect in children. Neurology 60:202–207

Lê S, Cardebat D, Boulanouar K, Hénaff M-A, Michel F, Milner D, et al (2002) Seeing, since childhood, without ventral stream: a behavioural study. Brain 125:58–74

Leigh RJ, Zee DS (2006) The neurology of eye movements. Philadelphia: F.A. Davis Company

Lerner Y, Hendler T, Malach R, Harel M, Leiba H, Stolovitch C, et al. (2006) Selective fovea-related deprived activation in retinotopic and high-order visual cortex of human amblyopes. Neuroimage 33:169–179

Levi DM, Li RW (2009) Perceptual learning as a potential treatment for amblyopia: a mini-review. Vision Research 49:2535–2549

Lewis TL, Maurer D (2009) Effects of early pattern deprivation on visual development. Optometry and Vision Science 86:640–646

Lewis TL, Maurer D, Brent HP (1995) Development of grating acuity in children treated for unilateral or bilateral congenital cataract. Investigative Ophthalmology & Visual Science 36:2080–2095

Lim M, Soul JS, Hansen RM, Mayer DL, Moskowitz A, Fulton AB (2005) Development of visual acuity in children with cerebral visual impairment. Archives of Ophthalmology 123:1215–1220

Lissauer H (1890) Ein Fall von Seelenblindheit nebst einem Beitrag zur Theorie derselben. Archiv für Psychiatrie und Nervenkrankheiten 21:222–270

Lithander J (1997) Visual development in healthy eyes from 24 months to four years of age. Acta Ophthalmologica Scandinavica 75:275–276

Lorenz B (2004) Pädiatrische Neuroophthalmologie. In: Schiefer U, Wilhelm H, Zrenner E, Burk A (Hrsg) Praktische Neuroophthalmologie. Heidelberg: Kaden Verlag, S 239–254

Lösslein H, Deike-Beth C (1997) Hirnfunktionsstörungen bei Kindern und Jugendlichen. Neuropsychologische Untersuchungen für die Praxis. Köln: Deutscher Ärzte Verlag

Lueck AH (2010) Cortical or cerebral visual impairment in children: a brief overview. Journal of Visual Impairment & Blindness 104:585–592

Lundh BL (1989) Two years clinical experience with the preferential looking technique for visual acuity determination in infants and young children. Acta Ophthalmologica 64:674–680

MacKay TL, Jakobson LS, Ellemberg D, Lewis TL, Maurer D, Casiro O (2005) Deficits in the processing of local and global motion in very low birthweight children. Neuropsychologia 43:1738–1748

Mackie RT, McCulloch DL, Saunders KJ, Ballantyne J, Day RE, Bradnam MS, et al. (1995) Comparison of visual assessment tests in multiply handicapped children. Eye 9:136–141

Martin L, Aring E, Landgren M, Hellstrom A, Andersson Gronlund M (2008) Visual fields in children with attention-deficit/hyperactivity disorder before and after treatment with stimulants. Acta Ophthalmologica 86:259–265

Mash C, Dobson V (2005) Intraobserver reliability of the Teller Card procedure in infants with perinatal complications. Optometry & Vision Science 82:817–822

Matsuba CA, Jan JE (2006) Long-term outcome of children with cortical visual impairment. Developmental Medicine & Child Neurology 48:508–512

Maurer D, Lewis TL (2001a) Visual acuity: the role of visual input in inducing postnatal change. Clinical Neuroscience Research 1:239–247

Maurer D, Lewis TL (2001b) Visual acuity and spatial contrast sensitivity: normal development and underlying mechanisms. In: Nelson CA, Luciana M (eds) The handbook of developmental cognitive neuroscience. Cambridge, MA: MIT Press, pp 237–251

Maurer D, Lewis TL, Mondloch CJ (2008) Plasticity of the visual system. In: Nelson CA, Luciana M (eds) The handbook of developmental cognitive neuroscience, 2nd edn. Cambridge, MA: MIT Press, pp 415–437

Maurer D, Lewis TL, Mondloch CJ (2005) Missing sights: consequences for visual cognitive development. Trends in Cognitive Sciences 9:144–151

Max JE, Robin DA, Lindgren SD, Smith WL Jr, Sato Y, Mattheis PJ, et al (1998) Traumatic brain injury in children and adolescents: psychiatric disorders at one year. Journal of Neuropsychiatry and Child Neurosciences 10:290–297

Maylor EA, Logie RH (2010) A large-scale comparison of prospective and retrospective memory development from childhood to middle age. The Quarterly Journal of Experimental Psychology 63:442 – 451

McCloskey M (2004) Spatial representations and multiple-visual-systems hypotheses: Evidence from a developmental deficit in visual location and orientation processing. Cortex 40:677 – 694

McKone E, Crookes K, Kanwisher N (2009) The cognitive and neural development of face recognition in humans. In: Gazzaniga MS (ed) The cognitive neurosciences, 4th edn. Cambridge, MA: MIT Press, pp 467 – 482

Meerwaldt JD, van Dongen HR (1988) Disturbances of spatial perception in children. Behavioural Brain Research 31:131 – 134

Mellor DH, Fielder AR (1980) Dissociated visual development: electrodiagnostic studies in infants who are 'slow to see'. Developmental Medicine & Child Neurology 22:327 – 335

Mercer ME, Courage ML, Adams RJ (1991) Contrast/color card procedure: a new test of young infants' color vision. Optometry & Vision Science 68:522 – 532

Mercuri E, Atkinson J, Braddick O, Anker S, Cowan F, Rutherford M, et al (1997) Visual function in full-term infants with hypoxic-ischemic encephalopathy. Neuropediatrics 28:155 – 161

Mercuri E, Haataja L, Guzzetta A, Anber S, Cowan F, Rutherford M, et al (1999) Visual function in term infants with hypoxic-ischaemic insults: correlation with neurodevelopment at 2 years of age. Archives of Disease in Childhood Fetal & Neonatal Edition 80:F99 – 104

Mezey LE, Harris CM, Shawkat FS, Timms C, Kriss A, West P, et al. (1998) Saccadic strategies in children with hemianopia. Developmental Medicine & Child Neurology 40:626 – 630

Michaelis R, Niemann G (1999) Entwicklungsneurologie und Neuropädiatrie. 2. Auflage. Stuttgart: Thieme

Miller LJ, Mittenberg S, Carey VM, McMorrow MA, Kushner TE, Weinstein JM (1999) Astereopsis caused by traumatic brain injury. Archives of Clinical Neuropsychology 14:537 – 543

Milner AD, Goodale MA (2006) The visual brain in action, 2nd edn. Oxford: Oxford University Press

Milner AD, Goodale MA (2008) Two visual systems re-viewed. Neuropsychologia 46:774 – 785

Mirabella G, Westall CA, Asztalos E, Perlman K, Koren G, Rovet J (2005) Development of contrast sensitivity in infants with prenatal and neonatal thyroid hormone insufficiencies. Pediatric Research 57:902 – 907

Miranda S (1970) Visual abilities and patterns preferences of premature infants and full-term neonates. Journal of Experimental Child Psychology 10:189 – 205

Morrone MC, Burr DC, Fiorentini A (1990) Development of contrast sensitivity and acuity of the infant colour system. Proceedings of the Royal Society London B 242:134 – 139

Moseley MJ, Neufeld M, Fielder AR (1998) Abnormal visual development. In: Slater A (ed) Perceptual development. Visual, auditory, and speech perception in infancy. Hove: Psychology Press, pp 51 – 65

Mrakotsky C (2007) Konzepte der Entwicklungsneuropsychologie. In: Kaufmann L, Nuerk HC, Konrad K, Willmes K (Hrsg) Kognitive Entwicklungsneuropsychologie. Göttingen: Hogrefe, S 25 – 44

Muckli L, Naumer MJ, Singer W (2009) Bilateral visual field maps in a patient with only one hemisphere. PNAS 106:13034 – 13039

Müller D, Kandzia C, Roider J (2009) Computer-animierte Kinderbilder für die Sehprüfung. Ophthalmologe 106:328 – 333

Nardini M, Atkinson J, Braddick O, Burgess N (2008) Developmental trajectories for spatial frames of reference in Williams syndrome. Developmental Science 11:583 – 595

Nef-Landolt R (1981) Frühförderung sehgeschädigter Säuglinge und Kleinkinder. Therapeutische Umschau 38:378 – 388

Nielsen LS, Skov L, Jensen H (2007) Visual dysfunctions and ocular disorders in children with developmental delay. I. Prevalence, diagnoses and aetiology of visual impairment. Acta Ophthalmologica Scandinavica 85:149 – 156

Nijboer TCW, van Zaandvort MJE, de Haan EHF (2007) A familial factor in the development of colour agnosia. Neuropsychologia 45:1961-1965

Novak C (2000) Sehbehindertengerechter Arbeitsplatz – Kommunikation im Internet mit Farben. Diplomarbeit, Fachhochschule Hagenberg im Mühlviertel, Österreich

O'Connor AR, Stephenson TJ, Johnson A, Tobin MJ, Ratib S, Moseley M, Fielder AR (2004) Visual function in low birthweight children. British Journal of Ophthalmology 88:1149–1153

Ohlsson J, Villareal G, Abrahamsson M, Cavazos H, Sjostrom A, Sjostrand J (2001) Screening merits of the Lang II, Frisby, Randot, Titmus, and TNO stereo tests. American Association for Pediatric Ophthalmology & Strabismus 5:316–322

Ortibus E, Lagae L, Casteels I, Demaerel P, Stiers P (2009) Assessment of cerebral visual impairment with the L94 visual perceptual battery: clinical value and correlation with MRI findings. Developmental Medicine & Child Neurology 51:209–217

Palomares M, Landau B, Egeth H (2008) Visuospatial interpolation in typically developing children and in people with Williams syndrome. Vision Research 48:439–450

Pascalis O, Slater A (eds) (2003) The development of face processing in infancy and early childhood: current perspectives. New York: Nova Science

Pavlova M, Sokolov A, Krägeloh-Mann I (2006) Visual navigation in adolescents with early periventricular lesions: knowing where, but not getting there. Cerebral Cortex 17:363–369

Pel JJ, Manders JC, van der Steen J (2010) Assessment of visual orienting behaviour in young children using remote eye tracking: methodology and reliability. Journal of Neuroscience Methods 189:252–256

Picard L, Reffuveille I, Eustache F, Piolino P (2009) Development of autonoetic autobiographical memory in school-age children: Genuine age effect or development of basic cognitive abilities? Consciousness and Cognition 18:864–876

Pike MG, Holmstrom G, de Vries LS, Pennock JM, Drew KJ, Sonksen PM, et al (1994) Patterns of visual impairment associated with lesions of the preterm infant brain. Developmental Medicine and Child Neurology 36:849–862

Poggi G, Calori G, Mancarella G, Colombo E, Profice P, Martinelli F, et al (2000) Visual disorders after traumatic brain injury in developmental age. Brain Injury 14:833–845

Pola JR (2006) Development of eye movements in infants. In: Duckman RH (ed) Visual development, diagnosis, and treatment of the pediatric patient. Philadelphia: Lippincott Williams & Wilkins, pp 89–109

Polat U, Ma-Naim T, Spierer A (2009) Treatment of children with amblyopia by perceptual learning. Vision Research 49:2599–2603

Ponsonby AL, Williamson E, Smith K, Bridge D, Carmichael A, Jacobs A, et al (2009) Children with low literacy and poor stereoacuity: an evaluation of complex interventions in a community-based randomized trial. Ophthalmic Epidemiology 16:311–321

Porro G, van der Linden D, van Nieuwenhuizen O, Wittebol-Post D (2005) Role of visual dysfunction in postural control in children with cerebral palsy. Neural Plasticity 12:205–210

Porro G, Wittebol-Post D, de Graaf M, van Nieuwenhuizen O, Schenk-Rootlieb AJF, Treffers WF (1998) Development of visual function in hemihydranencephaly. Developmental Medicine & Child Neurology 40:563–567

Porter MA, Colheart M (2006) Global and local processing in Williams syndrome, autism, and Down syndrome: Perception, attention, and construction. Developmental Neuropsychology 30:771–789

Priglinger S (1990) Konturenverhalten im Muster-VEP. Spektrum Augenheilkunde 4:27–32

Priglinger S, Kiselka A (1993) Visuelle Frühförderung. Spektrum Augenheilkunde 7:225–234

Priglinger S, Priglinger Sgmd (1981) Numerische Überlegungen zu wechselnder Kopfzwangshaltung bei Nystagmus und binokularen Funktionen. Klinische Monatsblätter für Augenheilkunde 178:9–19

Priglinger S, Priglinger Sgmd (1993) Computergestützte Diagnostik in der visuellen Frühförderung. Linz/D: Techsoft GmbH, Eigenverlag

Purves D, White LE, Riddle DR (1996) Is neural development Darwinian? Trends in Neurosciences 19:460–464

Quinn PC, Bhatt RS (2001) Object recognition and object segregation in infancy: Historical perspective, theoretical significance, "kinds" of knowledge, and relation to object categorization. Journal of Experimental Child Psychology 78:25–34

Quinn PC (1998) Object and spatial categorisation in young infants: "What" and "where" in early visual perception. In: Slater A (ed) Perceptual development. Visual, auditory, and speech perception in infancy. Hove: Psychology Press, pp 131–165

Quinn PC (2003) Concepts are not just for objects. Categorization of spatial relation information by infants. In: Rakinson D, Oakes LM (eds) Early category and concept development. New York: Oxford University Press, pp 50–75

Radner W, Priglinger S (1993) Computergestützte Diagnostik und Therapie in der visuellen Frühförderung. Spektrum der Augenheilkunde 6:272–275

Radner W, Hajek A, Priglinger S (1995) Bestimmung des Sehvermögens bei schwerst seh- und mehrfachbehinderten Kindern mit dem Computer. Spektrum der Augenheilkunde 9:101–103

Ragge NK, Barkovich AJ, Hoyt WF, Lambert SR (1991) Isolated congenital hemianopia caused by prenatal injury to the optic radiation. Archives of Neurology 48:1088–1091

Rakinson D, Oakes LM (eds) (2003) Early category and concept development. New York: Oxford University Press

Rayner K, Foorman BR, Perfetti CA, Pesetsky D, Seidenberg MS (2001) How psychological science informs the teaching of reading. Psychological Science 2:31–74

Reese E (2002) Social factors in the development of autobiographical memory: The State of the Art. Social Development 11:124–142

Regal DM, Ashmead DH, Salapatek P (1983) The co-ordination of eye and head movements during early infancy: A selective review. Behavioural Brain Research 10:125–132

Reichle B, Gloger-Tippelt G (2007) Familiale Kontexte und sozial-emotionale Entwicklung. Kindheit und Entwicklung 16:199–208

Reinis S, Goldman JM (1980) The development of the brain: biological and functional perspectives. Springfield, IL: Charles C. Thomas

Richards JE, Hunter SK (1998) Attention and eye movement control in young infants: neural control and development. In: Richards JE (ed) Cognitive neuroscience of attention. A developmental perspective, London: Erlbaum, pp 131–162

Richards JE (2008) Attention in young infants: a developmental psychophysiological perspective. In: Nelson CA, Luciana M (eds) The handbook of developmental cognitive neuroscience, 2nd edn. Cambridge, MA: MIT Press, pp 479–497

Riva D, Cazzaniga L (1986) Late effects of unilateral brain lesions sustained before and after age one. Neuropsychologia 24:423–428

Roman C, Baker-Nobles L, Dutton GN, Luiselli TE, Flener BS, Jan JE, et al (2010) Statement on cortical visual impairment. Journal of Visual Impairment & Blindness 104:69–72

Romine CB, Reynolds C (2005) A model of the development of frontal lobe functioning: Findings from a meta-analysis. Applied Neuropsychology 12:190–201

Rosenfield M (2006) Development of accommodation in human infants. In: Duckman RH (ed) Visual development, diagnosis, and treatment of the pediatric patient. Philadelphia: Lippincott Williams & Wilkins, pp 110–123

Roucoux A, Culee C, Roucoux M (1983) Development of fixation and pursuit exe movements in human infants. Behavioural Brain Research 10:133–139

Rovet J, Simic N (2008) The role of transient hypothyroxinemia of prematurity in development of visual abilities. Seminars in Perinatology 32:431–437

Rubinstein AJ, Kalakanis L, Langlois JH (1999) Infant preferences for attractive faces: A cognitive explanation. Developmental Psychology 35:848–855

Rudanko SL, Fellman V, Laatikainen L (2003) Visual impairment in children born prematurely from 1972 through 1989. Ophthalmology 110:1639–1645

Rudduck GA, Harding GF (1994) Visual electrophysiology to achromatic and chromatic stimuli in premature and full term infants. International Journal of Psychophysiology 16:209–218

Ruff HA, Cappozoli MC (2003) Development of attention and distractibility in the first 4 years of life. Developmental Psychology 39:877–890

Rutsche A, Baumann A, Jiang X, Mojon DS (2006) Development of visual pursuit in the first 6 years of life. Graefes Archive for Clinical & Experimental Ophthalmology 244:1406–1411

Rydberg A, Ericson B, Lennerstrand G, Jacobson L, Lindstedt E (1999) Assessment of visual acuity in children aged 1½-6 years, with normal and subnormal vision. Strabismus 7:1–24

Rydberg A, Ericson B (1998) Assessing visual function in children younger than 1 1/2 years with normal and subnormal vision: Evaluation of methods. Journal of Pediatric Ophthalmology & Strabismus 35:312–319

Sai FZ (2005) The role of the mother's voice in developing mother's face preference: Evidence for intermodal perception at birth. Infant Child Development 14:29–50

Salati R, Borgatti R, Giammari G, Jacobson L (2002) Oculomotor dysfunction in cerebral visual impairment following perinatal hypoxia. Developmental Medicine & Child Neurology 44:542–550

Schenk-Rootlieb AJF, van Nieuwenhuizen O, van Waes PFGM, van der Graaf Y (1994) Cerebral visual impairment in cerebral palsy: Relation to structural abnormalities of the cerebrum. Neuropediatrics 25:68–72

Schlaggar BL, McCandliss BD (2007) Development of neural systems for reading. Annual Review of Neuroscience 30:475–503

Schlaggar BL, Church JA (2009) Functional neuroimaging insights into the development of skilled reading. Current Directions in Psychological Science 18:21–26

Schmalzl L, Palermo R, Green M, Brunsdon R, Coltheart M (2008) Training of familiar face recognition and visual scan paths for faces in a child with congenital prosopagnosia. Cognitive Neuropsychology 25:704–729

Schmidt PP (1994) Visual acuity measurement in exceptional children. Journal of the American Optometric Association 65:627–633

Schmitt KU, Moser MH, Lanz C, Walz F, Schwarz U (2007) Comparing eye movements recorded by search coil and infrared eye tracking. Journal of Clinical Monitoring & Computing 21:49–53

Schor CM (1985) Development of stereopsis depends upon contrast sensitivity and spatial tuning. Journal of the American Optometric Association 56:628–635

Schroeder CE, Tenke CE, Arezzo JC, Vaughan HG (1989) Timing and distribution of flash-evoked activity in the lateral geniculate nucleus of the alert monkey. Brain Research 477:183–195

Schwab C (1999) Florian. Fallstudie einer dreimonatigen Physiotherapie mit einem sehbehinderten neurologischen Patienten. Diplomarbeit, Akademie für Physiotherapie, Wels (Österreich)

Schwartz TL, Dobson V, Sandstrom DJ, van Hof-van Duin J (1987) Kinetic perimetry assessment of binocular visual field shape in size in young infants. Vision Research 27:2163–2175

Schwenck C, Bjorklund DF, Schneider W (2009) Developmental and individual differences in young children's use and maintenance of a selective memory strategy. Developmental Psychology 45:1034–1050

Serna RW, Dube WV, McIlvane WJ (1997) Assessing same/different judgements in individuals with severe intellectual disabilities: a status report. Research in Developmental Disabilities 18:343–368

Sevards TV (2011) Neural structures and mechanisms involved in scene recognition: a review and interpretation. Neuropsychologia 49:277–298

Shaywitz SE, Shaywitz BA (2008) Paying attention to reading: the neurobiology of reading and dyslexia. Development & Psychopathology 20 (Special Issue S1):1329–1349

Shute RH, Westall CA (2000) Use of Mollon-Reffin Minimalist color vision test with young children. J AAPOS: American Association for Pediatric Ophthalmology & Strabismus 4:366–372

Sidman M, Stoddard LT (1967) The effectiveness of fading in programming a simultaneous form discrimination for retarded children. Journal of the Experimental Analysis of Behavior 10:3–15

Siegler R, DeLoache J, Eisenberg N (2005) Entwicklungspsychologie im Kindes- und Jugendalter. Heidelberg: Spektrum Akademischer Verlag

Sigmundsson H, Hansen PC, Talcott JB (2003) Do "clumsy" children have visual deficits. Behavioural Brain Research 139:123–129

Sinclair M, Taylor E (2008) The neuropsychology of attention development. In: Reed J, Warner-Rogers J (eds) Child neuropsychology. Oxford: Blackwell, pp 235–263

Sireteanu R (2000) The binocular visual system in amblyopia. Strabismus 8:39–51

Sireteanu R, Goebel C, Goertz R, Wandert T (2006) Do children with developmental dyslexia show a selective visual attention deficit? Strabismus 14:85–93

Sireteanu R, Goebel C, Goertz R, Werner I, Nalewajko M, Thiel A (2008) Impaired visual search in children with developmental dyslexia. Annals of the New York Academy of Sciences 1145:199–211

Sireteanu R, Encke I, Bachert I (2003) Infants' preference for texture-defined targets of different saliency: evidence for local processing. In: Schwarzer G, Leder L (eds) The development of face processing. Cambridge, MA: Hogrefe & Huber, pp 19–34

Slater A (1998) The competent infant: Innate organisation and early learning in infant visual perception. In: Slater A (ed) Perceptual development. Visual, auditory, and speech perception in infancy. Hove: Psychology Press, pp 105–130

Slater A, Mattock A, Brown E (1990) Size constancy at birth: newborn infants' responses to retinal and real size. Journal of Experimental Child Psychology 49:314–322

Smith-Spark JH, Fisk JE (2007) Working memory in developmental dyslexia. Memory 15:34–56

Solan HA, Larson S, Shelley-Tremblay J, Ficarra A, Silverman M (2001) Role of visual attention in cognitive control of oculomotor readiness in students with reading disabilities. Journal of Learning Disabilities 34:107–118

Spreen O, Risser A H, Edgell D (1995) Developmental Neuropsychology. New York, Oxford: Oxford University Press

Steinlin M, Thun-Hohenstein L, Boltshauser E (1992) Kongenitale okulomotorische Apraxie. Klinische Monatsblätter für Augenheilkunde 200:623–625

Stevens DJ, Hertle RW (2003) Relationships between visual acuity and anomalous head posture in patients with congenital nystagmus. Journal of Paediatric Ophthalmology & Strabismus 40:259–264

Stewart RE, Woodhouse JM, Cregg M, Pakeman VH (2007) Association between accommodative accuracy, hypermetropia, and strabismus in children with Down's syndrome. Optometry & Vision Science 844:149–155

Stiers P, De Cock P, Vandenbussche E (1998) Impaired visual perceptual performance on an Object Recognition Task. Neuropediatrics 29:80–88

Stiers P, Vanderkelen R, Vandenbussche E (2004) Optotype and grating visual acuity in patients with ocular and cerebral visual impairment. Investigative Ophthalmology & Visual Science 45:4333–4339

Stiers P, Vanderkelen R, Vanneste G, Coene S, De Rammelaere M, Vandenbussche E (2002) Visual-perceptual impairment in a random sample of children with cerebral palsy. Developmental Medicine & Child Neurology 44:370–382

Stiles J, Paul B, Ark W (2008) The development of visuospatial processing. In: Nelson CA, Luciana M (eds) The handbook of developmental cognitive neuroscience, 2nd edn. Cambridge, MA: MIT Press, pp 521–540

Straßburg HM, Dacheneder W, Kreß W (1997) Entwicklungsstörungen bei Kindern. Grundlagen der interdisziplinären Betreuung. Lübeck: Gustav Fischer Verlag

Sun J, Mohay H, O'Callaghan M (2009) A comparison of executive function in very preterm and term infants at 8 months corrected age. Early Human Development 85:225–230

Tam EW, Widjaja E, Blaser SI, MacGregor DL, Satodia P, Moore AM (2008) Occipital lobe injury and cortical visual outcomes after neonatal hypoglycemia. Pediatrics 122:507–512

Tasker SL, Schmidt L (2008) The "dual usage problem" in the explanations of "joint attention" and children's socioemotional development: A reconceptualization. Developmental Review 28:263–288

Taylor MJ, McCulloch DL (1992) Visual evoked potentials in infants and children. Journal of Clinical Neurophysiology 9:357–372

Teller DY, Lindsey DT (1993) Motion nulling techniques and infant color vision. In: Granrud CE (ed) Visual perception and cognition in infancy. Hillsdale: Erlbaum, pp 47–73

Tinelli F, Pei F, Guzzetta A, Bancale A, Mazzotti S, Baldassi S, Cioni G (2008) The assessment of visual acuity in children with periventricular damage: a comparison of behavioral and electrophysiological techniques. Vision Research 48:1233–1241

Tommiska V, Heinonen K, Kero P, Pokela ML, Tammela O, Jarvenpaa AI, et al (2003) A national two year follow up study of extremely low birthweight infants born in 1996-1997. Archives of Diseases in Childhood Fetal & Neonatal Edition 88:F29–35

Tootell RBH, Dale AM, Sereno MI, Malach R (1996) New images from human visual cortex. Trends in Neurosciences 19:481–489

Torgrud LJ, Holborn SW (1989) Effectiveness and persistence of precurrent mediating behavior in delaying matching to sample and oddity matching with children. Journal of Experimental Analysis of Behavior 52:181–191

Trauner D (2003) Hemispatial neglect in young children with early unilateral brain damage. Developmental Medicine & Child Neurology 45:160–166

Turati C, Bulf H, Simion F (2008) Newborns' face recognition over changes in viewpoint. Cognition 106:1300–1321

Turnbull OH, Carey DP, McCarthy RA (1997) The neuropsychology of object constancy. Journal of the International Neuropsychological Society 3:288–298

Valdois S, Bosse ML, Tainturier MJ (2004) The cognitive deficits responsible for developmental dyslexia: review of evidence for a selective visual attentional disorder. Dyslexia 10:339–363

van Braeckel K, Butcher PR, Geuze RH, van Duijn MAJ, Bos AF, Bouma A (2010) Difference rather than delay in development of elementary visuomotor processes in children born preterm without cerebral palsy: A quasi-longitudinal study. Neuropsychology 24:90–100

Van den Hout BM, Eken P, Van der Linden D, Wittebol-Post D, Aleman S, Jennekens-Schinkel A, et al (1998) Visual, cognitive, and neurodevelopmental outcome at 5½ years in children with perinatal haemorrhagic-ischaemic brain lesions. Developmental Medicine & Child Neurology 40:820–828

Van der Geest JN, Lagers-van Haselen GC, van Hagen JM, Brenner E, Govaerts LC, de Coo IF, et al (2005) Visual depth perception in Williams-Beuren syndrome. Experimental Brain Research 166:200–209

Van Genderen M, Riemslag F, Jorritsma F, Hoeben F, Meire F, Stilma J (2006) The key role of electrophysiology in the diagnosis of visually impaired children. Acta Ophthalmologica Scandinavica 84:799–806

Van Hof-van Duin J, Mohn G (1984) Visual defects in children after cerebral hypoxia. Behavioural Brain Research 14:147–155

Van Nieuwenhuizen O, Willemse J (1984) CT-Scanning in children with cerebral disturbance and its possible relation to hypoxia and ischaemia. Behavioural Brain Research 14:143–145

van Zaandvort MJE, Nijboer TCW, de Haan EHF (2007) Developmental colour agnosia. Cortex 43:750–757

van Zomeren AH, Brouwer WH (1994) Clinical neuropsychology of attention. New York, NY: Oxford University Press

Voeller KKS, Heilman KM (1988) Attention deficit disorder in children: A neglect syndrome? Neurology 389:806–808

Watson T, Orel-Bixler D, Haegerstrom-Portnoy G (2007) Longitudinal quantitative assessment of vision function in children with cortical visual impairment. Optometry & Vision Science 84:471–480

Watson T, Orel-Bixler D, Haegerstrom-Portnoy G (2009) VEP vernier, VEP grating, and behavioral grating acuity in patients with cortical visual impairment. Optometry & Vision Science 86:774–780

Watson T, Orel-Bixler D, Haegerstrom-Portnoy G (2010) Early visual-evoked potential acuity and future behavioral acuity in cortical visual impairment. Optometry & Vision Science 87:80–86

Wattam-Bell J (1996a) Visual motion processing in one-month-old infants: preferential looking experiments. Vision Research 36:1671–1677

Wattam-Bell J (1996b) Visual motion processing in one-month-old infants: habituation experiments. Vision Research 36:1679–1685

Weiss AH, Kelly JP, Phillips JO (2001) The infant who is visually unresponsive on a cortical basis. Ophthalmology 108:2076–2087

Werth R (2006) Visual functions without the occipital lobe or after cerebral hemispherectomy in infancy. European Journal of Neuroscience 24:2932–2944

Werth R (2007) Residual visual function after loss of both cerebral hemispheres in infancy. Investigative Ophthalmology and Vision Science 48:3098–3106

Werth R (2008) Cerebral blindness and plasticity of the visual system in children. A review of visual capacities in patients with occipital lesions, hemispherectomy or hydranencephaly. Restorative Neurology and Neuroscience 26:377–389

Werth R, Moehrenschlager M (1999) The development of visual functions on cerebrally blind children during a systematic visual field training. Restorative Neurology and Neuroscience 15:229–241

Werth R, Seelos K (2005) Restitution of visual functions in cerebrally blind children. Neuropsychologia 43:2011–2023

White CP, Jan JE (1992) Visual hallucinations after acute visual loss in a young child. Developmental Medicine & Child Neurology 34:259–261

Wilson CE, Palermo R, Schmalzl L, Brock J (2010) Specificity of impaired facial identity recognition in children with suspected developmental prosopagnosia. Cognitive Neuropsychology 27:30–45

Wygnanksi-Jaffe T, Panton CM, Buncic JR, Westall CA (2009) Paradoxical robust visual evoked potentials in young patients with cortical blindness. Documenta Ophthalmologica 119:101–107

Zangemeister WH (1998) Kopf-Augen-Koordination. In: Huber A, Kömpf D (Hrsg) Klinische Neuroophthalmologie. Stuttgart: Thieme, S 97–104

Zeki S (1992) Das geistige Abbild der Welt. Spektrum der Wissenschaft, November 1992

Zeki S (1993) A vision of the brain. Oxford: Blackwell Scientific

Zemach IK, Teller DY (2007) Infant color vision: infants' spontaneous preferences are well behaved. Vision Research 47:1362–1367

Zemach IK, Chang S, Teller DY (2007) Infant color vision: prediction of infants' spontaneous color preferences. Vision Research 47:1368–1381

Zihl J (2006) Zerebrale Sehstörungen. In: Karnath H-O, Hartje W, Ziegler W (Hrsg) Kognitive Neurologie. Stuttgart: Thieme, S 1–18

Zihl J (2009) Visuoperzeptive und visuokognitive Störungen. In: Sturm W, Herrmann M, Wallesch C-W (Hrsg) Lehrbuch der klinischen Neuropsychologie, 2. Aufl. Heidelberg: Spektrum Verlag, S 513–529

Zihl J (2011a) Visuoperzeptive Störungen. In: Lehrner J, Pusswald G, Fertl E, Strubreither W, Kryspin-Exner I (Hrsg) Klinische Neuropsychologie, 2. Aufl. Wien: Springer, S 515–532

Zihl J (2011b) Rehabilitation of cerebral visual disorders, 2nd edn. Hove: Psychology Press

Zihl J, Hebel N (1997) Oculomotor scanning patterns in patients with unilateral posterior parietal or frontal lobe damage. Neuropsychologia 33:287–303

Zihl J, Hußlein K, Zihl JA (2009) Möglichkeiten und Grenzen der Gehirnplastizität: Implikationen für ein interdisziplinäres Konzept der Frühförderung. Frühförderung interdisziplinär 28:99–114

Zihl J, Münzel K (2004) Der Beitrag der Neuropsychologie für die Psychiatrie. In: Lautenbacher S, Gauggel S (Hrsg) Neuropsychologie psychischer Störungen. Berlin: Springer, S 27–41

Zotter S, Haberlandt E, Gottwald T, Kaufmann L (2006) Funktionelle Neuroplastizität bei zwei Jugendlichen mit ausgeprägten strukturellen Hirnschädigungen. Zeitschrift für Neuropsychologie 17:225–237

Sachverzeichnis

A

Adaptation 10, 13, 20
- Entwicklung 20
- Störungen 70, 76–77
ADHS, Sehstörungen 98
Akkommodation 11, 12, 16, 17, 33, 34,
    40, 42, 62, 64, 79, 83, 98, 117, 126,
    130, 138
Anamnese 65, 117, 118, 134, 136
Antrieb siehe Motivation, Neugierde
Arbeitsgedächtnis 12, 45, 47, 49–50, 51,
    52, 88, 98, 127, 194
Area 17 siehe V1
Atkinson Testbatterie 128–132
Attraktivitätsminimum 120
Aufmerksamkeit 2, 6, 21, 26, 30–31,
    45–47, 57, 60, 64, 94, 83, 84, 88, 89, 94,
    98, 99, 100, 104, 105, 112, 136, 138,
    143, 151, 153–154, 157–157, 160, 167,
    171
Aufmerksamkeitsfeld 30–31
- Behandlung 160–161
- Entwicklung 30–31
- Störungen 64, 74, 89–92, 98, 137,
    143, 159
Augenbewegungen siehe Blickmotorik
Augenfolgebewegungen 11, 34, 35–36,
    92, 113, 115
- Diagnostik 133–134
- Entwicklung 16, 35–37, 43
- Störungen 93, 94–95

B

Balint Syndrom 89–91, 133, 134
Behandlung 6–7, 145–146,
- Anforderungen an Verfahren
    150–152
- Aufmerksamkeitsfeld 160–161
- bei CVI 152–153, 159, 172
- CVI ohne kognitive Störungen
    155–156
- CVI mit kognitiven Störungen
    156–159
- Entfernungswahrnehmung 162
- Farbsehen 164–166
- Formsehen 164–166
- Funktionsdiagnostik 149–150
- Gesichterwahrnehmung 167–170
- Gesichtsfeldstörungen 159
- Kontrastsehen 161–162
- Objektwahrnehmung 166–167, 168
- topographische Orientierung
    163–164
- visuelle Exploration 160–161
- visuelle Lokalisation 162
- visuelle Orientierung 162–164
- Voraussetzungen 153–155
Bedingungsanalyse 65
Blickmotorik 11, 33–38, 92
- binokuläre Augenbewegungen 34
- Blickbewegungsmuster 31, 73, 80,
    88, 96–97, 134
- Diagnostik 132–134, 140
- Entwicklung 32–37
- Gesichtsfeldausfälle 73–74, 133, 159
- Sehschärfe 84, 85, 95, 122
- Störungen 69–70, 92–95, 96–97, 108

C

Cogan Syndrom siehe okuläre Apraxie

Crowding 4, siehe auch Entwicklung

Cerebral Visual Impairment siehe CVI

CVI 60–65
- Ätiologie 97–101
- Behandlung 150–158, 172; siehe auch Behandlung
- betroffene Sehfunktionen 63–64, 70, 74, 76, 77, 98, 97
- Definition 61–65
- Diagnostik 117
- Funktionsdiagnostik 150
- Spontananpassung 146–147
- Spontanrückbildung 146–147

D

Diagnostik 6, 60, 62, 111–118, 147, 150
- Atkinson Testbatterie 132
- Augenfolgebewegungen 133
- Blickmotorik 132–134
- CVI 117
- Dokumentation 134–135
- Farbsehen 124–125
- Fixation 132–133
- Formsehen 126
- Frühförderung 143–144
- Funktionsdiagnostik 149–150
- Gesichtsfeld 119–120
- Gesichterwahrnehmung 127–128
- Kontrastsehen 120–121
- Objektwahrnehmung 127
- Ophthalmologische Untersuchung 137–138
- Orthoptische Untersuchung 138–142
- preferential looking (PL) 21, 78, 113–114, 120, 123, 164
- Raumsehen 125–126
- Sakkaden 133
- Sehschärfe 122–124
- Verhaltensbeobachtung 136–137
- Visuell evozierte Potentiale (VEP) 116, 123

Divergenz siehe Vergenz

Down Syndrom, Sehstörungen 98

Dunkeladaptation siehe Adaptation

E

Entwicklung 2–7
- Aufmerksamkeit 46–47
- Aufmerksamkeitsfeld 30–31
- Blickmotorik 32–37
- Crowding 4
- Emotionen 54–55
- exekutive Funktionen 51–52
- Farbsehen 23–24
- Gedächtnis 27, 48–49
- Gesichterwahrnehmung 28–30
- Gesichtsfeld 19
- Kontrastsehen 21
- kritische Perioden 3–4
- Lernen 48–49
- Motivation 56
- Objektwahrnehmung 24–28
- Plastizität 4–5, 152
- Raumsehen 24
- Sehen 16–18
- Sehschärfe 21–22,
- Sozialverhalten 57
- Sprache 52–53
- Stereopsis 34
- visuelles Gedächtnis 31–32

Emotionen 45, 49, 53–55, 106–107
- Emotionsverständnis 54–55

Entwicklungsagnosie siehe visuelle Agnosie

Entwicklungsdyslexie siehe Lesen, Störungen

Entwicklungsplastizität 3, 4, 5; siehe auch Entwicklung

Entwicklungsprosopagnosie siehe Prosopagnosie

Exekutive Funktionen 49–51, 51–52, 99, 100, 106,

F

Farbsehen 23
- Behandlung 164–166
- Diagnostik 124–125
- Entwicklung 23–24
- Störungen 66, 77–78
Farbwahrnehmung siehe Farbsehen
Fixation 11, 20, 21, 31, 43, 88, 92, 111, 116, 120, 122, 123,
- Diagnostik 61, 114, 132–134, 137, 140
- Entwicklung 33, 35
- Sehschärfe 84, 85, 95, 122
- Störungen 64, 69–70, 79, 84, 85, 93–95, 98, 99, 100
Folgebewegungen siehe Augenfolgebewegungen
Fördermaßnahmen siehe Behandlung
Formsehen 12
- Behandlung 164–166
- Diagnostik 126
- Entwicklung 25–26
Formwahrnehmung siehe Formsehen
Frühförderung 7, 62, 63, 154; siehe auch Behandlung
- Diagnostik 143–144
Frühgeburt 68, 98–99, 116, 147
Funktionsdiagnostik 149–150

G

Gedächtnis 9, 12, 27, 47–49, 154, 158, 171
- visuelles 27, 31–32, 45, 65, 83, 86, 127
Gehirn 1, 3, 12, 17–18, 56
- Entwicklung 3–5, 27
- Entwicklungsstörungen 60, 97–98
- Funktionelle Spezialisierung 2, 6, 13
Gesichterwahrnehmung 12, 28–30
- Behandlung 167–170
- Ausdruck 28–29, 54
- Entwicklung 28–30

- Störungen 66, 85–87
Gesichtsfeld 10, 12, 17, 19–20, 30, 40, 89, 92, 116
- Behandlung 146, 159–161,
- Diagnostik 119–120, 142
- Entwicklung 19
- Rückbildung 147
- Störungen 63–64, 66, 67, 69–74, 77, 80, 84, 98, 99, 100, 101, 133
Gestaltprinzipien 26–27
Greifmotorik 32–33, 38–40, 125
Größenkonstanz 26, 66

H

Helladaptation siehe Adaptation
Hemianopsie siehe Gesichtsfeld, Störungen
Hydrocephalus, Sehstörungen 101
Hypoglykämie, Sehstörungen 101
Hypoxie 68, 69, 77, 100

I

Invariantenbildung 16, 26–28
intermittent saccadic failure 97; siehe auch okuläre Apraxie

K

Kategorienbildung siehe Kategorisierung
Kategorisierung 26–28, 31
Kontrastsehen 10, 12, 20–21, 23, 34, 40, 94, 95, 106, 166
- Behandlung 147, 161–162
- Diagnostik 113, 116, 117, 120–121, 122, 130, 139, 142
- Entwicklung 21, 33
- Störungen 61, 63, 66, 75–76, 79, 87, 93, 96, 98, 99, 100, 101, 142, 147, 148
Kontrastsensitivität siehe Kontrastsehen
Konvergenz siehe Vergenz
Kopfbewegungen 35, 37, 38, 43, 96, 97, 115, 121, 149, 159, 160

Kopf(zwangs)haltung 93, 96, 122, 137, 140, 141
Kritische Perioden siehe Entwicklung

L

Leistungsbild, positives und negatives 6, 62, 112, 128, 150, 151, 172
Lernen 5, 47–49, 73, 99, 100, 104, 154, 157, 158, 172
Lesen 12, 40–41, 52
– Entwicklung 41–42, 53
– Störungen 76, 81, 87–89, 103, 105, 106

M

Motivation 2, 3, 5, 6, 7, 11, 21, 38, 45, 49, 50, 53, 55–56, 60, 104, 107, 111, 149, 150, 151, 154, 158, 172
Motorik 2, 3, 5, 9, 11, 16, 18, 32, 37, 38, 39–40, 60, 78, 100, 103, 104, 108–109, 125, 148, 150, 163, 172; siehe auch Blickmotorik, Greifmotorik
Musterwahrnehmung siehe Objektwahrnehmung

N

Neugierde 2, 5, 7, 9, 20, 21, 33, 55, 56, 60, 63, 64, 68, 69, 73, 84, 86, 107–108, 111, 118, 122, 128, 134, 136, 143, 151, 158, 172
Neurofibromatose 101

O

Objektwahrnehmung 12, 24–28
– Behandlung 166–167, 168
– Diagnostik 127, 143
– Entwicklung 25–28
– Konstanz 85–86
– Störungen 64, 70, 83–87, 150
– okuläre Apraxie 97, 106
Okulomotorik siehe Blickmotorik
Optokinetischer Nystagmus (OKN) 12, 23, 37, 94–95, 123, 130, 140, 141

P

Periventrikuläre Leukomalazie (PVL) 82, 93, 94, 98, 99–100, 104, 147
Photophobie 70, 77, 122, 137, 140, 142
PL see preferential looking
Plastizität siehe Entwicklung, Entwicklungsplastizität
Präferenz für Reize, siehe Wahrnehmungspräferenz
Preferential looking (PL) 21, 78, 113–114, 120, 123, 164
Prosopagnosie 83, 85–87, 148, 170
Psychische Funktionssysteme 2–3
Psychopathologie, bei Sehstörungen 107
Pupille 16, 17, 117, 130, 137, 138, 139, 140
PVL siehe Periventrikuläre Leukomalazie

Q

Quadrantenanopsie siehe Gesichtsfeld, Störungen

R

Räumliche Kontrastauflösung siehe Kontrastsehen
Raumsehen 10, 14, 15, 24
– Behandlung 159, 162–164
– Diagnostik 125–126, 134, 137, 143
– Entwicklung 12, 24
– Störungen 61, 63, 66, 70, 79–83, 92, 94, 98, 99, 100, 101
– visuell–räumliche Orientierung 20, 30, 31, 43, 66, 69, 70, 80–81, 89, 101, 105, 115, 171
– topographische Orientierung 82, 83, 98, 125, 148
Raumwahrnehmung siehe Raumsehen
räumliche Orientierung siehe Raumsehen
Rehabilitation siehe Behandlung

S

Sakkaden 11, 12, 34, 92, 160
- Diagnostik 129, 130, 133, 140, 141
- Entwicklung 33, 34, 35, 38
- Störungen 64, 66, 73, 80, 93, 94–95, 97, 100

Schädel–Hirn–Trauma 66, 68, 101
Schilddrüsenhormonmangel 101
Sehen
- ADHS 98
- allgemeine Aspekte 9–13,
- Down Syndrom
- Entwicklung 16–17, 21–22
- Frühgeburt 98–99
- funktionelle Spezialisierung 13–15
- Grundlagen 9–13
- Hydrocephalus 101
- Hypoxie 100
- Kognition, Auswirkungen 105–106
- neurobiologische Grundlagen 13–15, 16–18,
- Neurofibromatose 101
- Periventrikuläre Leukomalazie 99–100
- Schädel–Hirn–Trauma 101
- Schädigungsorte 66
- Schilddrüsenhormonmangel 101
- Teilleistungsstörungen 65–89
- Turner Syndrom 98
- WAS–Pfad 13–14, 66
- Williams Syndrom 98
- WO–Pfad 13–14, 66
- Zerebralparese 69, 101, 108, 109

Sehschärfe 10, 11, 12, 13, 20, 94, 95, 106, 166
- Augenbewegungen 84, 85, 95, 122
- Diagnostik 113, 114, 116, 117, 120, 121, 122–124, 130, 133, 139
- Entwicklung 16, 17, 20–22, 36, 40, 116
- Störungen 61, 62, 63, 67, 69, 74–76, 79, 83, 84, 85, 93, 96, 98, 101, 108, 116, 146, 147

Skotom siehe Gesichtsfeld, Störungen
Soziale Funktionen, siehe Sozialverhalten
Sozialverhalten 3, 4, 5, 28, 30, 50, 54, 56–58, 106, 109, 150, 172
Soziale Wahrnehmung 28, 54
Spontananpassung, an Sehstörungen 147– 149
Spontanrückbildung, von Sehstörungen 146–147
Sprache 52–53, 106
Stereopsis 12
- Diagnostik 126, 130, 142
- Entwicklung 34
- Störungen 62, 66, 78–79, 83, 98, 99, 100, 101,

Striärer Kortex siehe V1

T

topographische Orientierung siehe Raumsehen
Turner Syndrom 98

V

V1 13, 15, 17, 66, 72, 116, 147
Verhaltensbeobachtung 63, 65, 68, 69, 73, 74, 91, 111, 113, 114, 115, 118, 126, 128, 132, 134, 136–137, 149
Vergenz 11, 12, 17, 33, 34, 37, 62, 64, 79, 83, 88, 93, 101, 117, 126, 130, 138, 139
Vestibulo–okulärer Reflex (VOR) 12, 34, 36–38
visuelle Agnosie 78, 83–87, 148, 170
Visuelle Exploration
- Behandlung 159–161
- Diagnostik 111, 134–135, 137
- Störungen 64, 97, 100
visueller Neglect 89–92
visuelle Suche, siehe visuelle Exploration
visuelle Wahrnehmung siehe Sehen
Visuell evozierte Potentiale 22, 101, 116, 123, 125, 147
Visus siehe Sehschärfe

Visuomotorik 32–33, siehe auch Blickmotorik, Greifmotorik

W
Wahrnehmung 1–3, 9–11, 45
Wahrnehmungslernen 2, 28, 37, 41, 82,
83, 84, 105, 125, 149, 152, 153, 154,
158, 161, 163, 164, 165–169, 170, 171,
186–189, 195
Wahrnehmungspräferenz 25, 27–28,
30, 37, 113, 114, 126, 137

WAS–Pfad siehe Sehen
Williams Syndrom 98
WO–Pfad siehe Sehen

Z
Zentralnervensystem siehe Gehirn
Zerebralparese, Sehstörungen 69, 101,
108, 109
ZNS siehe Gehirn

Printed in the United States
By Bookmasters